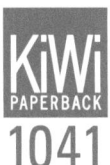

1041

Verlag Kiepenheuer & Witsch GmbH & Co. KG,
Bahnhofsvorplatz 1, 50667 Köln

Kontaktadresse nach EU-Produktsicherheitsverordnung:
produktsicherheit@kiwi-verlag.de

Das Buch Der Kunstboom hat eine Vorgeschichte. Aufbrechende Generationen, aufregende neue Lebensformen, Emanzipationsschübe von der Nachkriegszeit bis in die wilden 60er bilden das Reservoir an Hoffnungen, Gefühlen und Ekstasen, von denen noch heute die Kunstmarktblase zehrt. Doch was hat sich in dieser Zeit wirklich getan – politisch, künstlerisch, in den Subkulturen und auf dem Markt? Wovon handelt der Hype um die Kunst in allen Medien denn wirklich? Ausstellungen sind Events, Bücher und Musik haben Marketing-Konzepte, Künstler müssen als Person erkennbar sein. Kein Mensch glaubt mehr an einen Underground oder eine Gegenkultur. Doch mit den Schatten dieser Begriffe handelt die Kunst. Ist das ein Verrat? Ein Niedergang? Oder gibt es auch Verbindungen und Versprechungen einer Welt jenseits des Marktes? Selbstverwirklichung, Flexibilität, flache Hierarchien, unvorhersehbare Lebensläufe – jedes dieser Stichworte klingt nach der Erfüllung linker Forderungen, sie sind aber auch grimmige Realität unausweichlicher neoliberaler Zwänge, diagnostiziert Diedrich Diederichsen.

In seinem neuen Buch nimmt er uns mit auf eine wahrhafte Tour de Force durch die letzten Jahrzehnte Gegenwartskunst und Popkultur. Es schließt an seine Bücher »Freiheit macht arm«, »Politische Korrekturen« und »Der lange Weg nach Mitte« an.

Der Autor Diedrich Diederichsen, geboren 1957 in Hamburg, war in den 80er Jahren Redakteur von Musikzeitschriften, in den 90ern Hochschullehrer. Er veröffentlicht regelmäßig in »Texte zur Kunst«, »Theater heute« und »tageszeitung« und lebt in Berlin.

Weitere Titel bei Kiepenheuer & Witsch »Freiheit macht arm. Das Leben nach Rock 'n' Roll«, KiWi 323, 1993. »Politische Korrekturen«, KiWi 429, 1996. »Der lange Weg nach Mitte. Der Sound und die Stadt«, KiWi 535, 1999. »Sexbeat«, KiWi 724, 2002. »Musikzimmer. Avantgarde und Alltag«, KiWi 917, 2005.

Diedrich Diederichsen
Eigenblutdoping

Selbstverwertung, Künstlerromantik, Partizipation

In Zusammenarbeit mit dem
Hamburger Kunstverein

Kiepenheuer & Witsch

© 2008 by Verlag Kiepenheuer & Witsch, Köln
Alle Rechte vorbehalten. Kein Teil des Werkes darf in irgendeiner Form
(durch Fotografie, Mikrofilm oder ein anderes Verfahren) ohne
schriftliche Genehmigung des Verlages reproduziert oder unter
Verwendung elektronischer Systeme verarbeitet, vervielfältigt oder
verbreitet werden.
Umschlaggestaltung: Barbara Thoben, Köln
Umschlagmotiv: © Michael Gosbee/Getty Images
Gesetzt aus der Minion und Trade Gothic
Satz: Felder KölnBerlin
Printed in Germany
ISBN: 978-3-462-03997-9

Inhalt

Vorwort

Teil | eins

1 Leben im Loop **15**
2 Heterologie | Andere, Bewegungen, Multitudes, Generationen, Leben **39**
3 Helden & Verwandlungen **73**
4 Osiris und die Götter der Performance | Bob Dylan in »Renaldo & Clara« **95**

Teil | zwei

1 Geografie | Die 60er Jahre in den USA **119**
2 Das glamouröse Erhabene | Die 70er Jahre **136**
3 Wie es zu den 80er Jahren kam | Intensität, Negation, Klartext **151**

Teil | drei

1 Unternehmer, Diktator, Journalist | Utopie: anderer Ort und Energieformel **175**
2 Gegenstand | Produktion | Zusammenhang **193**
3 Kunst und Nichtkunst **213**
4 Sound | Ideologie | Identität **241**
5 Partizipation und Lebendigkeit **256**

Vorwort

Letzten Sommer saß ich mit zwei baskischen Radsportfans zusammen. Sie fanden, dass die Deutschen das mit dem Doping alles etwas zu verbissen sehen. Die verspätete Radsportnation Deutschland hätte halt keine Ahnung, was die Leute immer schon so geschluckt hätten. So gehe es halt zu in diesem Sport, niemand käme auf die Idee, dem Team Euskaltel wegen seiner auch nicht ganz sauberen Weste böse zu sein oder sich von Iban Mayo persönlich gelinkt zu fühlen. Doch dann ging es um die Unterschiede zwischen dem Cognac und dem Speed, die sich legendäre Typen in den 30er oder 60er Jahren eingepfiffen hatten, und der aktuell präferierten Droge: das eigene Blut. Die Leute dopen sich mit sich selbst. Ist das nicht der absolute solipsistische und asoziale Horror? Oder eine geniale Erfindung, ähnlich schlau wie Radfahren?

Jedenfalls konnten wir uns schnell einigen, dass die Mechanik des Eigenblutdopings generell im Mittelpunkt aller kulturellen wie politischen Befunde stand, die wir an diesem Abend noch erstellten. Ob in den hoch bezahlten narzisstischen Disziplinen der Bildenden und Darstellenden Künste oder in der prekären Vermarktung der eigenen Lebendigkeit bei Nachtlebenjobs, im ICE, der Eisdiele oder im Trash-TV, immer schlägt das eigene Blut jede noch so scharfe Chemie. Der Imperativ des andauernden uns umgebenden Authentizitätspornos lautet doch, dass man wie man selbst sein soll, ganz und gar man selbst – und diese Selbst-Identität auch noch ständig steigern. Da hilft nur, sich dieses blöde Selbst, mit dem es identisch zu sein gilt, immer wieder und in immer höheren Dosierungen in die Venen zu jagen, bis Eufemio Fuentes kommt oder Dr. Melfi.

Diese Diagnose bildet auch ein Zentrum des vorliegenden Buches. Es ist das Ergebnis einer Vortragsreihe, die vom Sommer 2006 bis zum Sommer 2007 am Hamburger Kunstverein stattgefunden hat. Meine erste Einzelausstellung. Yilmaz Dziewior, Leiter dieser Institution, hatte die famose Idee, auch für Autoren und Autorinnen den Kunstraum zu öffnen. Für ein Jahr sollte ich jeden Monat einen Vortrag beliebigen Themas halten. Ich saß auf dem Balkon meines Apartments in St. Louis, wo ich während der Vorarbeiten wohnte, extreme Präriewinde fegten vorbei, und suchte nach einer Systematik für so viel Zeit und Raum ohne andere Vorgabe als die der Institution. Für Bildende Künstler ist das eine ganz normale Situation. Sie treten dann kurz aus und schießen sich eine Ladung Selbst in die Adern. Alles was mir also noch fehlte, war ein leckeres, chemisch schmeckendes Selbst, der Gout von Eigenblutbrandy. Musste mich nur noch keltern und destillieren.

Ich gliederte die Reihe zunächst in vier Teile à drei Vorträge (Subjektivität, Vorgeschichte, Kunstbetrieb, Sound), wich aber später davon ab. Die ersten vier Vorträge beschäftigen sich nun mit der Lebensform des freien, politischen Künstlers und ihres Mythos – und darin auch mit Konzepten der Subjektivität und ihrer Kritik. Wie hat sich die Möglichkeit, ein anderer zu werden und davon zu erzählen, in unserer Zeit entwickelt, gibt es sie noch? Wie lebt man umgekehrt mit sich selbst, eingesperrt oder freiwillig, zusammen? Ist der klassische Legitimationsdiskurs der Entwicklung und Vervollkommnung in seinen diversen Updates noch zu irgendetwas gut, leben wir im Loop, und ist das am Ende auch gut so? Die Künstlerbiographie und die des ganz normalen Bürgers konvergieren. Was dem einen eine Flucht, ist dem anderen plötzlich ein Alltagsleben. Und umgekehrt. Gibt es einen Sprung aus diesem Dilemma? Und wie verhält sich ein paradigmatischer Künstler unserer Epoche – nennen wir ihn Bob Dylan – zu dieser Konstellation?

Im zweiten Teil, in den folgenden drei Vorträgen, werden am Beispiel je eines Jahrzehntes die Vorgeschichten dieser Situation skizziert – da bin ich beim ursprünglichen Plan geblieben. Die amerikanischen 60er Jahre, die britischen 70er und die deutschen 80er Jahre bilden Ausgangspunkte und markieren bereits erreichte Lösungsvorschläge. Im dritten Teil, in den Vorträgen 8 bis 12, werden schließlich Themen der Gegenwartskunst erörtert; der Boom der Utopie, das Verschwinden des Werk-Begriffs, die Kunst/Nicht-Kunst-Unterscheidung, die Konjunktur der Sound-Art und die Ästhetik der Partizipation. Zu einem großen Teil bezogen sich diese Vorträge auf Debatten, die z. T. auch in den Ausstellungen, die während meiner einjährigen Reihe zu sehen waren, geführt wurden. Der am Anfang gar nicht geplante direkte Bezug auf die Situation im Kunstverein ergab sich öfter als erwartet. Eine eigene Berücksichtigung von Sound und Musik hätte weiterer Vorträge bedurft, außerdem stellte sich heraus, dass sich Fragen der Bildenden Kunst, nicht nur wegen Präferenz und Orientierung dieses Autors, sondern auch aus sachlichen Gründen, kaum noch getrennt von denen der Musik behandeln lassen.

Viele der Vorträge basierten auf Ideen und Fragestellungen, die in den letzten Jahren auf Anregungen anderer, Gesprächspartnerinnen und Auftraggeberinnen, zurückgehen und teilweise auch schon in Texten angerissen wurden. Ihnen möchte ich zuerst in der Reihenfolge ihres – in den Vorträgen meist ungenannten – Auftretens danken: Stephan Geene, Cecilia Pavón, Michael Girke, Helmut Draxler, Dorit Margreiter, Matthias Michalka, Tom Holert, Ulrike Groos, Dominic Molon, Elke Marhöfer, Alice Bolterauer, Elfriede Wiltschnigg und Holger Schulze. Mein größter Dank geht aber an Yilmaz Dziewior, der dies alles möglich gemacht hat, und sein famoses Team, insbesondere Meike Behm, Corinna Koch und Eva Birkenstock, und an all die *Regulars* der Vortragsreihe, insbesondere

Katja Uckert, Nicola Reidenbach, Svenja Rossa, Angelika Winkler und all die anderen, die in diesem Jahr unfassbare Mengen Wiener Schnitzel beim rituell anschließenden Essen im »Jena Paradies« mit mir geteilt haben. Schließlich danke ich den anregenden Gesprächspartnern, die bei der Herstellung der Druckfassung in der Nähe waren und logistisch, intellektuell, politisch oder ästhetisch inspiriert oder geholfen haben: Christian von Borries, Sabeth Buchmann, Detlef Diederichsen, Ekkehard Ehlers, Christoh Gurk, Tom Holert, Martin Hossbach, Mike Kelley, Helge Malchow, Matthias Mühling, Martin Prinzhorn, Constanze Ruhm, Viola Schmitt, Marc Siegel und vor allem natürlich Birgit Schmitz und Juliane Rebentisch.

Diese Druckfassung hat versucht, den Vortragscharakter zu wahren. Selbst die von mir in einigen Vortrags-Manuskripten noch enthaltenen Fußnoten wurden eliminiert. Dieser Text, so abstrakt und argumentativ er zuweilen wird, ist ein gesprochener, ein Live-Mitschnitt. Seine Thesen wurden nicht aktualisiert, sind auf dem Stand von 2006/2007, und wenn von »diesem Jahr« oder »heute« die Rede ist, dann geht es um die Gegenwart der Rede, nicht der endgültigen Niederschrift. Nicht verboten habe ich mir allerdings bei der Druckfassung, Argumente weiter auszuführen und zu verbessern und schwache Ideen zu streichen. Trotzdem gilt durchweg, dass die Weite des essayistischen Panoramas, der Versuch, buchstäblich einen Ausstellungsraum zu füllen, wichtiger war als das zu einem Ende geführte Thema. Man sollte in diesem Buch auf und ab gehen können.

Berlin, Februar 2008

Teil | eins

1 Leben im Loop

She's leaving home, bye-bye
The Beatles

Gestern erreichte mich diese Mail der Oberhausener Kurzfilmtage: *Vom 5. bis 8. Mai präsentiert der »Raum für Projektion« in der Festival-Lounge der Kurzfilmtage Oberhausen in zweiter Auflage das Projekt »loop pool«, für das internationale Künstler, VJs und Regisseure jeweils einen Videoloop produzieren. DJs und Musiker vertonen das Loop-Programm in der Lounge live.* Da, wo ich gerade herkomme, ist ein Loop aber etwas Anderes.

In den letzten Monaten lebte ich in der schrumpfenden Stadt Saint Louis, Missouri, führend in Verbrechensraten, bei abnehmender Bevölkerungszahl. Abgewrackte Ghettogebiete grenzen unmittelbar an üppigste Mansions, die man nur durch abgesperrte Privatstraßen erreicht. Doch sind dies keine neuen »gated neighbourhoods«, wie man an den prachtvollen Art-déco-Absperrungen erkennen kann. Das ist gute alte Segregation. Dort hat ein Gastronom drei verslumte Blocks in einem Gentrifizierungskraftakt in eine Subkultur-Shopping-Meile verwandelt: mit linksradikalem, genderpolitischen Buchladen, diversen Boutiquen, zwei Second-Hand-Platten- und CD-Shops, Thai-Restaurants, Sports-Bars, Programmkinos oder, wie man dort sagt, Art Houses. Er selbst führt eine überdimensionierte Sports-Bar namens »Blueberry Hill«, in der einmal im Monat der achtzigjährige Chuck Berry »Maybelline«, »Johnny B. Goode« und »Roll Over Beethoven« spielt. Zum Upliften der schwer gedemütigten Stadt gehört auch ein Walk-Of-Fame nach dem Vorbild des Hollywood-Boulevard mit in den Bürgersteig eingelassenen Sternen mit den Namen und Lebensdaten lokaler Größen. Das sind neben William S. Burroughs auch Ike & Tina Turner, Tennessee Williams und diverse weltberühmte Leute aus der Welt des amerikanischen Sports. Diese drei Blocks der Delmar Ave nennt man den »Loop«, was ich zuerst nicht verstanden habe. Bis ich rausgefunden habe, dass hinter den Geschäften eine kleine Alley, eine Gasse also, durchführt, auf der man vielleicht umkehren soll und dann noch einmal den Boulevard runtercruisen, sich also nicht aus der sicheren Kreisform hinausbegeben soll, weil im Süden wieder das Ghetto-Wasteland beginnt oder eingegatete reiche Blocks. Daher also der Loop.

Auch die Chicagoer Innenstadt nennt man Loop, nach dem Hochbahnring, der sie begrenzt. Einen S-Bahn-Ring hatte auch Berlin, vor und nach der Mauer. Der junge Tony Conrad soll bei einem Berlin-Aufenthalt in den späten 50er Jahren nachts in der Ringbahn quasi gelebt haben, um Übernachtungskosten zu sparen. Kurz darauf trug er zur Erfindung der Minimal Music bei. Er ist nicht der einzige Künstler, der in den letzten 50 Jahren vom Loop gelernt hat. Heute ist Bernhard Lang mit seiner komplex einfachen Kompositionsreihe »Differenz und Wiederholung« der führende Loop-Verwerter. Auch der Boom sogenannter nichtlinearer Erzählweisen im Gegenwartskino (Tarantino, Gondry, Kaufmann, Gonzales Iñárritu, Tykwer) begann mit der Erzählung von einem Loop als Gefängnis in der Zeit (»Täglich grüßt das Murmeltier«). Im »documenta«-Magazin 3 erläutert Gregory Whitehead sein philosophisch-therapeutisches Programm des Im-Kreise-Gehens: »Walking The Circle«.

Ein Gegenteil von Circle oder Cruising ist das Weiterkommen. Ich bin damit aufgewachsen, dass das Wort Weiterkommen einen guten Klang in beiden Lebensentwürfen hat, die sich in den frühen 70ern antagonistisch gegenüberstanden: im abhauenden und im sich anpassenden.

Zuerst zur Anpassung: Weiterkommen im Leben war eine der großen Losungen der westlichen Nachkriegsdeutschen. Es gab die familiengründende Variante, die wollte, dass es die Kinder einmal besser haben würden als man selbst. Aber es gab auch die auf das eigene Leben projizierte Hoffnung, es weiterzubringen. Entscheidend war der Komparativ. Gemeint war allemal der soziale Aufstieg. Häufig hörte man Geschichten vom ersten Familienmitglied, das studiert hatte, dem ersten Familienmitglied, das sich selbstständig, dem ersten Familienmitglied, das das Abitur gemacht hatte. Zum sogenannten fordistischen Kompromiss, also der Einigung von organisierten Gewerkschaften und Unternehmen, gehörte auch das Versprechen regelmäßig durchlässiger sozialer Hierarchien. Der Aufstieg sollte jedem möglich sein, so er sich disziplinierte. Diesem Versprechen wurde zunächst geglaubt: die Leute nahmen es durchaus mit Enthusiasmus zur Kenntnis. Dass die Plackerei sich nicht lohnen oder der Aufstieg schwerer als erwartet werden würde, war eine Erfahrung, die erst gemacht werden musste.

Weiterkommen setzt zwei Dinge voraus, zum einen, dass man nicht oben ist, dass es dort noch Platz gibt, zum anderen aber auch, dass der Weg dorthin nicht nur möglich, sondern schon unterwegs attraktiv ist. Im kollektiven Imaginären wurde das Weiterkommen von Autos und Autobahnen besetzt, von der freien Fahrt für freie Bürger, weswegen auch das entscheidende Bild für die schlechte Laune der letzten Jahre der Reformstau ist.

Alle wollen, dass es weitergeht, während der Loop das zentrale formale Modell kultureller Produktion geworden ist. Nicht nur in Oberhausen, nicht nur in den Black Boxes der Biennalen, nicht nur in den Mikrostrukturen der Musik, nicht nur als diskursiver und metadiskursiver Gegenstand. Der Loop ist nicht einfach das Gegenteil sinnvoller Geschichte, er ist nicht einfach die ewige Wiederkehr. Die setzt einen Prozess voraus, der schließlich wieder von vorne beginnt, in schlechter Unendlichkeit. Darüber haben die Freunde und die Gegner der Geschichtsphilosophien schon lange gestritten. Der Loop kennt keinen Prozess, der Loop lässt es gar nicht so weit kommen. Man kann jederzeit zusteigen, ohne etwas verpasst zu haben, und aussteigen, ohne etwas verpassen zu werden. Der Loop ist ein Raum in der Zeit. Später dazu mehr.

Nun zur abhauenden Variante des Weiterkommens: Auf einer der letzten Berlinalen wurde das europäische Kino der 60er Jahre gefeiert. Dabei gab es als Vorfilme die Debütarbeiten einiger, später berühmt gewordener Regisseure des neuen deutschen Films zu sehen, der Oberhausen-Generation. Die meisten hatten schon kleine Spielfilme gedreht. Interessanterweise wollten die Münchner, also Klaus Lemke, schon damals glamourös und abenteuerlich sein. Kino sollte *larger than life* sein und von Gangstern und Acapulco handeln. Während die Hamburger in Gestalt etwa von Marquard Bohm schon damals für den lakonischen Charme der gebremst schlechten Laune votierten und Pudelclub-Humor verbreiteten (etwa in »Na und« von Helmut Herbst und Marquard Bohm, BRD 1966). Diese zähe Konstanz des Regionalkulturellen über die Jahrzehnte hat etwas unheimlich Tellurisches, völlig jenseits von leichten Loops und fleißigem Fortschritt.

Es wurden auch Dokumentarfilme gezeigt. Einer handelte von Gammlern: »Herbst der Gammler«, R: Peter Fleischmann, BRD 1967. Junge Langhaarige in den 60er Jahren. Vorübergehend ausgestiegene, nicht integrierte Jugendliche, deren Hauptbeschäftigung darin bestand, umsonst zu reisen. Wie bei vielen späteren, längst akzeptierten jugendlichen Reisenden ging es darum, so billig wie möglich so weit wie möglich zu kommen. Alle Gespräche kreisen um die Frage: Wo kann man in welcher der begehrteren europäischen Orte – Berlin, Paris, Rom, Ibiza – billig oder umsonst übernachten, welche Erfahrungen gibt es mit der Polizei, was ist mit Partys?

Einige der Jugendlichen sind aus Heimen abgehauen, kommen aus »zerrütteten Verhältnissen«, andere haben nur ihren absehbaren bürgerlichen Lebenslauf unterbrochen, entwickeln noch ganz begriffslos und unpolitisch ihre Vorstellungen im Widerspruch zum zwanghaften Weiterkommen-Müssen. Und wann immer sie genauer sagen sollen, wo und wie dieses andere Leben stattfinden soll, wie es organisiert werden soll, was sein Inhalt sein werde, wird die Reise bemüht: das Bild des Auf-Reisen-Gehens, ohne genau zu wissen, wohin und für wie lange und vor allem warum. Hinterher werden wir wissen, warum wir wissen wollten. Die Abwesenheit eines Ziels und eines Grunds garantiert die Abwesenheit instrumentellen Denkens. Diese wiederum ist die Voraussetzung für die richtige Reise. Ein paar Jahre später wird Bernward Vesper »Die Reise« schreiben, und nach dem posthumen Erscheinen des autobiographischen Romans wird jeder ihm attestieren, die »Erfahrungen einer Generation« formuliert zu haben. Ungezählt sind die Bücher, Filme und Songs, die einfach nur und in der ganzen Welt »The Trip« hießen. Kim Fowley, Roger Corman, The Electric Flag.

Ein paar Jahre früher war ein anderer Dokumentarfilm gedreht worden, der von der Realität des »beruflichen Weiterkommens« handelte. Im Zentrum von »Haben Sie Abitur?«, R: Ula Stöckl, BRD 1965, stand eine Stuttgarter Abendschule. Hier konnten junge Berufstätige nach der Arbeit, abends, das Abitur nachholen. Leute, die einen 9–5-Job machten, denen dann eine Stunde zur Erholung blieb, nahmen ab 18 Uhr an Kursen teil, die sie auf das Abitur vorbereiten sollten. Zu den täglichen Kurs-Stunden kam die Zeit für Hausaufgaben hinzu. Wochenenden gingen drauf. Hier war eine entfesselte Aufstiegsbegeisterung zu beobachten, derzufolge Freizeit als Freizeit, als zur Erholung, zur Reproduktion zugestandene Lebenszeit verpönt war: als »Bummeln«. Man konnte ja auch versuchen weiterzukommen.

Die betreffenden Kandidaten, übrigens fast ausschließlich Männer, gaben allerdings unterschiedliche Gründe an, warum sie sich die Schufterei antun. Einige hatten in dem Job, in dem sie bereits arbeiteten, die Chance, durch das Abitur und vielleicht noch weitere anschließende Ausbildungsmaßnahmen in der Firma, in der sie bereits arbeiteten, weiterzukommen. Die Firmen unterstützten – typisch fordistisch – die Weiterbildung ihrer Angestellten. Andere taten es unter bestimmten Voraussetzungen, wenn etwa ein Mitarbeiter durch Fleiß und Einsatz positiv aufgefallen war. Wieder andere trieb die reine Moral. Und in einem besonders interessanten Fall war es der Ehrgeiz der Ehefrau.

Die stets mitinterviewten Ehefrauen und Freundinnen gaben da ein merkwürdiges, auf den ersten Blick erschreckend unsympathisches oder verdrehtes Bild ab. Fast alle sagten unumwunden, dass sie von ihren Männern erwarten, sich zusätzlich zu qualifizieren. Fast alle machten zwar einen sehr weltzugewandten, realistischen und fast modernen oder, wie man so sagt, emanzipierten Eindruck. Aber sie stellten die Rollenverteilung nicht nur nicht infrage, sondern vertraten sie aktiv gegenüber der Interviewerin. Dabei wären sie so erkennbar gut geeignet gewesen, in der Welt ihrer Männer, für die sie so ausgiebig und detailliert planten, selber eine Rolle zu spielen. Sie waren länger zur Schule gegangen, besser ausgebildet als ihre Mütter und oft auch besser als ihre Männer – aber es gab kein gesellschaftliches Modell, in dem sie die Kenntnisse und auch die Attitudes, die sie im Laufe ihrer Schul- und Ausbildungszeit erworben hatten, hätten einsetzen können. Ihre Energie und auch die zugleich erworbene Weltläufigkeit wurde auf die Karrieren ihrer Männer umgeleitet. Das Kunstgeschichtsstudium, die repräsentativen Aufgaben und die Wohltätigkeit, die das höhere Bürgertum für seine gebildeten Töchter – von Außenseiterinnen abgesehen – in petto hatte, stand hier nicht als Kompensation zur Verfügung.

Diese Kleinbürgertöchter, oft mit Hochschulreife und Berufsausbildung, packten an, sie partizipierten aktiv an der Karriere ihrer Männer durch vergleichbare Kenntnisse, nicht indem sie eine ganz andere – »weibliche« – Funktion arbeitsteilig übernahmen. Sie waren der Ersatzmann im eigenen Haus der Männer – zur Karriere ausgebildet, aber an der Karriere gehindert, vom Typ her eher ein guter Kumpel des Mannes.

Eine dieser Frauen forderte, drastischer und kälter wirkend, dass ihr Zukünftiger sich krummlegen möge. Ihr ging es nicht so sehr um seine Karriere, sondern, wie sie es ausdrückte, um sein »geistiges Niveau«. Sie habe eine gute Ausbildung, eigene Möglichkeiten seinetwegen aufgegeben, dafür wolle sie mit ihm Gespräche führen können, auch über Literatur und geistige Dinge, und da hapere es halt noch ein bisschen, was er säuerlich grinsend bestätigte. Misslungene Paarbildung gibt ja immer ein erschreckend konturiertes Bild gesellschaftlicher Realität.

Dieser Frau war die bürgerliche Bildung so erfolgreich vermittelt worden, dass sie für die traditionelle Weiterkommen-Ideologie schon zu weit gekommen war, nämlich zu den sogenannten geistigen Eigenschaften, bei der inneren, ja spirituellen Vervollkommnung, die erfolgreich gelebtes Leben bieten muss. In dieser rein sozialen, prä-spirituellen Aufsteiger-Hektik ist das aber historisch verfrüht. Sie redet mit ihrem Zukünftigen in den frühen 60ern schon so, wie eigentlich erst seine Hippie-Tochter, die vielleicht 1975 14 Jahre alt sein wird, dereinst mit ihm reden wird. Die Projektion von Entwicklungs- und Weiterkomm-Versprechen auf den Partner ist eben gerade dann besonders grotesk, wenn sie sich auf geistige Entwicklung erstreckt, die wir normalerweise als individuelle denken. Die klassisch bürgerliche Idee der geistigen Vervollkommnung über einen Lebensweg ist daran gebunden, dass der Nutznießer der Entwicklung und derjenige, der sie auf sich nimmt, der den Lebensweg geht, ein und dieselbe Person sind. Selten ist Frauenunterdrückung besser beschrieben worden als anhand der Frau, die sich eine geistige Entwicklung wünscht, die ihr Mann für sie machen soll.

(Diese bildungsbeflissene und natürlich unerträgliche Ehefrau eines Mannes, der harte und klare Arbeit tut, ist ein hartnäckiger Topos der Cartoon- und Filmgeschichte vor allem der 70er Jahre. Schöngeistige Ehefrauen prügeln ihre Männer ins Theater, bildungsbeflissene Drachen, wie die Kommissars-Gattin in Hitchcocks »Frenzy«, zwingen ihre gesunden britischen Männer mit geradezu kastrativem Furor zu abstrakter Malerei und französischer Küche.)

Männer gehen abends zur Schule, Frauen denken sich für sie Berufe aus, Kinder wollen, kurz darauf jedenfalls, nicht mehr im Beruf weiterkommen, sondern auf dem Erdball und auf dem Lebensweg. In der Geschichte »Donald hat Geheimnisse« aus den frühen 60er Jahren müssen Daisy Duck und Tick, Trick und Track Donald hinterherspionieren, denn er hat jetzt abends immer etwas vor, man munkelt, er besuche Abendkurse. Daisy wünscht sich, er möge »Innenarchitekt lernen« wie die Freunde ihrer Freundin, und in ihrer Denkblase entsteht ein modernistisches Mon-Oncle-Anwesen, darin ein Mann mit schroffen Bürstenhaaren und Intellektuellenbrille. Die Kinder zeigen auf einen vorbeifahrenden Wagen der Stadtreinigung und reißen Daisy mit der herzlosen Bemerkung aus ihren Tagträumen: »Oder er lernt Müllmann – die Brüder sollen sich ja dumm und dämlich verdienen.« Die überraschende Pointe, was Donald dann schließlich geworden ist, vor allem, warum er die Abendkurse geheim gehalten hat, erzähle ich vielleicht später – zunächst ein anderer Punkt.

Die häufigste Unmutsäußerung derer, die, wie ich, schon nicht mehr primär unter repressiven, sondern unter langweiligen Verhältnissen gelitten haben, war der Satz: »Das bringt mir nichts.« Auf nähere Nachfrage der Lehrer, Eltern und

Pfarrer, die einem mit etwas behelligt hatten, das einem nichts brachte, entgegneten wir: »Das bringt mich nicht weiter.« Ja, auf die bereits erfolgte Individuation lässt kein Jugendlicher gern etwas kommen.

Der Maßstab, nach dem das Angebot gemessen wird, das dann als nicht weiterbringend empfunden wird, ist das schon entwickelte Ich. Das weiß zweierlei: Ich bin, was ich bin, nur in dem Maße, in dem ich mich entwickelt habe, weitergegangen bin, nicht der geblieben bin, der ich schon war und als den sie mich bestätigt haben. Aber leider auch: Nur, wenn ich bestätigt werde, kann ich diese Schritte tun, und dafür muss ich schon irgendwie ein erkennbarer, verlässlicher Typ bleiben, sei es für die Familie, sei es für die Peer-Group. Der Kompromiss ist oft die Vorstellung, man könne weitergehen, radikal sich Erfahrungen aussetzen, aber diese so akkumulieren, dass man durch sie erst recht der werde, der man immer schon war und sein sollte. An dieser Stelle greifen normalerweise Pop-Songs und Hermann-Hesse-Bücher bestätigend ein.

Auf unseren Reisen akkumulieren wir also Erfahrungen und schauen uns diese daraufhin an, wie wir darin vorkommen. Wir machen Bilder von uns und dem Szenario, und wenn wir eine Kongruenz oder eine ästhetische Angemessenheit darauf erkennen können, kleben wir die Bilder in unser inneres Album oder kleben sie auf unseren inneren Koffer und fügen sie so in das Repertoire unserer passiven Individualität ein. Später, wenn wir studieren und uns spezialisieren, greifen wir auf einzelne der passiven Welterfahrungen zurück und wandeln sie in aktive Welthabe, in aktive Partikel und Gesten unseres Habitus um. Wir kommen weiter.

Auch »Been there, done that«, das sprichwörtliche Gequengel der Verwöhnten, beschwert sich über ein Nichtweiterkommen. Aber dieser Narzissmus ist historisch weiter und nicht mehr im bürgerlichen Sinne an der Produktion eines tiefen und unverwechselbaren Ichs als letzte Instanz interessiert, an deren Erfolg sich alle Erfahrung als Gebrauchswert messen lassen muss. Hierbei handelt es sich schon um das immer schon fertige konsumistische Ich, das Ich des Verbrauchers, das gerade weil es den Wert einer Erfahrung ganz in deren Tauschwert aufgehen sieht, die scheinbar harten Kriterien für die Qualität einer solchen sarkastisch einfordern kann. Ich war hier schon, diese Erfahrung hat keine Rarität mehr und daher keinen Wert: dabei springt für mich nichts raus. Das im bürgerlich-idealistischen Weltbild eben unermessliche Ich kommt in dieser Rechnung nicht vor.

Dass aber schon dieses bürgerliche Wachsen und Reisenwollen der 60er und 70er Jahre nichts Neues war, sagt noch nicht, dass wir es bei jedem historischen Auftreten dieser Wanderlust nur mit der bloßen Wiederkehr bestimmter großer bürgerlicher Romane zu tun haben. Die nennen schon durch ihre Namen »Anton Reiser« und »Wilhelm Meister« Weg und Ziel und damit auch die gute alte Umkehrbarkeit der beiden. Dass die bürgerliche Subjektivität nicht die einzig mögliche sei, durfte das frühe Bürgertum noch dadurch erleben, dass seine Vertreter stets mit der, systemtheoretisch gesagt, Umwelt des Bürgerlichen konfrontiert war – Schauspieler, Ungebundene, Rätselhafte und Minderwertige einerseits, Besitzende, Adlige und hohe Frauen andererseits. Sie erlebten ihre eigene Bürgerlichkeit als problematisch und defizitär. Man konnte sich gegen sie genauso entscheiden wie dafür. Das trieb den Wert der Entscheidung für die Bürgerlichkeit hoch und legitimierte sie als frei. Am Ende des Romans wusste man, was man tat. Und der Leser wusste es auch.

Der schönste Moment der Reise ist der des Aufbruchs. Ihr Ziel ist, die Einsicht in die Notwendigkeit zu erwerben, ein Bürger zu werden. Dies muss frei anhand von kontingent, in Wirklichkeit natürlich äußerst didaktisch aneinandergereihten Erfahrungen geschehen. Vor dieser zwingend frei erworbenen Einsicht steht ein Moment ohne Zwang, das oft gewaltsam herbeigeführte Weg-von-zu-Hause. Am Anfang der Bürgerlichkeit steht der Abschied von der Bürgerlichkeit. Das setzt voraus, dass man seine Bürgerlichkeit schon erworben hat, bevor man sie das erste Mal genussvoll verwirft. Es gab nie den Moment der Unschuld, auf den dann die Einsicht oder – kritischer – die bürgerliche Konditionierung folgt: es ist vielmehr ein Kennzeichen dieser Konditionierung, die Illusion einer ursprünglichen Unschuld, die die Lebensmöglichkeiten vergleicht und die Vor- und Nachteile abwägt, in die Welt zu setzen.

Erste Züge eines Zirkulären tauchen hier auf: der Loop will sich schon krümmen. Später wird das Bürgertum öfter sich selbst ansehen und diese Zirkularität als schicksalhaft oder als Zeichen eines misslungenen Lebens erkennen. Dann wird es erwägen, ob nicht alle Menschen zum Loop verdammt seien. Es wird dann – enttäuscht von der Welt, ungläubig geworden gegenüber seiner eigenen grandiosen Erfindung der Dialektik von Aufbruch und Heimkehr – diese Zirkularität zum Naturgesetz und Geschichte und Entwicklung zur Unmöglichkeit erklären, so als wäre per Naturgesetz alle Welt zur bürgerlichen Denk- und Lebensform gezwungen und müsse deren Enttäuschungen mittragen. Schließlich wird es den Loop entdecken, entweder als kritische Darstellung des bürgerlichen Individuationsplanes oder – später – als Entwurf eines anderen Lebens: Affirmation des Loops als Vollendung der konkreten, bestimmten Negation bürgerlicher Entwicklung als Karriere. Auch das geht schon im 19. Jahrhundert los.

Denn was bei Goethe immer wieder auf Umwegen glückt – oder wenigstens tragisch schiefgeht –, ist bei Büchner schon schwieriger. Statt selber einen persönlich gefärbten Ich-Erzähler-Ausbruch aus der bürgerlichen Welt zu schildern, erzählt Büchner die Geschichte eines anderen Dichters, eines ungefähr hundert Jahre älteren, Jakob Michael Reinhold Lenz.

Lenz gehörte zu den Dramatikern des »Sturm und Drang« – also einer ganz besonderen aufbruchsverliebten Aufbruchskultur. Im »Sturm und Drang« ist der Aufbruch selbst zur Gattung geworden. Zur Mythologie dieser Gattung gehört aber, dass der Sturm immer nur Phase bleiben kann, dass man den Drang überwindet, weiterkommt. Goethe konnte also zum Beispiel Jahrzehnte nach »Götz von Berlichingen« auch noch die »Iphigenie« schreiben – also das Dranglose und Unstürmischste, was je in deutscher Sprache geschrieben ward. Lenz aber schrieb nie etwas anderes, und mit seinen späteren Gemütsverdunkelungen ist er im deutschen Sprachraum vielleicht die erste Verkörperung des wahnsinnigen Dichters, deren prominentesten Vertreter dann später Hölderlin darstellte, der international wichtigste deutschsprachige Vorläufer für all die Aufbruchs- und Weiterkomm-Kulturen des globalen Nachkriegs-Undergrounds.

Büchner aber versuchte eine Novelle über die Person des Dichters Lenz, ohne an seine Werke anzuschließen, ein Psychogramm eines Dichters als von Berufs wegen Flüchtenden, Aufbrechenden und dessen Wege. Ein Text, der, vielleicht auch weil er Fragment blieb, zu einer Art Anti-Goethe wurde. Eine paradigmatische Geschichte des Nichtweiterkommens – zum einen als Bestandsaufnahme einer menschlichen Conditio, zum anderen aber auch als eine Art Vorschlag für etwas anderes als Entwicklung, etwas anderes als reif werden, gesellschaftsfähig werden: ein infantiles Glück des reinen Aufbruchs, dessen also, was im »Anti-Ödipus« die Bewegung des Schizo ist: Abhauen, Abhauen, Abhauen.

Lenz haut also ab. Aber in das Abhauen ist auch immer ein Ziel, ein romantisches natürlich, ein offenes, ein unerreichbares eingebaut. In der deutschen romantischen Tradition steht dafür der Wald. Es gab mal einen amerikanischen Science-Fiction-Roman, dessen deutscher Titel lautete: »Das Wort für Welt ist Wald«. Lenz also ab in den Wald. Er irrt umher. Mal kommt er in ein Dorf und sieht ein Mädchen. Immer ist er plötzlich sehr, sehr glücklich, geradezu metaphysisch gestimmt oder völlig verzweifelt und dann auch physisch kaputt. So wie man mich trotz aller Entzauberung der Welt im Allgemeinen und der Entzauberung der Eisenbahn im Besonderen nur in einen Nachtzug zu setzen braucht, egal wohin der mich bringt und wie unpoetisch die ganze Reise, und mich dann völlig automatisch und jenseits meiner Kontrolle ein großes Aufbruchsglück befällt, so geht es Lenz immer, wenn es wieder in den Wald geht. Leider führen die Wege entweder im Kreis oder sie führen in Dörfer, wo er schon war und wo ihn wieder die Verzweiflung packt. Er landet dann bei dem Pfarrer Oberlin, der sich mit seiner Familie um ihn kümmert. Dort wird's auch ein bisschen diskursiver: Es ist dann die Rede von Lenzens Vater. Ein Albtraum. Gegen den repressiven Patriarchen, der junge literarische Söhne ins Freie treibt, kann man sich nur wehren, wenn man sich selber rüstet. Dem, der das nicht will, hilft nur: Reife verweigern, Erwachsenwerden abbrechen, aber auch die Rückkehr fliehen, ob als Heimkehr oder als Regression; und da bleibt nur eines – der Loop.

Das Programm, das Guy Debord in den 50er Jahren auf die Formel »Nachts gehen wir im Kreise und werden vom Feuer verzehrt« brachte. Dem heilen, aber erschütterten Ankommen der Klassiker stand das schicksalhafte Durch-die-Welt-getrieben-Werden ihrer Nachfahren entgegen. Sie entdecken irgendwann, dass sie, wenn sie sich einfach nur treiben lassen, im Kreise gehen. Die Klassiker waren auch im Kreise gegangen, aber in einem großen, dialektischen; der Bohemien, der Beatnik und die Kneipenfreunde von Debord drehen Pirouetten. Wer nur aufbrechen will, ohne Ziel, landet im Loop. Es bleibt nur, dessen Kreise in Schönheit abzuschreiten.

Eines von Lenzens unversöhnten Dramen, »Die Soldaten«, bildete die Vorlage für eine der aggressivsten und verzweifeltsten Opern der Nachkriegszeit, von Bernd Alois Zimmermann.

Der war als Komponist berühmt für seinen ein bisschen mysteriösen wie mystischen Slogan von der »Kugelgestalt der Zeit«. Dieser zeit- und musikphilosophischen Idee zufolge sollte sich die Musikerfahrung von der bloßen Momenterfahrung lösen, die die jeweilige Vergangenheit der bereits erklungenen Teile eines Stückes irrelevant werden lässt und die Zukunft unbestimmt. Zukunft und Vergangenheit sollten in der Gegenwart der Musikerfahrung realisiert und erfahrbar gehalten werden. Das stand ein bisschen im Gegensatz zu Adornos und anderen modernistischen Positionen im Umfeld der neuen Musik, die das Verhältnis aller musikalischer Parameter zueinander in der Zeit durchgearbeitet sehen wollten und nicht die Zeitlichkeit aufheben. Der Gegensatz zwischen erlebter und gemessener Zeit war das geheime Band aller möglichen ästhetischen Debatten um 1960. Adorno wollte auch diesen Gegensatz nicht – falsch – versöhnt sehen; Zimmermann scheint sich so etwas wie eine Versöhnung der beiden Perspektiven gewünscht zu haben. Immerhin hat er dieser Idee den doch sehr interessanten Namen »Kugelgestalt der Zeit« gegeben.

Die Deutschen hatten in künstlerischen Dingen jahrzehntelang keinerlei Rederecht, nachdem sie die zeitgenössische Kunst und ihre Protagonisten in ihrem Einflussgebiet liquidiert hatten. Doch galt dies seltsamerweise schon in den 50er Jahren nicht für Musik und Musikphilosophie; die dabei entstandenen Zeitphilosophien sind insofern auch eingekapselte Vorschläge zum geschichtlichen Denken. Kugelgestalt – womöglich ein schüchterner formaler Vorschlag, die Geschichte loszuwerden?

Flucht und Loop: Für Adorno war der Jazz ein Loop. Er erkannte dort immer nur einen Fliehenden, den es nach dem Ende seines Solos zurück ins Glied des Themas trieb. Zimmermann setzt – nicht zum ersten Mal – aber doch nachdrücklicher und exponierter als zuvor bei den »Soldaten« eine Jazz-

Combo ein. Sie spielen auf der Basis eines Walking-Bass-Ostinato. Der Walking Bass setzt dem von Adorno beschriebenen narrativen Kreis des Jazz, seiner angeblich kastrativen, aus dem aufbrechenden Solo in die Reprise des Themas zurückbefohlenen Pseudobefreiung, einen nervösen Mikro-Loop entgegen; eine Wiederholung, die nicht in der abgebrochenen Narration, sondern in der drängenden Physis des Schreitens liegt. Jazz betont diese physische Seite des Gehens, Laufens, Abhauens, jenseits des Plans – seines Erfolges oder seiner Enttäuschung. In Zimmermanns Oper tanzt zum Jazz eine »Andalusierin«.

Der Loop ist keine Rückkehr, er bildet einen Kreis, zu dem der Lebensweg des Wilhelm Meister die Tangente bildet. Die ist noch verbunden mit dem Aufbruchsort, dem väterlichen Geburtshaus, der Loop hat diese Verbindung abgeschnitten. Der Preis dafür, die Verbindung abgeschnitten zu haben, ist das Nie-irgendwo-Ankommen. Merken, im Kreise gegangen zu sein, meldet normalerweise, sich verirrt zu haben. Doch das finden viele auch ganz angenehm. Der kanadische Künstler Rodney Graham hat das sehr schön sichtbar gemacht, als er schon in den frühen 80er Jahren eine Lesemaschine für Lenz gebaut hat: Graham fand, dass es im Lenz sowohl in der englischen wie in der französischen Übersetzung eine vollständige Wiederholung gibt, nämlich zweimal die Stelle »into the forest« bzw. »à la longue de foret«: den Text zwischen diesen beiden Punkten hat er so absetzen lassen, dass er eine bestimmte Anzahl ganzer Seiten gefüllt hat, und eine Art Maschine auf Lesepultbasis gebaut, bei der man, nachdem man die Novelle ganz normal zu lesen begonnen hat, nach dem zweiten »Into the forest« eben nicht zum Anfang der Novelle, sondern zum ersten »Into the forest« zurückgeführt wird – weder der Anfang noch das Ende des Fragments sind dann noch zugänglich. Es geht also nicht um einen Loop, der über zu Hause oder über Regression führt, sondern die immer wieder gleichen Wege, die man als Entlaufener, als flüchtender Schizo laufen muss. Übrigens funktioniert Grahams Maschine für den deutschen Text nicht, die beiden in anderen Sprachen identischen Stellen lauten auf Deutsch: »Den Wald hinab« und »Den Wald hinauf«.

Liegt ein versteckter Hinweis in dieser Einführung der dritten Dimension? Man kann im Kreis laufen und trotzdem sehr viel nicht Vorhersehbares erleben? Es kann ja immer auch nach oben und nach unten gehen. Wenn man sich an die beiden Versionen des Weiterkommens in den 60er und 70er Jahren erinnert, ging es dabei ja auch nicht einfach um einen graden Weg, einen mathematischen Strahl, der von einem Punkt aus auf einer Dimension in die Welt ragt. All diese Wege führten nicht nur weg von einem Ort, sondern nach oben und nach unten, erzählen Geschichten vom Aufstieg und der schiefen Bahn, spirituell-selbstverwirklichungsmäßig waren es Geschichten von Perfektion und Vervollkommnung, von innerer Bergsteigerei und freiem Fall.

Schalten wir einmal kurz zurück zu Donald Duck, der in einer Abendschule an seinem gesellschaftlichen Fortkommen gebastelt hat. Daisy hatte, wie wir gehört haben, gehofft, er werde Innenarchitekt, die Kinder sarkastisch gespottet, er werde wohl »auf Müllmann umschulen«. Stattdessen ist Donald aber ... Friseur geworden. Daisy kann ein – wahrscheinlich homophobes – Entsetzen nicht unterdrücken. Das ist doch kein Beruf für einen Mann. Sie geht nach Hause und »schämt sich so«. Donald macht inzwischen richtig Karriere. Gerade Daisys Freundinnen gehen gerne zu ihm, und in der ganzen Stadt verbreitet sich sein Ruf in der Damenwelt, was nun zu einem anderen Unbehagen bei Daisy führt. Eifersucht. Schließlich steht eine ganz besondere Prüfung für Donald ins Haus. Doch davon später mehr.

Der sehr berühmte kanadische Künstler Jeff Wall hat für seinen Freund Rodney Graham anlässlich der französischen Präsentation von dessen Lenz-Arbeit einen Essay geschrieben, in dem er den Lenz-Loop mit den zu erwartenden geschichtsphilosophischen Konzepten in Verbindung bringt: Freuds »Wiederholungszwang«, Nietzsches »ewige Wiederkehr« und schließlich vor allem Hegels »schlechtes Unendliches«. Natürlich haben diese Konzepte ein je unterschiedliches Verhältnis zu ihrem Gegenstand: der Im-Kreis-Geherei. Ob sie sie nun als anthropologische Tatsache, die gegen den Begriff der Geschichte spricht, verstehen, als eine fatale psychische Mechanik, die aber korrigiert werden kann zugunsten einer gelungenen Subjektwerdung, oder als Missglücken einer im Prinzip angemessenen Idee von Geschichte und Entwicklung. Einig sind sich diese Konzepte, dass es sich beim Loop in jedem Fall um eine Negation von Fortschritt handelt. Ist das aber so sicher?

Heutzutage ist es verbreitet, der schlechten Alternative zwischen einem an die Verhältnisse angepassten Handeln, das kaum noch Spielräume hat, und einem revolutionär utopischen, ganz anderen, aber real chancenlosen Standpunkt mit dem Begriff des Potenzials zu begegnen. Man singt das Hohelied der bloßen Möglichkeit, also der noch nicht benennbaren, daher auch nicht diskutierbaren, nur angelegten, nur latenten, nur zukünftigen Ereignisse. Argumente und Denkfiguren findet man dafür von Bloch bis Agamben in großer Zahl. Die Potenzialität als Kategorie des Denkens und Handelns garantiert das Überleben auch absoluter Oppositionalität. Das pragmatische, aber hässliche Prinzip, immer wieder das je zweitschlimmste Bestehende retten zu müssen, lässt sich so zugunsten eines immerhin möglichen besseren Dritten suspendieren.

Doch auch der Kult der Potenzialität ist ein Verbündeter des Weges und des Nach-Hause-Kommens. Klassische utopische

Modelle spielen mit demselben dialektischen Gedanken, des Weggehens um anzukommen, wie der bürgerliche Entwicklungsroman. Es gibt den klaren Vorsatz, woandershin gehen zu wollen, ja die Verpflichtung gegen sich selbst und den Vater, dies zu müssen. Und nach einer Weile, am antagonistischen Pol von Vater und Zuhause, beginnt die Rückkehr, die als »Weg zu sich selbst« firmiert. Es ist nötig, etwas ganz Anderes zu wollen, um dasselbe in seiner aktuell angemessenen Form zu kriegen. Die Anhänger der Potenzialität managen diese Struktur in Zeiten ihrer Blockade, wenn das Andere und der Aufbruch nicht zur Verfügung stehen. Man muss dann glaubwürdig vor sich selbst vertreten können, dass man jederzeit potenziell das Andere wieder in Angriff nehmen könnte, wieder aufbrechen könnte. Weit gravierender aber als der aktuelle Stau könnte das Problem sein, dass die potenziellen, zukünftigen Aufbrüche auch noch keine andere Logik kennen als den klassischen Aufbruch und seine zwangsläufige Heimkehr.

In dem Film »Get Rid Of Yourself« von der New Yorker Künstlergruppe »Bernadette Corporation«, der die Auseinandersetzungen in Genua 2001 und einige New Yorker Modeschauen miteinander verbindet und ansonsten die ganze Zeit ähnliche Probleme wälzt wie ich hier, spricht jemand höhnisch über Attac und deren Slogan »Eine andere Welt ist möglich«. Sinngemäß etwa so: »Klar, mag sein, dass eine andere Welt möglich ist, aber ich will diese andere Welt gar nicht, ich will diese Welt hier, und ich will sie kaputt machen.« Womit in dem Kontext des Films nicht gemeint ist, eine ökologische Katastrophe herbeiführen zu wollen, also nicht den Planeten kaputt zu machen, sondern die kapitalistische Ordnung. Dies soll aber nicht im Hinblick auf eine andere Ordnung, eine kommunistische etwa, geschehen, zu der man erst kommen muss und für die man wieder eine Logik des Weges, der Entwicklung, der notwendigen Opfer und Zwischenstadien in

Kauf nehmen muss. Vielmehr soll das, was man an dieser Welt am meisten liebt, oder besser, was einen gefangen nimmt – die Ware –, zugleich verehrt und zerstört werden. Der Bann der Ware wird als das zentrale Element dieser Welt anerkannt. Man kann sich ihr nicht durch schnöde Verachtung entziehen, muss sich ihr hingeben und sie gerade dort oder dadurch zerstören: indem man ihre Verführungskraft anerkennt. Anschließend wird gezeigt, wie Geschäfte mit teuren Fashion-Items geplündert werden.

Mit der Ware ist hier vor allem ihr Versprechen der Plötzlichkeit und Unumwundenheit gemeint. Die Leugnung des Weges und der Opfer in Werbung und Gestaltung. Dass in der Ware die Utopie als verkehrter Traum versteckt sei, ja als verzauberte und versteinerte bessere Zukunft schon in der Welt und nicht am anderen Ende eines langen Weges oder eines Regenbogens zu suchen, ist schon öfters vermutet worden. Neu ist bei der Bernadette Corporation, diesem Gedanken nicht mehr entsprechen zu wollen, indem man sich an die warenproduzierende Gesellschaft, ihre Strukturen und Gesetze wendet und diese angreift, sondern indem man empirische konkrete Waren selbst attackiert. Etwa so magisch, aber vielleicht ebenso interessant in seinem infantilen, entwicklungsresistenten Denken des Erzwingens wie 1967 der Versuch einiger Dichter und Musiker, den Vietnam-Krieg zu beenden, indem man durch schamanistische Rituale versuchte, die bösen Geister und Dämonen aus dem Pentagon zu vertreiben.

Denn es ist auch ein Akt des Nichtweggehens, des Hierbleibens und Im-Kreise-Laufens. Das wird der Illusion des Aufbruchs vorgezogen. Diese wird nämlich vom regulären Einkaufen bedient, dem zirkulären Akt par excellence. Ein ewiger versprechender Aufbruch, der aber nicht behauptet, an einen konkreten Utopos zu führen, sondern nur zu wiederholungsrelevanten Entzugserscheinungen nach dem Konsum, was man aber vorher auch schon weiß. Robert Crumb hat den ultimativen Moment der Ware einmal festgehalten: Es ist der Moment zwischen Erwerb und Konsum. Man hat das Produkt schon gekauft, aber es noch nicht verbraucht – Potenzialität! Eine Horde konformer, stumpfsinnig dreinblickender Männer strömt aus einem U-Bahn-Schacht heraus. Alle haben eine Denkblase, in der sich stereotyp dasselbe Bild eines nackten, weiblichen Rumpfes befindet, und starren dabei traurig zu Boden. Einer lächelt, er hat eine Tüte, aus der ein Pornoheft herausschaut. Vom Himmel der Comic-Seite aus kommentiert ein göttliches Alter Ego des Zeichners: »Schau ihn Dir an, den armen Hund! Aber er ist glücklich.« Der Gebrauch seines Pornos wird ihn deprimiert zurücklassen, die Depression wird bleiben, bis er sich den nächsten kauft. Aber nach dem Erwerb, vor der erwartbaren Enttäuschung ist er glücklich.

Und bringt diese Struktur zwingend nur das falsche Glück dieses armen Wichsers hervor? Wissen wir nicht, nicht zuletzt durch Minimalismus und Techno, dass es gar nicht immer dasselbe ist, das wir in einem Loop hören? Durch seine biegsame, verlässliche Konstanz werden unsere eigenen Mikro-Veränderungen plötzlich groß, die Welt um den Loop herum wächst. Wir sehen uns immer wieder unter den gleichen Voraussetzungen selbst an und sind immer wieder ein bisschen anders geworden. Immer wieder auf diesem Weg kommt Lenz bei dem Pfarrer Oberlin vorbei, immer wieder hat er Momente von Erkenntnis und sieht sich selbst immer wieder anders – dann schreit oder weint er, oder er ist glücklich. Und diejenigen Situationisten, die in den frühen 50ern nachts im Kreise herumgelaufen sind, wollten genau dahin ihr ganzes Leben wieder zurück, hätten am liebsten Geschichte und Entwicklung rückgängig gemacht.

Ware, Kreislauf, Sucht. Befindet sich, wer Drogen oder Waren gebraucht, tatsächlich in einem Zirkel, der dem ähnlich ist, in dem Lenz sich befindet? Die bloße Wiederholung des

Loops ist eben nicht der enttäuschende, weil zu seinem eigenen Anfang zurückführende Prozess. Es ist dasselbe, mindestens zweimal von mir erlebt. Es ist objektiv dasselbe, daher eine Möglichkeit, die Veränderung meiner erfahrenden Subjektivität zu beobachten, eine Erfahrung zweiter Ordnung von Veränderung zu machen, die sich nicht auf die Linearität von Weg und Wachstum beschränkt. Das »One More Time!« von Daft Punk, das »Noch mal« der Teletubbies und Mainzelmännchen kennen nämlich zwei Seiten: Zum einen, sich die Frage, ist es noch da, ist es noch verfügbar, zu beantworten, und zum anderen zu genießen, ein anderer werden zu können, weil die Umgebung stabil geblieben ist. Lenzens Wald oder der Beat.

Natürlich vermeidet und verweigert man so nicht nur die falsche Arbeit, die Entwicklung, sondern auch die gute Arbeit an der Welt, die Negation des Vorgefundenen. Man will ein relatives Glück festhalten, das eben darin besteht, besonders ausgeprägt Ich sein zu können, ohne Patriarch zu werden. Es scheint utopisch, grenzenlos werden zu dürfen, ohne sich durchsetzen zu müssen, ohne die Macht übernehmen zu müssen. Der Titel des linken Szene-Sellers von John Holloway artikuliert den paradoxen Traum, »die Welt zu verändern, ohne die Macht zu übernehmen«. Der basiert auf dem Gefühl, dass sich die Welt ändert, wenn ich mich ändere (ohne in die Welt einzugreifen, also zu arbeiten, also zu negieren). Der Loop konnte eine so erfolgreiche Trope der Rede werden, also der Beschreibung und der Erzählung, aber darüber hinaus auch der Organisation von Erfahrung, weil er verschiedene Möglichkeiten zwischen Regression und Selbstreflexion einschließt, ohne beliebig zu sein. Er ist eine auffällige, immer mehr (sub-)kulturelles Territorium einnehmende Konstellation, die sehr verschiedene Dinge organisiert, die früher Erzählungen gewesen wären. Erzählungen aber traut bekanntlich niemand mehr so recht.

Es hat andere Alternativen zur Erzählung von Lebenswegen gegeben, andere Modelle und Konstellationen. Aus der Pop-Musik kennen wir das reine Abhauen ohne Fortsetzung, ohne weitere Beobachtung des Schicksals. Die Songs waren zu kurz zwischen frühem Rock 'n' Roll und Punk-Rock. In derselben Zeit gab es aber auch das langsame Vergehen, das freiwillige Aufhören, Enden – wie Paul Bley es in seinem schlaffen, wunderschön abgerüsteten Klavierstück »Ending« einmal artikuliert hat. Ob nun als buddhistisches Abtöten der Wünsche gedacht, als das Nichtsterbenkönnen der Beckett-Figuren oder als das Affirmieren des Niedergangs in Velvet Undergrounds »Heroin«. Dieses Vergehen führt eben nicht zurück wie der Aufbruch der Bildungsromane, weder zur Familie noch zum endgültigen Tod. Der Loop oszilliert zwischen der Bestätigung der Person und ihres Werdens, weil er ihr ein stabiler Spiegel ist, und der Regression in einen Kerker ohne Werden, wenn die Person mit dem Loop verschmilzt. Das Enden bewegt sich entsprechend zwischen dem Glück der abgerüsteten Machtlosigkeit der Person und ihrem endlosen, hoffnungslosen Sterben. Der Loop und die Weigerung, aus ihm herauszutreten, bewahrt das Glück, aber auch die Blödheit einigermaßen behüteter und unhungriger Lebensjahre nach 1960 auf und sperrt sich dagegen, dieses Glück gegen etwas Schlechteres heute einzutauschen. Das Abrüsten und Enden reagierte auf das unverarbeitete Morden und den Horror, mit dem die Lebensjahre nach 1945 leben mussten.

Schließlich gab es noch eine Figur: die Endlosimprovisation, das nirgendwo hinführende Daddeln, das sich weigerte, als Aufbruch, Heimkehr oder Enden erfahren zu werden. Rodney Graham hat in seinen Arbeiten den Loop immer wieder direkt neben die Endlosimprovisation gestellt, vor allem im Zusammenhang mit Musikern wie John Fahey und Jerry Garcia. Gemeinsam mit der totalen Wiederholung ist der endlos gedachten Improvisation, dass sie mit der Idee der Entwicklung bricht: dem Leben für ein anderes Leben, dem Weggehen, um anzukommen. Wiederholung und Immerneues sind, so gesehen, in einem viel untrivialeren Sinne dialektisch als der Zusammenhang zwischen Weggehen und Ankommen, Entwickeln und Bewahren im Entwicklungsroman.

Wer im Immergleichen des Loops etwas Neues erlebt, hat es mit einem viel härteren Neuen zu tun, als wer dies in einer Struktur erlebt, in der das Auftreten des Neuen vorgesehen ist, wie in der konventionellen Narration. Man kann von seiner Neuheitserfahrung all das abziehen, ja wie eine Backform entfernen, was objektiv gleich ist. Der subjektive Aspekt, die eigene Rezeptionsaktivität wird so viel greifbarer, drastischer. Bei Raves und gewissen Konzerten dehnt sich das auf kollektive, soziale Rezeptionstätigkeit aus. Aber auch der narzisstische Aspekt tritt darin klarer hervor. Im Loop lassen sich unsere Rezeptionsanstrengungen noch als nur sekundenlange Erlebnisse anschauen, werden uns verfügbar. Im Loop gibt es klar definierte Beziehungen von dasselbe und das Andere. Ich, die anderen und schließlich der geloopte Sound oder das geloopte Bild sind wie Subjekte einander anders. Die Wiederholung des geloopten Klang- oder Bildobjekts und unsere vermeintliche Selbstidentität als Subjekte sind die Gleichheits-Beziehungen. Wenn dann aber etwas Gleiches doch anders wird, etwas Anderes gleich wird, wissen wir besser, woran wir sind. Wir machen Fortschritte. Tja, im Loop kommt man weiter.

Bei der Endlosimprovisation entspricht dem das Erkennen desselben im eigentlich immer wieder Anderen, das Vertrautwerden des objektiv radikal Fremden im nur durch Gemeinschaftlichkeit begrenzten Ritual des Jam: Eine gute Endlichkeit der Musik versöhnt mit der schlechten Unendlichkeit der Wiederholung?

Donalds Herausforderung ist eine sehr alte, sehr hässliche, sehr böse, sehr reiche und sehr einflussreiche Frau. Sie verlangt von dem Friseur, dass er sie schön mache. Donald beschließt, ihr Gesicht ganz einzugipsen und ein neues zu modellieren. Das wird dann sehr schön und auch den Proportionen des alten ein bisschen ähnlich. Er setzt extra eine Baskenmütze auf und greift sich seine Palette, um das neue Gesicht zu bemalen, auch die neuen Augen trägt er von außen auf den Gips auf, obwohl sie dann doch wirklich sehen können. Am Ende zeigt er ihr den Spiegel, und sie ruft aus: »Endlich sehe ich aus wie ich selbst!« Was sich über die Lady und Kosmetik überhaupt lustig machen soll, war, wie wir heute wissen, nur allzu zutreffend. – »Ich werde ihr Lob in der ganzen Stadt singen.« – »Hoffentlich singt sie nicht zu laut, sonst bröckelt die ganze Gipsfassade ab.« Donald hat sich tatsächlich emporgearbeitet. Er ist weitergekommen. Jetzt kann er was, etwas sehr Zeitgemäßes, Beliebtes, etwas, das er neu erfunden hat. Diese Abendschulen! Doch das Gesetz des in Serien immer wieder in den Ausgangszustand versetzten Charakters verhindert, dass es sich um eine dauerhafte Entwicklung handelt. Aber vielleicht ist es erst das, was diese ungeheure Entwicklung erst ermöglicht. Dass er nicht dauerhaft ihre Folgen zu tragen hat?

»Lenz« ist übrigens auch mehrfach verfilmt worden. Auf den Plakaten eines Films stand als Motto die erste Zeile aus Allen Ginsbergs Gedicht »Howl«, »I saw the best minds of my generation destroyed by madness starving hysterically naked« – eine weitere ambivalente Hymne auf das Nachts-im-Kreis-Laufen. Den Regisseur aber dieses Films hat es nach dem Lenz, nach nur wenigen Umwegen, auch zur Serie und ihren ganz besonderen Entwicklungslogiken verschlagen. George Moorse wurde zum Dauerregisseur der »Lindenstraße«, von den späten 80er bis in die späten 90er Jahre. Er ist vor ein paar Jahren gestorben.

2 Heterologie | Andere, Bewegungen, Multitudes, Generationen, Leben

Erfahrung und Bewegung Wenn der kleine Junge, das tapfere Mädchen, der Lenz, der Wilhelm Meister oder der Anton Reiser, wenn also das Ich oder das bürgerliche Subjekt nach dem Ausbruch von zu Hause nicht zurückkehren und die unterwegs gemachten Erfahrungen nicht in ein Update der Funktion des eigenen Vaters investieren will – wie im Entwicklungsroman –, noch in der Lage ist, das Ziel seines Aufbruchs zu erreichen, wie in manch utopischer, romantischer, berauschter Erzählung des Surrealismus, dann gerät es in einen Loop. Darum ging es beim letzten Vortrag. Von den besonderen, vor allem den selbst beobachtenden Erfahrungen, die man in diesem Loop macht, erzählt die Literatur zwischen Büchner und Beckett. Gibt es aber auch Wege aus dem Loop heraus?

Darum wird es heute gehen: Bewegungen und ihre Bezugspunkte. Der Weg aus dem Loop wäre das Projekt, nicht das zu werden, was einem vorgesehen und zugedacht wurde, sondern etwas Anderes. These ist, dass der Weg zu diesem anderen Schicksal nur über die Erfahrung der Alterität, des Anderen, des anderen Menschen funktionieren kann. Ich muss den und die Anderen nicht mehr in Bezug auf mich selbst, als romantische Illustration meines Abenteuers, als dekorativ bedeutsame Gegner und Freunde wahrnehmen, sondern in ihrer für meine Individuation nutzlosen Alterität – im Gegenteil: ihre andere Perspektive soll mir eher helfen, das Gefängnis der Individualität, der Konkurrenz, der Subjektivität wenigstens vorübergehend zu verlassen. Ihr Anderssein – das ist wichtig –

ist keine dauerhafte Eigenschaft der anderen Menschen, kein Attribut ihrer konkreten Person. Sie *sind* nicht anders, ihr Anderssein ist eine Funktion – nur eine Funktion der Tatsache, dass ich nicht in ihnen stecke.

Die Erzählung wird gerade da zum Loop, wo sie die Welt als eine Fülle von fremden Objekten zeigt, denen ich meine Subjektivität zuwende, um sie zu verändern und von ihnen verändert zu werden – aber in *meiner* Regie, als einziges Subjekt in der ganzen Gegend. In dieser Perspektive erscheinen mir auch die anderen Personen als solche fremden Objekte, wenn auch Objekte einer anderen Ordnung. Ich erschließe sie mir, indem ich sie mir als eine komplexe, organisierte Fülle von Eigenschaften denke. Sie sind wild, schön, schüchtern, dumm, stumm und schlagfertig. Damit stelle ich sie neben die Dinge, die weich, kalt, angenehm, lecker und banal sind.

Die Anderen unterscheiden sich von mir nur durch ihre Perspektive, ihren Standort, ihren Aussichtspunkt, ansonsten sind sie wie ich. Erst eine Erfahrung, die diese Wahrheit gründlich spüren lässt, würde statt in den Loop in ein Weiter münden, das wir Geschichte nennen. Und erst dort stellt sich die Möglichkeit ein, dass ich etwas Anderes werde als nur eine Funktion meiner gesellschaftlichen Bestimmung. Aber diese Erfahrung zu machen, heißt mehr als nur intersubjektiv mit Anderen Neigungen und Gefühle zu teilen, mehr auch als Empathie zu empfinden. Denn den Anderen als vor allem perspektivisch verschobene Version meiner selbst zu begreifen, bedeutet nicht so sehr, dass ich mich in ihn einfühle oder seine Geschichte zu verstehen versuche, sondern vor allem, dass ich von dem Hügel meiner eigenen Besonderheit heruntersteige. Dies ist weniger moralisch zu verstehen, als es klingt, etwa als ein Akt der Demut. Es ist vor allem ein nahezu psychedelisches Erlebnis. Meine Perspektive erscheint dann nämlich auch als nur eine Perspektive, keine eigene Welt, kein Ich-Krater, keine Blase.

Diese Erfahrung mache ich, wenn ich politisch werde. Und umgekehrt: Nur wenn ich politisch werde, mache ich diese Erfahrung in einem nachhaltigen Sinne. Aus allen Richtungen schießen Einflüsse, alle haben recht. Nur politisch verstanden, als Aufforderung, ein Verhältnis zwischen allen einzurichten, wird diese Sozialpsychedelik zur Erfahrung, zu mehr als einem Flash. Es ist ein merkwürdiger Gedanke, dass man politisch *werden* kann, wie man religiös werden kann. So wie man sich einem Orden anschließt. Nein, aber das prinzipielle Wissen, dass die viel gerühmte Horizonterweiterung nichts ist, wenn sie wirklich nur die Sichtbarkeit eines weiteren Stückes Erde oder Meer meint, wenn sie nicht den Blick durch ein anderes Temperament, ein anderes Oberstübchen meint, führt zu einem Verhältnis zur Welt und seinen Bewohnern, das den Grund jeder Politisierung bildet. Linker Politisierung. Unbedingt wissen wollen, wie man selbst funktioniert, ist tendenziell rechts, unbedingt wissen wollen, was der andere sieht, tendenziell links. Der blinde Fleck einer vom eigenen Altruismus allzu begeisterten Linken aber ist: die Grundlage, die Konstruktion, die Stabilität, die es einem ermöglicht, den Blick des Anderen begehren zu können, von sich selbst absehen zu können. Da funktioniert nämlich schon etwas: eine Normalität – und woher kommt die?

Die sozialpsychedelische Erfahrung wurde immer wieder gemacht, unterschiedlich unterstützt und unterschiedlich eng an reale geschichtliche Ereignisse geknüpft. Sicher auch 68, sicher 77, 78. Der Imperativ, politisch werden zu müssen, der meine und viele spätere Generationen begleitet hat, wurde in den 70ern installiert. Er trat als moralische Anrufung auf, ausgesprochen von Älteren, Autoritätspersonen. Und doch empfand man auch ganz von allein, dass es einen politischen Horizont unseres Lebens gäbe, der über Selbstverwirklichungsgemurkse und individuelles Gestrampel hinausreiche. Der Ort, an dem Abenteuer und Reflexion sich begegnen. Diese romantische Vorstellung widersprach einer anderen linken Ur-Wahrheit, die uns ebenso oft gepredigt wurde; nämlich dass man immer schon politisch sei, politisch lokalisiert, Träger von Interessen, geprägt von einem als Kultur und Geschmack maskierten, zutiefst politisch vermittelten Habitus. Das war nichts, was man sich aussuchen konnte. Im Gegenteil, mein politischer Ort war in diesem Verständnis genau die attraktive Grenze der billigen Gewohnheit, sich etwas auszusuchen.

Dennoch gerieten diese beiden Wahrheiten in der Praxis nicht zwingend miteinander in Konflikt. Im ersten Stadium der Politisierung geht es um die Perspektive der anderen als Funktion, nicht um die Substanz einer anderen Position. Eine erste Politisierung ist die Entdeckung der anderen Perspektive als pure Möglichkeit, als Erweiterung der Welt. Insofern ist diese Politisierung, die kurze Wege zur Liebe ebenso wie zum Klassenkampf kennt, eher daran interessiert, wie der andere drauf ist, wie er gerade *eingestellt* ist, im Sinne der pharmazeutischen Metapher, nicht daran, welche Inhalte, welche Substanzen er enthält, sondern wie die Welt von seinem oder ihrem Subjektivitätsstand aus aussieht. Attraktiv ist das, weil der eigene Blick noch nicht fest eingestellt ist. Andere Einstellungen könnte man übernehmen, wenn denn von ihnen aus etwas zu sehen ist, was nicht im eigenen Blickfeld erkennbar ist. Der Andere ist so gesehen eben genauso eine unüberschreitbare Grenze wie auch eine Möglichkeit, meine eigenen Grenzen zu erweitern. Das immer schon Politische aber hat genau dies gemeinsam mit diesem intersubjektiven Versprechen der dynamischen Politisierung: Es zeigt mir eine Grenze, aber in der Grenze erkenne ich gerade mich als begrenztes Wesen, ich verstehe das Objektive an mir – auch das ist eine sehr psychedelische Erfahrung, in der sich Kränkung und Ermächtigung merkwürdig nahekommen. Gerade der Gegensatz aber aus dem Begrenzenden des gegebenen Politisch-Seins jeder Person und der öffnenden Politisierung durch die

Attraktion der anderen Perspektive ergibt eine Dialektik der Lebbarkeit, indem er Subjektgrenze und Gegenständlichkeit als Beginn von Handlung einführt. Der Name aber für erkennbare, distinkte Zusammenhänge, in denen solche Erfahrungen der Politisierung nachhaltig möglich waren, war lange Zeit Bewegung.

Als Ausweg aus dem Loop kann man also die *Bewegung* beschreiben: ein überindividueller, freiwilliger Zusammenhang, in dem sich eben nicht nur verschiedene freie Willen und eine historische Objektivität, z. B. ein Ziel oder ein Gegner, begegnen, sondern der Gegensatz zwischen Objektwelt und Subjektwelt ständig aufgehoben wird, indem die Subjektivität anderer und die Objektivität eigener Perspektiven für andere die Alltagserfahrung bestimmen. Eine Bewegung liegt nicht einfach in der Mitte zwischen dem Weltbezug der Kohlhaasiade und dem der soldatisch-selbstaufgebenden Parteimitgliedschaft – und das wären die klassischen Irrwege zum Anderen –, sondern bringt im Idealfall die dialektische Überwindung dieses Gegensatzes hervor. Vor allem in der zweiten Hälfte des 20. Jahrhunderts galt die Bewegung als bevorzugte Form eines Zugangs zu Geschichte, als das große Jenseits des introspektiven Loops: in ihr arbeitete man mit anderen an einem Anderen, einem Objektiven. Eine Bewegung in der Kunst wie in der Politik verhieß die Rekonstruktion von Erfahrung. Nachdem man die Möglichkeit der Erfahrung in der Moderne, in den Massen- und Medienkulturen und ihren Regimes des Vorgeprägten, des immer schon vor jeder Erfahrung fertigen Sinns verloren zu haben glaubte. Der Surrealismus hatte es explizit auf seine Fahnen geschrieben: das Wiedergewinnen der Erfahrung. Bei aller Absurdität und Lächerlichkeit der Spaltungen und Ausschlüsse war aber dennoch die Konstituierung der eigenen künstlerischen Praxis als Bewegung die erfolgreichste Idee der Surrealisten.

Die Bewegung ist im Gegensatz zur Gemeinschaft, in die Reaktionäre und Neo-Traditionalisten vor Markt und Anonymität zu fliehen pflegen, konstitutiv offen. Sie denkt sich immer als erweiterbar und unabgeschlossen. Sie ist nicht identitär, aber auch nicht leer. Ihre Formel ist x + 1. Ein Bezugspunkt plus die anderen, die wir noch nicht kennen, die aber mit hinzukommen müssen. Es fehlt immer mindestens noch einer. Die Produkte einer Bewegung müssen sich so immer dem konkreten Urteil der Anwesenden stellen, aber auch deren eher abstrakter Universalisierung und Öffnung zu den fehlenden Nichtanwesenden hin. Bewegungen müssen immer mit Formeln und Bildern arbeiten, die ihr Verhältnis zu den fehlenden Anderen erfassen. Sie können oft auf so einleuchtende Weise von der Dynamik des Verhältnisses zu anderen schlechthin sprechen, weil sie sich konkret mit ihren eigenen fehlenden Anderen beschäftigen, die man sich über die Welt verstreut denkt. Eine Bewegung ist immer eine Internationale.

Mehr als Programme und praktische Erfolge informieren uns heute Bilder über die großen Tage der historischen Bewegungen. Sie zeigen einen entweder mit gleichartigen oder gleich gesonnenen Anderen. Man kann erkennen, dass die enthusiastischen Menschen keinen Verein, keine Gang, keine Elitetruppe bilden, sondern etwas Anderes. Indem sie sich als unübersichtliche Fülle singulärer Auffälligkeiten in der normalen Menge oder vor stabilen öffentlichen Kulissen als deren Gegenbild inszenierten, erzeugten Bewegungsmitglieder so etwas wie eine visuelle Formel, ein Logo der Geschichtlichkeit als Resultat von Bewegungen. Geschichtlichkeit als Ergebnis eines erkennbaren, anderen, dynamischen Verhältnisses zu gleichzeitig lebenden Anderen. Der Nachhall dieser Bilder ist noch Jahrzehnte später auf Bandfotos und Gruppenaufnahmen in Weblogs spürbar. Noch immer stellen wir uns so auf, wenn wir uns als Gruppe aufstellen, wie auf diesen Bildern aus Paris, Berkeley, Cadaqués, Shinjuku.

Solange eine Bewegung aktuell ist, wird sie nicht zum Gegenstand individueller Zweifel. Das ist auch ein Nachteil. Was immer für Erfahrungen die Beteiligten machen, sie werden sie weniger auf die Bewegung schieben, als auf das, was deren aktuelles, extern verursachtes konkretes Problem ist. Man kann nur so lange das Anderswerden begeistert und dynamisch betreiben, wie man nicht an der Selbstreflexivität arbeitet. Erst im Imperfekt der Memoiren wird die Bewegung zu einer isolierbaren Einheit, auf die man melancholisch zurückblickt. Mit diesem Aggregatzustand von Bewegungen hatte man es umso häufiger zu tun, je älter das Jahrhundert wurde und je mehr melancholische, revisionistische oder rechthaberische Erinnerungen an Bewegungsteilnahmen auf den Coffee Tables der ersten Welt akkumulierten. In der Perspektive dieser Erzählungen stand die Bewegungserfahrung, unabhängig von ihrem Inhalt, oft für die Entwicklung, zwar aus dem Solipsismus herausgetreten zu sein, aber nun gerade deshalb auch wieder genau der geworden zu sein, der man eben ist. Die alten Egos reklamieren so einerseits die Bewegungserfahrung für sich, beharren aber andererseits genau darauf, dass die zähe Substanz, über die sie heute die Idee ihrer Person legitimieren, immer schon da war und schließlich gerade durch die Antithese der Bewegungserfahrung noch gestärkt wurde. Der Buchmarkt schwappt gerade über vor Autobiographien, deren Verfasser zwar behaupten, in den Bewegungen nichts Relevantes gelernt zu haben. Sie geben ihnen historisch unrecht. Zugleich leiten sie die für kühne Thesen benötigte Autorität aus genau der Souveränität her, die das Leben in der Bewegung und mit ihr die besonderen, heute und außerhalb von Bewegungen kaum noch möglichen Erfahrungen von Intersubjektivität und Nähe zu Anderen ihnen ermöglicht haben. Doch auch über die individuell biographische Erinnerung hinaus steht die Rede von Bewegungen in einem derart engen Zusammenhang mit ihrem Scheitern, dass sich die Frage stellt, ob die historische Nachhaltigkeit der Bewegungen durch ihr Scheitern begünstigt ist. Was wiederum die Frage aufwirft, ob dieser legendäre Kontakt zum Geschichtlichen, also das, was aus dem Loop herausführt, tatsächlich impliziert, anders zu werden und zuzulassen, wovon noch die großen Autobiographen des 20. Jahrhunderts wie Georg K. Glaser oder Franz Jung erzählen konnten: sich der Erfahrung historischer Objektivität mit vollem Risiko auszusetzen; dem Risiko der Widerlegung und der Vernichtung. Oder ob das Kennenlernen von Anderen, das Leben ohne Substanz, aber mit vielen Perspektiven nur das übliche Durchgangsstadium ist, das die »Kindheit eines Chefs« (Sartre) ausmacht?

Vielleicht kann man in diesem Umgang mit Bewegungserfahrung noch etwas anderes erkennen. Das kriegserinnerungenhafte Begehren, zu einem Teil von Archiv und Narration zu werden, Material zu werden, ist bereits eine Schwundstufe der Intersubjektivität der Bewegung. Der Wunsch, historischer Gegenstand zu werden, selber zum Anderen zu werden für Andere und vor allem für sich selbst, Bezugspunkt, Datum, negentropischer Anker im Strom der Zeiten, führt nicht nur aus dem Loop heraus, sondern kann auch als Beginn des Wunsches verstanden werden, die lebendige Erfahrung abzuspalten. Die wäre dann etwas, wofür man nicht persönlich verantwortlich bleibt, aber dessen stolzer Besitzer man ist. Man ändert sich, kann aber auf einen Anteil der eigenen gelebten Biographie wie auf eine Sache zeigen. Ich als 68er, ich im Spanischen Bürgerkrieg. Diese, in ein individuelles, verfügbares, aber nicht verpflichtendes persönliches Attribut übersetzte historische Erfahrung ist heute das am meisten verbreitete Substrat von Bewegungskultur. Es wölbt die Memoiren, macht die Revisionen rundlich, füllt die Lebensbeichten.

Sieht man sich das Personal aktueller westlicher Führungsschichten an, so trifft man auf eine Fülle dieser so »Gescheiterten«. Sie haben ihre Positionen revidiert oder sind mitunter auch der Meinung, dass ihre aktuelle Funktion einer tieferen Wahrheit ihrer ursprünglichen Bewegungsidentität entspricht. Diese 40- bis 65-Jährigen repräsentieren aber den Subjekttypus, dem Demokratie am ehesten zugetraut wird. Die Freiwilligkeit der Bewegungsteilnahme, das (vermeintliche) Risiko, die existenzielle Verwicklung sind die Schlüsseleigenschaften, die Politikern zugutegehalten werden, ob es sich um den Bewegungslinken Joschka Fischer oder die DDR-Bürgerrechtsbewegten handelt: Aus ihrem Scheitern ergibt sich ihre politische Glaubwürdigkeit. Alle späteren Figuren sind nur noch als Lobbyisten zu gebrauchen. Mit ihnen lassen sich Unternehmen verwalten, autoritäre Staaten, keine Demokratien. Demokratische Institutionen sind auf die Rückkehr der Institutionsgegner angewiesen.

Aber auch die anderen »Gescheiterten«, die, die weiterhin Distanz zu Macht und politischem Einfluss halten, sind nicht ohne Erfolg geblieben: Nicht so sehr persönliche Karriereerfolge haben sie zu verbuchen, aber viele Einzelmomente ihrer verschiedenen Bewegungen sind doch in den Mehrheitshabitus der westlichen Gesellschaften eingezogen – auch wenn sich die Grundprobleme dieser Gesellschaften nicht haben lösen lassen, so ist doch deren Gestalt (»Du«-Sagen, Lockerheit, Konjunktur von Gefühlen, Kreativität, Astrologie und Selbstverwirklichung) stark geprägt von den Schwundstufen der in den Jahrzehnten der Bewegungskultur entwickelten und aus dem Zusammenhang gebrochenen Verhaltensfetische. Ja, man kann sagen, dass sie genau eine Hälfte der Alltags- und Massenkultur prägen, die andere ist in den Händen religiöser und anderer Neo-Traditionalismen.

Die Spuren all der Formen des biographiepositiven Scheiterns haben spätere Generationen je nachdem inspiriert oder abgeschreckt. Noch heute ist das steinalte Punk-Motiv verbreitet, verzweifelt nach dem Gegenteil der Bewegungskultur zu suchen und sich dann in einer meist ziellosen Negation einzurichten und dabei Gegenmodelle zu errichten, die sich dabei oft sogar ihrer aporetischen Natur lautstark verzweifelt bis amüsiert bewusst sind – von Michel Houllebecq bis Matias Faldbakken.

Doch es gibt auch wieder und immer noch genügend Leute, die mit dem Spiel Bewegung neu anfangen wollen. Dazu braucht man, so der verbreitete Glaube, nicht nur die Leichtigkeit jugendlicher Negation von Substanz und Fixierung, sondern auch einen äußeren Bezugspunkt, einen Anlass, ein Issue, ein Objektivum, ein Problem – eben das, was, wenn man es von seinem gesellschaftlichen Zusammenhang isoliert, immer so leicht Gefahr läuft, erfolgreich zu sein und so den Bewegungen den Boden unter den Füßen wegzuziehen. Die große Frage all derer, die sich in den letzten Jahren bewegen wollten, zu einer Bewegung gehören oder gar eine bilden oder auch nur theoretisch eine existierende oder zukünftige Bewegung legitimieren wollten, war deswegen die Frage nach dem Bezugspunkt. Es könnte aber sein, dass ein solcher Bezugspunkt schon ein Zuviel an Substanz, an Verpflichtung und Fixierung bedeutet. Der angemessene Bezugspunkt, sollte man meinen, auch der Gegner ergibt sich ja aus der Bewegung.

Die Suche nach dem Bezugspunkt ist dagegen schon das Symptom zweier Veränderungen. Zum einen kommt in ihr eine Selbstreflexivität als Ergebnis der Reflexion des Scheiterns zum Ausdruck, hinter die man nicht mehr zurückkann, die aber die Begeisterung für die Perspektive des Anderen um ihrer selbst willen erschwert. Man weiß heute, dass sich niemand voraussetzungslos für das Anderswerden begeistern kann. Eine entscheidende Voraussetzung aber ist, über Normalität schon zu verfügen. Seinen festen Schlafplatz will nur verlieren, wer schon einen hat. Zum anderen aber erkennen wir in der Suche nach dem Bezugspunkt das Problem, dass genau diese Voraussetzung in eine Krise geraten ist. Denn wie soll man heute das Gefühl einer anderen Perspektive attraktiv finden, wenn dem keine einfache Normalität der zugemuteten eigenen Perspektive mehr zwangsweise gegenübersteht, sondern bereits in Job-Ausschreibungen Flexibilität (und häufig wechselnde Schlafplätze) oben auf der Liste steht? Der bürgerliche Normalfall, zum Entwicklungsroman geboren, in Künstlerromantik oder Politisierung geflüchtet, schließlich als Eigentümer großartiger Erfahrungen des Scheiterns heimgekehrt, ist seltener geworden. Die Verhältnisse, denen man entkommen möchte, maskieren sich selbst als dynamisch, als $x + 1$. Es gibt zwei Möglichkeiten, dem zu begegnen: Entweder versucht man in Umkehrung des klassischen Bewegungsaufbruchs heute genau diese Normalität zu rekonstruieren (etwa im Bürgerlichkeitsboom), oder aber man schreibt eine neue Formel an: $x + y + 1$ oder $x + 2$.

Neue Formeln, neue Begriffe Waren die 80er und 90er Jahre gekennzeichnet von Issue-orientierten Bewegungen und Mikro-Politik, so kann man seit den späten 90ern und bis in die Gegenwart eine Neigung beobachten, seine Sache wieder aufs Große und Ganze zu stellen – eine Tendenz übrigens, die weit über linke oder linksradikale Lebensformen hinausgeht. Man braucht nur an bestimmte Bücher und mit ihnen verbundene Buzz-Wörter zu denken, die in den letzten Jahren Konjunktur hatten. In diesem Feld, das für mich – bildlich gesprochen – von der neuen Mitte bis zum schwarzen Block reicht, spielt die Karriere der Rede von der »Multitude« und der von mir für ihren Gegenbegriff gehaltenen Idee der »Generation« eine entscheidende Rolle. Ich werde die Begriffe hier kurz einführen und später ausführlicher darauf zurückkommen, zuvor aber noch einen dritten Term einführen, mit dem beide zusammenhängen, Leben.

Die Multitude ist ein Begriff der Aufklärung, der, so Paolo Virno, die »Menge, die sich weigert, Volk zu werden«, bezeichnet. Deleuze/Guattari haben ihn aufgegriffen, popularisiert wurde er durch den Bestseller »Empire« von Toni Negri und Michael Hardt und dessen Sequel »Multitude«, mittlerweile verbessert und vertieft vor allem durch die Schriften des eben zitierten Paolo Virno. Doch zuvor zu jenem dritten Begriff, der von oppositionellen Neo-Existenzialisten und Hedonisten ebenso wie von anti-oppositionellen, quasi naturrechtlich argumentierenden Neo-Bürgerlichen verwendet wird, und der zur gleichen Zeit in der Literaturkritik zur ästhetischen Kategorie promoviert wurde und schließlich von Unterstützern wie Kritikern bio-politischer Positionen benutzt wird: das Leben. Leben verspricht als Kategorie dann auch so etwas wie die Synthese aus Multitude und Generation.

Das Leben soll sowohl den Widerspruch zwischen objektiver und subjektiver Erfahrung schließen, es soll im Pop-Jargon neue Erfahrungen benennen und soll aber auch geschichtliche Erfahrungen biologistisch entwerten. Biopolitiker, Gentrifizierer und Pop-Investoren einigen sich auf diesen Begriff als eine Mischung aus Rohstoff und kultureller Perspektive. Im so verstandenen Begriff des Lebens wird die alte voraussetzungslose Erfahrung in der Bewegung zu einer Norm des Konkurrenzkampfes.

Man darf aber bei der Beschreibung all dieser Kippfiguren, beim Blick auf den Sturz von Ermächtigungsformeln in Normen und Zwänge, nicht den undialektischen Fehler machen, den stürzenden Begriff für leer zu halten. In ihm ist immer etwas von dem aufgehoben, was ihn einst stark gemacht hat. Ein Leben mit dem normativen »Leben« und der normativ gewordenen Formel »x + 1« enthält durchaus die Überraschungen, Relativierungen und freien Brüche, die auch die Bewegungserfahrung hatte. Es ist nur anders vergesellschaftet, es hat eine andere politische und ökonomische Funktion.

Diese Beziehung zwischen Generation, Multitude und Leben ist nicht ganz die von These, Antithese und Synthese, aber sie ergibt eine Art Dreieck. Alle drei haben mit dem existenzialistischen Grundproblem (politischen) Engagements zu tun. Das betrifft die zweite Stufe der Politisierung im Verhältnis zu dem idealen Anfangszustand, von dem ich vorhin gesprochen habe, dem der Bewegungsentstehung. Auch diese Probleme der zweiten Stufe sind nicht neu. Es geht bei ihnen nicht mehr um die ideal substanzfreie Begeisterung für die andere Sicht auf die Welt und für den Judogriff, der meine Grenzen in meine Möglichkeiten verwandelt. Ich lebe nun mal in einer Welt, in der mir die meisten Akteure mit Eigenschaften, die als Substanzen daherkommen, begegnen: Lehrer, Polizisten, aber auch der kräftige Schläger, der Streber, der Schöne. Ich kann noch so sehr wissen, dass diese Eigenschaften nicht fix mit diesen Personen verbunden sind, sondern ihnen nur in Relationen als Zuschreibungen zukommen. Dennoch muss ich mich zu ihren Effekten verhalten, womöglich mit der Konsequenz, dass meine Politik selber substanziell wird, vielleicht sogar im guten Sinne einer angemessenen Fundierung, womöglich aber als Ideologie und Fixierung. Wenn ich, ob freiwillig oder unfreiwillig auf so eine Substanz-Position zurückgeworfen, mich frage, wie sich meine Probleme und Mangelerfahrungen in Beziehung zu den wirklichen Problemen setzen lassen, gerate ich unter den Legitimierungsdruck der »politischen Relevanz«. Ich muss meine individuelle, empfundene und eine sachliche Wichtigkeit synchronisieren. So tappe ich in die existenzialistische Falle, meine öffentliche Teilnahme am politischen Leben aus einer schicksalhaften Vorentscheidung, einer Auserwähltheit, einem Sein, das meinem Bewusstsein zugrunde liegt, rechtfertigen zu wollen. Das ist das Problem des Engagements, der zweiten Stufe. Die Begrenzung »Ich« lässt sich schwerer mit einem dialektischen Judogriff in eine Ermächtigung wenden als die Begrenzung durch meine politische Objektivität. Sie sitzt bereits als fette narzisstische Katze auf der Handlungsoption. Bewegungen haben versucht, sie auszuschließen, zu umgehen, aber konnten dies meist nur durch Repressionen, moralische Imperative, neue groteske Konkurrenzen, die dann der egoloseste Ich-Vermeider gewann. Je weniger es gelingt, Perspektiven zu wechseln, ohne Demütigungen und Niederlagen, Horizonte zu öffnen, desto mehr entstehen Ich-Fixierungen, Substanzen. Praktisch gelingen Bewegungen meistens dann, wenn sie typische Fixierungen eintragen in eine kollektive Geschichte. Sie haben dann aber für immer die Niederlagen und Demütigungen ihrer Beteiligten im Genick, das Einzige, was sie wiederum dagegen tun können, ist, sich dieser spezifischen historischen Umstände ihrer Entstehung bewusst zu sein. Spätere Bewegungen, solche, die sich nicht einbilden, bei Nullpunkten anzufangen, und die eigene Jugend mit einem historischen Tabula rasa verwechseln, sind daher meistens schlauer.

Wenn wir heute einerseits auf die Kategorie der Multitude als sehr weitgehenden Überbegriff für Bewegungen stoßen, andererseits auf die inhaltlich vollständig abgerüstete Kategorie der Generation, dann können wir, wie fast immer bei defizitären politisch-sozialen Selbstbeschreibungen, davon ausgehen, dass beide aus einem Zerfallsprozess hervorgegangen sind. Ursprünglich haben sie einem Molekül angehört. Vor circa 40 Jahren entstand in Urzellen wie der »Subversiven Aktion« so etwas wie die neue Linke und damit das klassische Modell des Zusammenhangs zwischen Generationenerfahrung und politischer Orientierung, das Erfolgsmodell Engagement. In dieser Konstellation wird immer eine Gemeinschaft betont, um mit einer anderen zu brechen. Ich werde Internationalist, auch um nicht Nationalist zu sein. Ich breche mit meinen Eltern, um mich mit meiner Generation zu verbünden. Man tauscht einen Bruch als existenzielle Münze für die neue Erfahrung. Diese Struktur schreibt ein Moment der Dezision in das spielerische Ausprobieren von Perspektiven ein und befriedigt die Ich-

Struktur, weil sie einen Kommandanten und einen Bruch mit dem Flow der Ereignisse, eine Form, eine Initiation herstellt.

Vor 40 Jahren löste man das Problem, indem man Nazi-Eltern und westlich-imperialistische, repressive Gegenwart auf der Seite der Trennung platzierte, individuelle Befreiung von repressiven Werten und internationale, auch anti-westliche Solidarität auf der anderen Seite. Das für Generationenkulturen typische, laute Brechen mit Eltern und die dafür bemühten Werte gaben sich gegenseitig recht: Die Eltern verlässt man aus leeren, aber »natürlichen«, zum Leben gehörenden und daher traditionell legitimen Gründen, für die man nichts kann; einer Bewegung schließt man sich aus vollen, entscheidungssatten Gründen an – beide Typen von Legitimation verstärkten einander, obwohl sie eigentlich Gegensätze sind. So entsteht auch das Problem, dass der 68er seine »natürliche« und seiner »historische« Legitimität immer so schlecht auseinanderhalten kann.

Aus vielen Gründen ging dieser inhaltliche Zusammenhang in den folgenden Jahrzehnten verloren. Eltern waren keine ehemaligen Nazis mehr, für den Bruch mit ihnen gab es gerade keine inhaltlichen Gründe mehr. Ödipale und inhaltlich begründete Brüche bildeten keine harmonische Einheit mehr. Aber die Notwendigkeit der Trennung und ihrer Verknüpfung mit einer tragfähigen Lebensform dieser Trennung konnte sich halten. Man musste zahlen oder wenigstens ein Pfand abliefern. Die Trennung trug den stabilen Rahmen für die anderen Experimente der Biographie und der Bewegung bei.

Am Ende standen in den 90ern Verfallsformen des einst so produktiven Trennungsverfahrens. Junge Intellektuelle trennten sich und integrierten sich besinnungslos, ohne dass das Eine auf das Andere noch bezogen war. Entweder notgedrungen oder stolz, »kognitive Dissonanzen aushalten« zu können, vertraten sie oft theoretisch-politisch, lebenspraktisch, generationsbezogen, praktisch-politisch unterschiedliche oder gar antagonistische Positionen: zugleich linksradikale und neoliberale etwa. Sie hatten so viele Brüche, Trennungen und Individuationsschritte angestrengt, dass am Ende nur noch individuelle Biographie übrig geblieben war. Die Trennungen hatten nicht mehr irgendwohin geführt, wo sich leben ließ, in eine Bewegung, sondern lediglich eine Liste individueller Schritte vervollständigt. Die standen aber nur noch auf der persönlichen Bilanz. In Panik bezog man neue Positionen, ohne sich von der letzten, entgegengesetzten noch zu trennen. Die gegenseitige Verstärkung bestimmter Trennungen, wie sie die Ödipus/Nazi-Eltern-Formel ermöglichte, und deren Privilegierung gegenüber anderen, bewegungsimmanenten Trennungen war nicht mehr möglich. Der fortgesetzte, immer neue, aber jetzt rein kulturelle Bruch, die vielen Phasen, die daraus entstehenden, vielen kurzfristigen Gemeinschaften fielen mit einer immer stärkeren Schwächung der einst womöglich nötigen existenziellen Brüche – mit Elternhaus und Klasse – zusammen. Würde man heute noch den ursprünglichen politischen Ernst formulieren, der die vielen heute nur noch kulturell gepflegten, diversen Lebensstile einst hervorgebracht hätte, wären die Dissonanzen eben nicht mehr auszuhalten. Das Prinzip der Trennung selbst müsste revidiert werden, da der politische Ernst und der existenzielle Konflikt mit der eigenen Herkunft, der eigenen Grenze eben nicht mehr elegant koninzidieren.

Synthesen und Solidarität Auch deswegen wird seit fünf, zehn Jahren wieder an Synthesen gearbeitet. Zum einen von rechts, indem der Versuch unternommen wird, all die Aufbruchswünsche bürgerlicher Subjekte in die beiden konformistischen Projekte »Neotraditionalismus und Religion« einerseits oder »individualistisches Abenteuer Wirtschaft« andererseits zu integrieren. Dann erscheint entweder der Papst far out und deep oder die Börse und das Aussprechen der betriebsbedingten

Kündigung als schrill bekokst und sexy. Neulich fiel sogar der Ausdruck vom »linken Neoliberalismus«.

Doch auch an klassisch linken Orten sind solche Synthesen in Arbeit: »Her mit dem schönen Leben«, rief uns die Organisation Attac zusammen mit der Gewerkschaftsjugend vor ein paar Jahren von ihren Plakaten her zu. Dass mit diesen Worten die prominenteste globalisierungskritische Gruppierung einlädt, ist zumindest neuartig. Früher hätte man kaum mit einem besseren Leben für eine gute Sache mobilisiert. Eher wäre die Solidarität als Zärtlichkeit der Völker, in jedem Fall aber eine altruistische Losung bemüht worden. Die Moral des Internationalismus wäre beschworen worden, jedenfalls solange deren später viel kritisierte, dunkle stellvertreterpolitische Kehrseite noch kein Thema war. Der Versuch, den Klienten bürgerliche Subjektivität offen und direkt und nicht im vertraut geheimen Einverständnis mit dessen Bedürfnissen anzusprechen, war überraschend. Wir wissen doch, was ihr eigentlich wollt: Ihr braucht das nicht zu verstecken, es ist das, was die Linke ohnehin will, ein besseres Leben. Leben ist schließlich ein weiter Begriff.

Die vorgesehenen bürgerlichen Lebensläufe stehen nicht mehr als zur bestimmten Negation freigegebenes Gegenüber zur Verfügung. Sie sind zu unterschiedlich, zu unvorhersehbar geworden. Die andere Perspektive, der Blick aus dem Gefechtsstand meines Nächsten, war so nicht mehr prinzipiell interessant. Sie war nicht mehr das Spiel, bei dem ich nur gewinnen konnte, mindestens einen weiten Horizont, endlose Möglichkeiten. Es ging nicht mehr darum, ohne Weiteres anders werden zu können oder zu wollen, sondern sich konkret vorzustellen, was das bedeutet, welche Eigenschaften der Andere hat, aus welchen Substanzen er gemacht ist.

Diese Entwicklung ist nicht nur eine Niedergangsgeschichte vom Spiel der Relationen zur Konfrontation fixer Attribute, sondern hatte auch gute politische Gründe: Zu Beginn hat ja fast jede Identitätspolitik auch etwas Legitimes. Die wird ja erst durch Fixierung in der Konsequenz falsch. Wenn ich wegen einer vermeintlichen Eigenschaft angegriffen und benachteiligt werde, lohnt es sich, genau diese Eigenschaft anzunehmen und zu verteidigen. Ich kann mir nicht mehr frei aussuchen, mit anderen zu spielen, wenn ich selbst auf dem Spiel stehe. Politisch käme es darauf an, diese beiden Ur-Situationen der Politisierung zu vermitteln: Das Anders-werden-Wollen, das Selbst-verteidigen-Müssen.

Historisch setzte als Nächstes aber eine kulturelle Substanzialisierung des Anderen ein, nicht so sehr eine moralische oder politische. Diese Fixierung zum globalen Anderen oder kulturellen Anderen von westlicher Perspektive aus war ein Vorgang, der schon in den 70ern begann und sicher in den ersten Momenten europäischer HipHop-Rezeption in den mittleren 80ern ein stabiles Plateau erreichte. Die Faszination für HipHop verlief bei mitteleuropäischen Bürgerkindern zunächst genauso offen wie bei anderen attraktiven Modellen und Versprechen einer anderen Perspektive. Zwischen dem psychedelischen Kick und der sozial-politischen Idee, mit den Augen eines anderen zu sehen, wurde kein Unterschied gemacht. Doch im Laufe der Zeit kippte diese produktive Ambivalenz in ein stabiles Verhältnis zu einem fix installierten, kulturell identifizierten Anderen. Die nun wirksamen Beziehungen ähnelten der des Exotismus oder der moralisch begründeten Solidarität.

Hier ging das alte Bewegungs-mäßige Interesse an einem anderen Weltzugang mit der Zeit aber auch daran zugrunde, dass der Rekurs auf die Normalität des Eigenen, des Vorhersehbaren schwieriger geworden war. Man wurde Exotist, um sich diese Normalität wieder zu sichern, der man noch leichten Herzens entkommen wollte, solange sie einem garantiert war. Die Träume, die man hegte, wurden nicht mehr durch leichtfertige Identifikation gefährdet: Man trug zwar das Outfit, wusste aber, was Ghetto und Straße war und dass man selber das nicht war. Der Lebensweg war ja nicht nur nicht mehr so vorhersehbar, sondern durch die globalisierte Aushöhlung westlich-bürgerlicher Sicherheit bedroht worden. Die Subjekte, die über die Wege, die sie gehen wollten, nachdachten, waren nicht mehr unmarkiert eigene Deutsche, sondern ebenfalls zusammengesetzter, immanent abenteuerlich. Das Eigene hatte sich aufgelöst, um es zu rekonstruieren, griff man auf eine Idee der Alterität zurück, die nun den anderen Attribute zuschusterte, nicht mehr sich selbst Perspektiven eröffnete. Diese Attribute wurden, je mehr HipHop und seine Kultur auch in Europa als Kultur männlicher Migranten- und Unterschichtsjugendlicher identifiziert wurde, immer fixer und unvereinbarer mit dem bürgerlichen Spieltrieb. Ein narzisstischer Kinderzimmer-HipHop spaltete sich ab, der Rest war Straße. Straße wiederum war schwer anders.

Man soll nicht so tun, als wären die Goldenen Zeiten, als der bürgerliche Spieltrieb freier und offener war, so ohne Weiteres heute zu haben. Die Idee der Bewegung, wie ich sie vorhin geschildert habe, als unvoreingenommenes, abenteuerlustig neugieriges Interesse an substanzlos gedachten, anderen Blicken und Perspektiven, hat ein gigantisches Nichtwissen zur Voraussetzung. Eine ahnungslose Unabgebrühtheit, mit der konfrontiert zu werden man wahrscheinlich heute weniger aushalten könnte als den trostlosesten Pfadfinder-Provinzler. Trotzdem ist dieses Interesse an anderen ohne Substanzialisierung der Urahn jeder Bewegungsutopie, jedes Weges an einen unvorhersehbaren Ort.

Wenn nun notgedrungen die Pflichten der Solidarität zwischen verlorener Unabgebrühtheit und intellektuell abgelehntem Exotismus das Verhältnis zur Welt herstellen sollte, gab es aber immer noch ein Problem. Auch die funktionierte nur mit einem Bild des anderen, einer Fixierung, einer Projektion. Immerhin konnte man das wissen und darauf reagieren. Nun stellten sich aber all die Probleme ein, wenn man Andere beurteilt, ohne in einem direkten pragmatischen Verhältnis zu ihnen zu stehen (Interessen teilen, gegensätzliche Interessen haben), ja, wenn ein solches Urteil die Voraussetzung für die Aufnahme einer solchen Beziehung sein soll. Ein solches Urteil darüber, wem meine Solidarität gelten soll, hat es sehr schwer, die ästhetische Komponente der Projektion auszublenden oder zu thematisieren. »Wer ist ihre Lieblingsminderheit, wen beneiden sie am meisten?« Das so von Martin Kippenberger schon in den frühen 80ern benannte Problem endet meistens mit der Konstruktion guter Verbündeter.

Diejenigen, in deren Namen man die globalen politischen Verhältnisse kritisierte, waren aber auch wirklich anders – wenn auch noch einmal in anderer Hinsicht. Das Skript, auf das man sich bezog, wenn man den Weltausbeutungszusammenhang, die weltweite Zerstörung von ökologischen Zusammenhängen wegen kurzfristiger ökonomischer Interessen, die Entmündigung von ganzen Völkern und ihre Abkopplung vom technischen und zivilisatorischen Fortschritten kritisierte, war nicht dasselbe, dem diejenigen folgten, die genau davon Opfer wurden. Diejenigen, in deren Namen man eben nicht einfach Lokalpolitik oder Interessenvertretung betrieb, sondern Politisierung als ein Projekt verstand, bei dem das eigene politische Handeln in einem Verhältnis zu den internationalen und globalen Entwicklungen stand, waren nicht unbedingt immer auf das Tertium Comparationis, den Common Ground scharf, den man ihnen anbot. Die Solidaritätslinke pendelte sich in den 90ern, noch dringlicher seit 9/11 zwischen den Polen Verklärung der Unterdrückten und Dämonisierung der Unterdrückten ein, also zwei Projektionen, die unterschiedlich ideologisch mit Zuschreibungen und fixen Eigenschaften der Anderen jonglierten. Ein dritter latenter Lösungsvorschlag war die die Psychologie der Metropolenbewohner ergreifende Identifizierung mit Opferpositionen. In dem Maße, in dem man keinen Weg mehr zum Anderswerden und zum politischen Handeln überhaupt fand, imaginierte man sich in eine Opfergeschichte hinein, die nicht immer ohne psychologische Authentizität war, aber selten auf die politische Funktion hin angesehen wurde, die sie erfüllte.

Im Laufe der letzten beiden Jahrzehnte konnte man zwei Entwicklungen beobachten, die auf die Krisen, erst die der Bewegung, dann die der Solidarität, zu reagieren versuchten. Die eine verschob die Begründung der politischen Position so, dass man wieder auch den Kontakt zu den eigenen Lebensbedingungen aufnehmen konnte. Nach dem Ende der Systemkonkurrenz und dem Aufstieg der Informationsökonomie, so eine weitverbreitete Einschätzung, stehen weniger Ausbeutung und Unterdrückung im Mittelpunkt globaler Unrechtsverhältnisse, sondern Ausschluss und Zulassungsbeschränkung. Diese Front verläuft weniger entlang dem alten Interessengegensatz von Kapital und Arbeit, sondern nutzt eine Fülle von Entscheidungen entlang von sogenannten Eigenschaften: Geschlecht, »Rasse«, sexuelle Orientierung und Klasse. Wenn die vielen Ausschlüsse einigermaßen gleichwertig sind, befinden sich ihre verschiedenen Opfer aber wieder in einer Front, denn wer ist kein Opfer? So wäre die Krise der Bezugnahme auf Kämpfe und Lagen außerhalb des eigenen Einzugsgebietes beigelegt. Diese Idee einer alle einschließenden Front hatte einige interessante Effekte, blendete aber natürlich die Hierarchie der Ausschluss-Gründe völlig aus. Darüber hinaus zeigte sich, dass gerade der Neoliberalismus keineswegs kohärent wie der klassische Unterdrücker begründet und berechenbar ausschließt, sondern eher große Kontingenz und Unsicherheit hervorbringt – und für viele Ausgeschlossene punktuell auch Hoffnungen bereithält. Fronten entlang von gemeinsamen Interessen sind schwierig, in der Regel fallen sie in alte Bilder von denen da oben auf der einen

Seite und den kleinen Mann auf der anderen Seite zurück, wie sie hierzulande etwa die Partei Die Linke bedient. Die in den 90er Jahren gehegte, postmodern theoretisch unterfütterte Vorstellung, man müsse die »altmarxistische« Idee aufgeben, dass es einen zentralen und wesentlichen Konflikt hinter allen Erscheinungen gäbe, um sich wieder den konkreten gesellschaftlichen Konflikten dieser Gesellschaft zuzuwenden, also etwa dem Neo-Rassismus und der politischen wie kulturellen Neubestimmung der deutschen Gesellschaft nach der Wiedervereinigung, entsprach indes einer Wunschvorstellung. Sie sollte die Krisen überwinden, die im Zentrum des Solidaritätsmodells steckten, und eine neue Einheit aus theoretischen Überlegungen und Handlungsmöglichkeiten herstellen.

Generation und Multitude Eine Entwicklung, die in den letzten Jahrzehnten auffiel, strich aus dem alten zweiteiligen Modell der Bewegungsbildung durch Trennung das Ziel, den Ort, wohin man ging, wenn man sich trennte, und beschränkte sich auf die leere und rein formale Generationsbildung. Die seit den späten 90ern inflationär aufgetauchten Generationsnamen – Generation X, Cybergeneration, Generation @, Generation Golf, Generation Ally, Generation Golfkrieg – waren nicht nur Vermarktungsmaschinen für minimal entwickelte Lebensgefühlgemeinschaftsangebote, sondern trafen auch auf eine kulturelle Realität, auf das leer und abstrakt gewordene Wissen nämlich, dass ich zwar noch offensichtlich mehr Gemeinsamkeiten mit der einen bestimmten Sorte von Menschen habe als mit einer anderen, dass es dafür aber keinen inhaltlichen Grund mehr gibt. Die Gemeinsamkeit wurde ja gerade nicht mehr über das Interesse an der anderen Perspektive hergestellt, sondern über die Homologie des Generationenbezugs. Was bleibt, ist der biologische Zufall der gleichzeitigen Geburt, der auch nicht wirklich auf die gesellschaftlichen Umstände, auf die verpflichtende Dimension eines historischen

Verwickeltseins abgesucht werden darf, sondern bei der fast tautologischen Beschreibung des Symptoms bleibt, dass die in ein bestimmtes Vokabular kultureller Zeichen eingeübten Subjekte später wieder in der Lage sind, die Kenntnis dieses Vokabulars zu veräußerlichen. Was dann in 70er- und 80er-Jahre-Shows vor Fernsehpublikum bewiesen wird.

Generation war also die Reduktion der Formel des politischen Engagements »Bewegungsbildung qua Trennung plus Solidarität mit dem Gewinn der Erfahrung« auf diesen leeren, quasi naturgesetzlichen Teil der Formel: Ich trenne mich von meinen Eltern, weil man sich von denen irgendwann trennt, um nun mit denen eine gemeinsame kulturell-politische Einheit zu bilden, die sich ebenfalls von ihren Eltern trennen. Die Gefahr der politischen Generationenbildung und jugendlicher Gegenkultur im Allgemeinen, nämlich immer schon als rein ödipale Veranstaltung gegen ihre Inhalte gelesen werden zu können, erfüllte sich in diesem scheinbar freiwilligen Regress, von dem die Generationen-Diagnosen berichten. Es gibt nichts außer natürlichen Unterschieden, denen die ansonsten nahezu folgenlosen Differenzen des Vokabulars folgen.

Während also über die Generation das Minimum an politischem Gemeinschaftsbildungsehrgeiz formuliert wäre, steht auf der Gegenseite ein neues Maximum. Mit Gegenseite sind nicht die Etablierten und Erwachsenen gemeint, sondern genau jener Generationsteil, den es auch immer gibt, der mit dem dominanten Teil, der nichts will, als eine Generation zu bilden, nicht einverstanden ist, weil er – aus welchen Gründen auch immer – noch Erfahrungen machen will. Dieser Teil hat einen Gegenbegriff zur Generation entwickelt, also einen anderen Nachfolger der Bewegung, einen, der nicht aufhört, für das Amt des politischen Subjekts zu kandidieren, den Begriff der Multitude.

Diese Entwicklung setzt den Versuch fort, die Front zu vergrößern und prekär arbeitende Bohemiens der Serviceindustrie mit den Abgeschobenen der Festung Europa in eine gemeinsame neue politische Subjektivität einzutragen. Der Begriff der Multitude argumentiert, dass die gleichen politischen Antagonismen in unterschiedlicher Drastik die ganze Welt durchziehen. Sowohl das Empire wie seine Opfer oder seine bewusst agierenden Kontrahenten sind nicht sauber geschieden, weder durch Orte, nicht einmal durch personale Integrität, der Konflikt durchzieht alle. Doch mache ihn dies keineswegs beliebig. Die Tatsache, dass Subjekte ebenso wie ganze Gruppen und Weltgegenden Kompromisse schließen oder schließen müssen, sich unterschiedlich und inkohärent orientieren, bedeutet nicht, dass sie nicht auf denselben Prozess kapitalistischer Expansion reagieren. Der Klassenkampf ist nur keine Sache von einander auf dem Schlachtfeld gegenüberstehenden Bataillonen mehr, sondern er ist sozusagen molekular geworden.

Der Begriff der Multitude war eine ungeheure Provokation, weil er – zumindest in seiner deutschen Rezeption – mit Vehemenz das Verwickeltsein der postmodernen, immateriellen Arbeiter, der schicken und anpolitisierten Jugendlichen und Jungerwachsenen in seriöse globale politische Zusammenhänge beschrieb – etwa unter dem in letzter Zeit Karriere machenden Begriff des Prekären und des Prekariats – und daraus Forderungen ableitete, die der andere Begriff, der der Generation, abstritt und dem eine Kultur politischer Genügsamkeit entgegensetzte. Die Multitude ermöglichte, die Agenten eines globalen und radikalen Wandels neu zu denken. Zugleich war seine Allgemeinheit in der Deskription eine dauernde Quelle von Ungenauigkeit, Wunschdenken und auch einer so gesehen schleichenden De-Politisierung. Der Gebrauch der Kategorie konnte immer wieder dazu führen, dass, statt noch in irgendeiner Weise zwischen verschiedenen politischen Positionen in einer globalen Opposition zu unterscheiden, das fatale Regime der Identifikation in den Vordergrund trat. In der Multitude, das ist die Gefahr der Beschreibung der Verhältnisse unter Zuhilfenahme dieser Kategorie, sind alle irgendwie verwickelt, und es gibt keine Erfahrung und auch keine Probleme mit konkreter Andersheit und mit Projektionen.

Eine erste Kostprobe der in dieser Hinsicht unerfreulichen Wirkungen des Begriffs der Multitude konnte man seinerzeit in Okwui Enwezors programmatischem Essay zur documenta XI erleben. Dort entwirft er eine globale Oppositionalität, die von den Attentätern des 11. September und der iranischen Revolution bis zu den Globalisierungsgegnern in Genua und Seattle reicht – und rechnet sie der Multitude zu. Eine solche Koalition hatte bis dato nur Silvio Berlusconi behaupten wollen, um im Nachhinein die mörderische Polizeitaktik der Carabinieri beim Gipfeltreffen von Genua zu rechtfertigen. Mit der Multitude und ihrem begrifflichen Ziel, bis dato Unvergleichbares vergleichbar zu machen und als Kennzeichen der Globalisierung auch herauszuarbeiten, dass es andere Linien von Solidarität und gemeinsamen Interessen gibt, kann man eben auch Dinge in einem begrifflichen Topf werfen, deren Unterschiede den Unterschied ums Ganze machen. Der Vorwurf wurde laut, dass er es zulasse, patriarchale und traditionalistische Typen in die neue politische Subjektivität einzuschließen, die genau das verschärft repräsentierten, was der Politisierte einst bei seinen eigenen Eltern hinter sich lassen wollte – und die schon die alte Solidaritätslinke so grotesk verklärt hatte. Nicht nur Exotismus im klassischen Sinne hätte dann manche Projektion auf Potentaten der sogenannten Dritten Welt gesteuert, sondern eine bizarre Versöhnung mit dem traditionalistisch Legitimierten: den eigenen Eltern, dem Vater aus dem Entwicklungsroman.

Man könnte in einem solchen politisch ungenauen Denken aber auch eine positive Komponente entdecken: die Alterität wird nicht mehr mit kulturellen Unterschieden verwechselt, es geht nicht mehr um prinzipiell Andere, und gerade deswegen könnten wir, das wäre ein Argument für den Begriff der Multitude, wieder Erfahrungen mit Anderen im ursprünglichen Sinne des Aufbruchs machen, mit anderen, die nur dadurch als andere definiert sind, dass sie nicht wir selber sind – da wir alle in gleicher Weise zur Multitude gehören, der Gemeinsamkeit der Vielen, die nichts gemein haben, als verschieden zu sein, und dem globalen Empire gegenüberstehen.

Das Problem an Enwezors Text war aber weniger die Verwechslung politisch unterschiedlich zu bewertender Akteure mit der Multitude als Akteur, sondern vielmehr die Bewertung der Multitude an sich. Da sie analog zum politischen Subjekt des Marxismus konstruiert ist, könnte man sie verstehen als in gleicher Weise durch avanciertes Ausgebeutetwerden (prekär, immateriell, migrant, auf die Vitalität statt auf die Ausbildung bezogen, marginalisiert) geprägt und dadurch als besonderer, avancierter Welthabe fähig. Das macht aus ihr dann einen idealen, nur noch etwas unterorganisierten Großakteur kommender politischer Entwicklungen, eben das neue politische Subjekt. Nach dieser marxistischen Logik wäre ein solches emergentes Subjekt aber ein Guter im historischen Drama – die von Enwezor zusammengefassten und gleichgesetzten Akteure sind dies aber nicht, wenn man sie denn politisch ernst nehmen will.

Andererseits steht es, bei aller Verkitschung der Unterdrückten, zu der Negri/Hardt immer wieder neigen, nirgendwo geschrieben, dass die Multitude angenehme politisch vernünftige Vorstellungen und Positionen entwickeln muss. Vielleicht ist das ihr Witz und auch ein Fortschritt gegenüber dem nur verklärten, vermeintlich revolutionären Bewusstsein des Proletariats, dass man sich darüber keine Illusionen macht. John Holloway, ein verwandter Denker, geht sogar so weit, anzukündigen, dass sie sich eher in Barbareien und Schreien äußern wird. Sie kommt eben nicht mit den utopischen Vorstellungen auf die Welt, die bürgerliche Subjekte schon vor ihres Eintritts in Bewegungen, ihres sogenannten Engagements entwickeln konnten – im Schutze der alten bürgerlichen Normalität. Der Begriff aber der Multitude als Bewegung der Bewegung und neues politisches Über-Subjekt ist ja unabhängig davon zu sehen, ob diese Multitude ein ethisches Recht, Moral und die Geschichte auf ihrer Seite hat. Gerade weil es keine gute Bewegung ist, der man sich anschließen kann, weil sie begrüßenswerte Ziele hat, sondern weil sie da ist und nur mit ihr und in ihr Erfahrungen möglich sind, wäre sie der Nachfolgebegriff zu den alten Bewegungen als Kandidat für einen Weg aus dem Loop.

Leben und Arbeit Kommen wir nun zu unserem nächsten Kandidaten, den Begriff des Lebens. Seine Häufigkeit in argumentativen Konstellationen aller Art ist ein markantes Signum der 9/11-Epoche. Nicht nur wollen Rechte und Linke im Namen des Lebens kognitive Dissonanzen überbrücken, darüber hinaus ist das Leben, schon seit Willy Brandt die »Lebensqualität« eingeführt hat, auch so etwas wie der Gradmesser des Erfolges politischen Handelns auch auf Regierungsebene. Es ist aber auch ein ästhetisches Programm, das ziemlich penetrant immer wieder von der sogenannten Pop-Literatur verkündet wurde und zum Leitbegriff etwa der in den letzten Monaten gehypten Literaturgeschichte von Volker Weidermann wurde. Seine Gegenbegriffe wären Form, Begriff, Theorie und Verantwortung. Es ist das neue reduktionistische Kriterium, an dem die Angemessenheit künstlerischer Repräsentationspflichten gemessen wird und begrifflich und normativ argumentierende Diskurse zurückgewiesen werden. Aber »Ich will so nicht leben« rufen, brüllen und schreien etwa auch die Darsteller in den Stücken von René Pollesch, die in den letzten circa zehn Saisons auf Deutschlands Off-Bühnen einen ähnlichen und symptomatischen Erfolg hatten wie Attac auf der Ebene alternativer Politik. Auch hier ist der primäre Ort des

Protests das Wie des eigenen Lebens, das Attac durch einen Politikwechsel im globalen Maßstab verbessert sehen will. Doch diese für linken Protest ungewöhnliche Kategorie ist keineswegs vom Himmel gefallen. Dass diejenigen, die heute jenseits der etablierten Parteien eine andere Politik verlangen, nicht von einer abstrakten altruistischen Anrufung oder Moral aus argumentieren, sondern Slogans entwerfen, die rhetorisch eher den Versprechen der Werbung ähneln, hat eine Geschichte.

»Leben« taugte als ahistorische Kategorie für die klassische Linke vor allem deswegen nicht, weil sich Fortschritt und – für uns noch entscheidender – Erfahrung nur über die antagonistische Kategorie der Arbeit denken und fordern ließ: nur über die Verbesserung der Arbeit und ihrer Aneignung konnte auch das Leben ein anderes werden. Beatnik- und Hippie-Positionen bei subkulturellen und kulturrevolutionären Linken während der 60er verhallten in den ewigen Echokammern der Geschichte oder wurden als »kleinbürgerlich« abgetan. Nur der Kleinbürger will, egal, ob um ihn herum der Faschismus brandet oder die Widersprüche sich zuspitzen, sein kleines Lebensglück aufbauen: Kommunen, Drogen und Raves seien im Grund nichts anders.

Auch unser bürgerliches Subjekt, das zum politischen werden will oder mit ihm verschmelzen, muss sich den oben schon diskutierten Zweifel an seiner existenziellen Legitimität immer wieder anhören, nur an der Verschärfung und an der existenzialistischen Verbesserung des eigenen Lebens zu arbeiten, statt wirklich politische Gründe für seine Politisierung zu haben. Umgekehrt wird den von einer Lage Betroffenen gerne vorgehalten, nur aus der viel zu konkreten, z. B. Migrations- oder Frauen-Perspektive zu sprechen. Das änderte sich, als in den 90ern das Interesse auch der begrifflich interessierten Linken sich zusehends mehr der empirischen eigenen Existenz zuwandte. Feminismus und Anti-Rassismus als wichtigste Politikfelder der 90er schlugen da schon eher Brücken zwischen Globalzusammenhängen und dem lokalen Leben. Über Gender und sexuelle Identität ließ sich Systemisches am behüteten eigenen Leibe spüren und begreifen. Begrifflich aber war vor allem das Situationismus-Revival, das, viel nachhaltiger als dessen Original, Denken und Verstehen der akademischen wie der Szene-Linken in den 90ern veränderte.

Die im Situationismus immer wieder versuchte Synthese marxistischer mit spieltheoretischen und existenzialistischen Elementen, gipfelnd in der Idee, eigenständig Situationen zu kreieren, mit dem eigenen Körper in der Stadt Forschungen und neue Erfahrungen zu machen und diese politisch zu nutzen, gewann an Popularität und Selbstverständlichkeit in einer Zeit, als sowohl von einer orthodoxen Linken keine Gegenwehr in Form von Rettungsversuchen der heiligen Kuh Arbeit zu befürchten waren, wie auch im wirklichen Leben mit dieser nicht mehr zu rechnen war. In den neo-situationistischen Milieus der letzten zehn Jahre entstanden Ideen und Bewegungen, deren prominenteste sicher die Glücklichen Arbeitslosen in Berlin mit ihren aus Jungle World und FAZ bekannten Essays ihres Theoretikers Guillaume Paoli sind, die die Arbeit ganz aus dem Katalog der Utopien strichen. Arbeitslosigkeit war so gesehen nicht mehr Problem, sondern Errungenschaft des Techno-Turbo-Kapitalismus. Zu kritisieren blieb, dass dieser die Arbeitslosen weiterhin für ihre avantgardistische Lebensform bestrafte oder bestenfalls therapieren wollte, statt sich ihnen gegenüber zu Dank verpflichtet zu fühlen. Dennoch sind die Glücklichen Arbeitslosen eine Bewegung neuer Art, weil sie nicht fordern, dass etwas sich verändern oder entstehen möge, dass man sich trennen und woanders anschließen soll, sondern dass es tendenziell so bleiben soll, wie es ist, nur dass man die bereits bestehende große Menge der Arbeitslosen zur Bewegung erkläre und fordert, man möge sie in Ruhe lassen und schützen.

Wenn die Arbeit so abgeschafft ist, rückt das Leben in den Mittelpunkt. Während im Attac-Slogan das schöne Leben aber noch eines ist, das schöner geworden ist, weil die Welt besser geworden ist, wäre das Glück der Arbeitslosen durchaus auch denkbar in einer Welt, die gar nicht nach anderen Prinzipien funktioniert, nur mit ihrer stetig wachsenden und längst strukturell gewordenen Minderheit anders umgeht. Ich weiß nicht, ob die in Berlin aktive Gruppe so denkt, aber theoretisch wäre es auch möglich, die Arbeitslosenbewegung als eine Bürgerrechtsbewegung zu konzipieren, die zwar ein radikales Umdenken fordert, aber nicht unbedingt das System ganz abschaffen wollen muss – womit ein Anschluss an die Realpolitik der Parteien denkbar wäre. Die Diskussion um ein Existenzgeld schließt ja direkt daran an.

Doch die Parteien sind von einer solchen Wende weit entfernt. Arbeitsplätze werden weiterhin als Letztbegründung für jeden Quatsch angegeben: zerstörte oder gerettete Umwelt, private Profite oder kommunale Sparmaßnahmen – nichts wird aus sich selbst begründet, alles über die zu schaffenden Arbeitsplätze. Der religiöse Konsens, dass Arbeitsplätze das unhintergehbar größte Gut der Gesellschaft seien, ist tabu. Dabei ist ganz unabhängig davon, ob man diese Heilserwartung an die lapidare Erwerbstätigkeit, unabhängig davon, was eigentlich einer arbeitet, teilt, eines ist allen eigentlich klar: dass nämlich all die durch das Erhalten oder Schaffen von Arbeitsplätzen begründeten Entscheidungen ihr Ziel genauso unzuverlässig erreichen, wie man es von religiösen Bemühungen anderer Art kennt: Beten oder das Opfern von Lämmern.

Das Problem der Personen, die in Pollesch-Stücken immerzu rufen, dass sie so nicht leben wollen, geht aber weiter. Ihr Misstrauen richtet sich nämlich gegen die verdeckte Vollbeschäftigung im kulturellen und Freizeitbereich, die mit dem Verlust konventioneller Arbeitsplätze einhergeht. Sie zweifeln die bloße Möglichkeit einer anständigen Arbeitslosigkeit an.

Alles, was man tut, mit seiner Kreativität, Produktivität, ja mit seiner Lust, führt nur zu immer wieder neuen Produkten, Waren, Slogans und Verwertungen und zu mehr oder weniger mittelbaren (Lohn-)Abhängigkeiten. Die Ressource Subjektivität wird gnadenlos verwertet und in den Konkurrenzkampf eingespeist. Und gerade das, was man mit seinem lieben langen Tag macht, wenn man endlich glücklich und arbeitslos wäre, das ominöse und viel zitierte Leben, wäre letzten Endes doch nichts anderes als die Produktion von verwertbaren Zeichen für Kulturbetrieb oder -industrie.

Kann es also sein, dass die Verschiebung des archimedischen Punktes linker und jugendkulturell geprägter Boheme-Kunst von der Arbeit zum Leben auch damit zu tun hat, dass instinktiv den Beteiligten immer klarer geworden ist, dass die berühmten Diagnosen von und nach Foucault und Agamben über die Biopolitisierung längst sie selbst betreffen – nicht schöngeistig als Tendenz und Horizont, sondern in der alltäglichen Praxis? Hat das Gefühl recht, dass man kein Interesse erregt, wenn man »kreativ« ist, wenn man das eine oder das andere produziert, hingegen begehrt und gekauft zu werden nur noch durch die eigene Lebendigkeit möglich ist, Interesse nur noch entsteht, wenn ich sichtbar, erkennbar auf eine bestimmte Weise lebendig bin? Sexy? Protest also nur noch sagen kann, ich will so nicht leben!?

Die Figuren im Theater René Polleschs sind nicht kreative Produzenten, denen aufgeht, dass ihr Wert nur nach dem Maßstab aller warenförmigen Produktivität gemessen wird, das ist eine alte Enttäuschung früherer Künstlergenerationen. Sie sind vielmehr Produzenten, denen das Licht aufgeht, dass einzig die unwillkürliche Produktion ihrer Lebendigkeit über ihren Erfolg, ihre Bedeutung, aber auch über Leben und Tod entscheidet – nicht ihre Subjektivität, nicht ihre Erfahrung. Deswegen sind sie auch immer so glücklich, wenn die Produktion von Waren noch ein bisschen Distanz, Tauschverhältnisse noch ein bisschen Entfremdung in ihr Leben bringen, ein Aufatmen, eine Pause von der viel schlimmeren Echtheit, der sozusagen falschen Aufhebung der Entfremdung in der Ökonomisierung des nackten Lebens. Wie viel angenehmer war Entfremdung! Es gab die Distanz, die Voraussetzung von Erfahrung, Erschütterung, Alterisierung ist.

Diese Figuren und ihre realen Entsprechungen sind auch noch ein bisschen anders zu beschreiben, als über die berühmte 90er-Jahre-Erfahrung, dass abweichender Lebensstil und wildes Denken nicht nur nicht zur Konfrontation mit dem politischen Status quo führen, sondern im Gegenteil zu Erfolg und Karriere in der neuen (und auch Teilen der alten) Ökonomie beitragen. Die Bank suchte qua Stellenanzeige explizit nach »Querdenkern«. Und eigentlich schien es kaum noch Grenzen zu geben für eine reibungslose Vermarktung nicht nur der Zeichen der Dissidenz, nicht nur der modischen Oberflächen des Andersseins, sondern auch der andersdenkerischen Substanz.

Doch handelte es sich bei diesem Phänomen um ein in doppelter Hinsicht anderes. Die Fähigkeit kapitalistischer Vermarktung, auch ihre Gegner nicht nur zu vermarkten, sondern unter bestimmten kulturellen Bedingungen besonders gut gebrauchen zu können, als Produkte wie als Produzenten, ist erstens nicht identisch mit der Vermarktung des nackten Lebens, der reinen Lebendigkeit, sondern läuft über Inhalte, zweitens ist ihre Vermarktbarkeit auch nicht einmal ein wirklich stichhaltiger Einwand gegen diese Ideen oder gegen ihre politische Wahrheit: der Markt setzt sich ja nicht inhaltlich mit ihnen auseinander, und dass er alles verkaufen kann, ist ja nichts Neues und steht nicht ernsthaft in Abrede. Die Inhalte zirkulierten aber wenigstens noch.

Diese Vermarktung von sogenanntem Querdenkertum oder »dissidenter Ästhetik« war immer noch eine Vermarktung von isolierbaren, in der Tradition der »Fähigkeit« und »Fertigkeit« stehenden Persönlichkeitsteilen. Sie zu isolieren und zu verkaufen und das zu müssen, erfüllt sicher den klassischen Tatbestand der Entfremdung, aber nicht den anderen und neuen Tatbestand, dass die reine Lebendigkeit als »Jugend«, »Risikofreude« und »Sexyness« vermarktet wird, deren Voraussetzung gerade ist, dass der oder die Betreffende sie eben nicht oder nur unter den Mühen, die allenfalls Sex-Arbeiterinnen schon lange kennen, von der Persönlichkeit trennen kann. Das gilt nicht nur für die Künste und neue Typen von Stars, Statisten, Performen. In »Berufen« wie City-Kurier, Model, Phonecenter-Operator und den unendlichen Varianten von Kellner und Kellnerin wird auch keine klassische Fähigkeit mehr verlangt, sondern die reine attraktive, flinke, flexible Jugend ohne zusätzliches Attribut. Die im Grunde schon im leeren, aber mächtigen Bild der Generation vorgeschlagene, rein biologisch-anthropologische Rahmung von kulturellen und historischen Erfahrungen und Geschichten findet in der Lebendigkeits-Arbeit seine Entsprechung in der ökonomischen Realität.

Hier in der Neubewertung von Leben in Ökonomie und Politik, in der schlechten Verwirklichung der alten künstlerischen Forderung, die Trennung von Arbeit und Leben aufzuheben, werden westliche Jugendkulturen und Kunstszenen tatsächlich zu Teilen einer Multitude, der es gemeinsam ist, nacktes Leben zu Markt tragen zu müssen, wenn auch meist zu völlig anderen Bedingungen, deren Gemeinsamkeiten anzuzeigen schon ein Verdienst von Negri/Hardt ist. Was kann es in diesem Zusammenhang heißen, das »schöne Leben« zu fordern?

Nun, nur eines, und darin gipfeln alle moderneren Bewegungslehren dann eben doch: Es gibt noch eine andere Bestimmung politischer Subjekte, als dass sie nichts zu verlieren hätten als ihre Ketten, das ist die oben schon angedeutete Bestimmung, dass zum politischen Subjekt werde, wer über die avanciertesten, tatsächlich für die aktuelle gesellschaftliche Produktion maßgeblichsten Fähigkeiten verfügt. Das aber wäre diese Lebendigkeit, die Virtuosität, wie Paulo Virno sie nennt, nämlich die Fähigkeit, in einer Arbeit ohne Werk, Produktion ohne Produkt, in dauernder Performance Wert zu schaffen. Natürlich sind diese Bestimmungen Analogien auf die Funktion des Proletariats im Marxismus. Die Grenze dieser Analogie von Arbeiter-Aristokratie und Sexyness-Virtuosen besteht darin, dass der Marxismus den Fortschritt der materiellen Produktion begrüßt und nur die Verwertung der daran beteiligten Fähigkeiten bzw. deren Struktur ablehnt. Wie aber steht man zu analog stattfindenden Fortschritten der Produktion von Kreativität, Lebendigkeit und Sexyness? Dem Darwinismus des Survivals of the Cutest und dem Produktionsparadigma Eigenblutdoping? Ist eine Wiederaneignung, wie sie der Kommunismus für die Industrieproduktion vorschlägt, überhaupt sinnvoll?

An dieser Bewegung nimmt man jedenfalls nicht teil, um aus dem Loop, den die Beschäftigung mit mir selbst mir beschert hat, herauszukommen, sondern sie wäre ein Handeln im Einklang mit meiner sozialen Lage und für deren Verbesserung – der Loop dabei gerade das kulturelle Format, das mir Stabilität, Selbst-Identität ermöglicht. Die Pollesch-Figuren machen auch keine Schritte, sondern wiederholen, immer leicht permutiert, die gleichen Diagnosen und Ideen. Dieses Vertreten meines eigenen Interesses wäre nicht mehr politisch im Sinne der Begegnung mit der anderen Perspektive, aber die ist ja längst in den Alltag der Arbeit eingezogen. Ob sie daraus »befreit«, entkoppelt, fruchtbar gemacht werden kann, inwieweit die Interessenvertretung des Leben-Arbeiters politisch werden kann, über die Selbstvertretung hinaus? Jedenfalls nicht ohne einen Bruch mit den kulturellen Gewohnheiten, nicht ohne eine Verwandlung.

3 Helden & Verwandlungen

Menschen werden zu Flüssen, zu Skulpturen, zu Sternbildern. Götter wiederum werden zu Tieren, zu Winden, zu Naturerscheinungen. Körperteile verwandeln sich in Saatgut, aus dem wiederum, je nachdem, Menschen oder Tiere werden. Jede Verwandlung ist möglich. Manche dauern für immer, andere werden rückgängig gemacht oder modifiziert. Einige ähneln einem Schicksal, einem Urteil. Sie haben einen Grund oder sprechen die Wahrheit desjenigen aus, der sich verwandelt hat oder verwandelt worden ist, andere sind Resultat eines Risikos, das der Betreffende durchaus in voller Verantwortung eingegangen ist. Manche Verwandlung ist eine Tarnung, eine List, die ein bestimmtes Ziel erreichen will, andere sind so etwas wie ein Job, eine Zuständigkeit. Doch all das ist nicht die Regel, nicht der Kern des Prinzips. Denn meistens ist die Verwandlung ein Übergang zwischen Zuständen, der alles zu umfassen scheint, was nicht aus den steten Bemühungen, folgerichtigen Entwicklungen und gezielten Absichten planender Subjekte direkt hervorgeht, sondern aus von diesen nicht berechneten Überraschungen: Zauberei, Götterwille, Zufall.

Wir verdanken diese bewunderungswürdigen literarischen Special Effects und zugleich deren abstrakte Ableitung, nämlich das Atom der Narration – die Verwandlung –, dem römischen Schriftsteller Ovid. Ovid erzählte in seinem Buch »Metamorphosen« nahezu alle Stoffe antiker Mythologie, dessen was uns seit dem 19. Jahrhundert unter den Namen »Götter- und Heldensagen des klassischen Altertums« bekannt ist, unter einem einzigen Aspekt. Er bricht die Götter- und Halbgöttergeschichten, aber auch die irdischen und homerischen

Stories auf einen, zentralen Punkt herunter und längere Geschichten in mehrere solche Punkte. Und dieser Punkt ist immer der der Verwandlung. Im Zentrum eines jeden Heldenlebens steht die Verwandlung, und diese ist eben keine bloß innere, keine psychologische Wandlung oder Zuspitzung, auch keine emanzipative Selbstermächtigung, kein postpubertäres Zu-sich-selbst-Finden oder schicksalsgläubiges Entdecken eigener Stärke und Bestimmung, sondern eine oder mehrere komplette Änderungen der physischen Substanz. Oft stehen die gravierenderen, wichtigeren Verwandlungen am Ende eines Heldenlebens – dann haben sie als eine Art Urteil oder Belohnung wenigstens eine innere Beziehung zum Leben des Vielgerühmten, in der Regel aber sind sie aus der Sicht des Betroffenen kontingent. Ein Umstand, der sich auf Götterprobleme bezieht, von denen der Verwandelte oft gar nichts weiß. Ein notorisches Problem etwa ist es, das Begehren eines Gottes oder einer Göttin ausgelöst zu haben, ohne das zu wissen. Die fürchterliche Rache anderer, eifersüchtiger Götter und Göttinnen fragt nicht nach Vorsatz.

Ovid erzählt auch vom mythologischen Ursprung Roms durch das Exil der von Äneas angeführten Trojaner in Italien und der Gründung durch Romulus und Remus bis in seine damals jüngste Vergangenheit weiter und deutet schließlich auch zum Schluss den Tod Cäsars als eine Verwandlung, Cäsar wird am Ende der Metamorphosen zu einem Stern. Interessanterweise wird also die modernste Figur zu einem Stern. Von Sternen, also Stars soll noch die Rede sein.

Nun wären diese Metamorphosen langweilig und beliebig, wenn sie einfach nur tun, was sie auf den ersten Blick zu tun scheinen, nämlich unter Vermeidung von Chronologie und Psychologie, Verantwortung und Strafe, Tragik und Schuld und anderen Rahmungen eine Verwandlungsgeschichte an die nächste zu reihen. Mal im Rückblick von der gerade erzählten aus, als dessen Vorgeschichte, dann wieder als Erzählung in der Erzählung, die den gerade behandelten Komplex völlig zu vergessen scheint. In Wahrheit ist aber das ganze fünfzehnbändige Werk nicht nur ein Buch der Verwandlungen, sondern zugleich ein Buch einer seltsamen Kontinuität. Denn wenn sich die Helden, die Hauptfiguren fortgesetzt komplett verwandeln – von was will man dann erzählen? Wie kann ein Schwert, ein Mensch, ein Himmelskörper dasselbe Ding sein? Was bürgt für die Konstante? Wo bleibt die personale Substanz, nachdem die gesamte physische ausgetauscht wurde?

Aber es funktioniert. Egal, ob vom Flussgott zum Sternbild, von der Nymphe zur Kuh und wieder zurück: während aller Verwandlungen muss es eine Konstante geben. Denn es ist möglich zu sagen: Der und der ist in einen Schwamm verwandelt worden, sowieso lebt jetzt als Qualle. Es gibt, das ist die für jede Erzählkunst so verwirrende und wichtigere Botschaft, eine Qualität von Konstanz und Dauer jenseits der Verwandlung. Und für diese Konstanz ist keine Vorgeschichte, keine identifizierende Einführung (höchstens mal ein die Herkunft identifizierender Beiname) nötig. Dass es eine konstante Person trotz kompletter Auswechslung von Körper und Gestalt gibt, muss auch nicht gebunden sein an ein transzendentales Konzept der Substanz und der Dauer, an Seele, Persönlichkeit, Gottnatur, Wiedergeburt, wahres Ich – was auch immer. Die beseelte magische Welt liefert vielleicht noch den Stoff, aber ihr Weltbild ist hier schon erloschen. Es ist auch nicht allein die Magie des Namens und des Benennens – denn oft erzählen die Geschichten ja, wie ein Objekt, eine Naturerscheinung oder eine Gegend überhaupt erst zu ihrem Namen gekommen ist.

Nein, die Konstanz ergibt sich vor allem aus dem einen Umstand, dass einem etwas passiert. Denn damit einem etwas passieren kann, das einen verändert, muss es dieses von dem Personalpronomen vertretene Etwas geben, dem es passiert.

Und damit eine Geschichte daraus werden kann, muss dieses Etwas irgendwann wieder auftauchen können, und dann muss ihm bei gleicher Substanz die dritte und vierte Verwandlung passieren können. Auch wenn nichts an der komplett verwandelten Gestalt und Physis dafür spricht. Die Konstante leitet sich aus der sprachlichen Logik Abenteuer erzählender Sätze ab. So überlebt man auch seinen eigenen Tod, indem er einem passiert, man muss allerdings seinen Namen behalten. Oder einen anderen sprachlichen Vertreter. Selbst der Satz »Man lebt nur einmal« produziert diesen seltsamen Effekt, denn wenn man nur einmal lebt, macht man offensichtlich sonst andere Sachen.

Dies ist also der eigentliche Special Effect der Verwandlung: die Geburt der Konstanz. Dass einer heute derselbe ist wie morgen, ist sonst nämlich entweder egal oder selbstverständlich oder bestreitbar, aber durch die Verwandlung wird es plötzlich magisch wirklich. Der hier ist der – ohne einen anderen Grund, als dass der Augenschein oder der Geruch das Gegenteil behaupten. Diese Menschen aber, denen etwas passiert, nennen wir Helden. Ein Held ist ein Protagonist, dem eine besondere Anerkennung für den Special Effect seiner Identität zukommt. Diese Anerkennung erhält er dafür, dass ihm nicht nur alles Mögliche passieren kann und er sich darüber hinaus in Situationen begibt, wo das wahrscheinlich ist, sondern vor allem dafür, dass das in Augenhöhe passiert. Er wird nicht beim ersten Mal gleich zum Opfer. Denn der Effekt der Konstanz kann nur funktionieren, wenn die Waffen zwischen dem Protagonisten und dem Schicksal oder den Göttern einigermaßen pari verteilt sind. Die anderen werden einfach zerschmettert. Nur dem Helden kann etwas geschehen, als dessen Objekt er erhalten bleibt, tot oder lebendig, darüber hinaus verzeichnet und notiert. Das betrifft den Unterschied zwischen Verwandlung und Vernichtung – vom Vernichteten wird nicht weiter gesprochen, wenn er nicht schon vorher dank Verwandlung Konstanz zugesprochen bekommen hat.

Held wird heute zwar alltagssprachlich oft einfach in dem Sinne von Protagonist verwendet, Held einer Geschichte, aber im höheren und ideologisch aufgeladenen Sinne sprechen wir vom Helden als derjenigen Figur, die – 1. noch bei maximaler Verwandlung dadurch konstant bleibt, dass sie – paradox gesagt – aktiv fähig ist, etwas zu erleiden; dass man über sie sagen kann, es sei ihr etwas passiert; und 2. von der wir annehmen können, dass sie von diesem Erleiden einer Verwandlung nicht zerbröselt wird, dass so viel von ihr übrig bleibt, dass sich ihr Name noch auf etwas bezieht. So vertritt der Held ein Gegenprinzip zu Willkür und Zufall. Darauf bauen dann Rationalisierungen des Helden auf, die ihm ein Wesen zusprechen, die die Konstanz auf stabile Eigenschaften beziehen, statt auf die im Kern ja nur paradox aus dem Special Effect der Verwandlung und seiner sprachlichen Form abgeleitete Objektivität. Das Wesen als erste Rationalisierung – ein Reservoir von Kräften und Eigenschaften, das erklärt, warum er auf Ereignis A mit einem B reagieren kann – ist dann die Basis für die zweite: das planende verantwortliche Subjekt.

Damit ist aber der Special Effect vorbei. Dieses Subjekt ist nun keine Überraschung mehr, sondern ein verfügbares Modell, das wir für uns selber adaptieren sollen. Seine Erfolge und sein Scheitern sollen uns Rezipienten entweder handlungsfähig machen oder uns mit den Grenzen unserer Handlungsfähigkeit abfinden lassen. Der Modus der Rezeption ist nicht mehr der des Special Effects, sondern stetigen Mitdenkens und Mitempfindens, sein Medium weder Lied noch Oral Culture, sondern das gemächliche Blättern in einem Buch. Empathie und Einfühlung, aber aus maximaler Distanz. Die Helden von Dramen und Romanen seit der Aufklärung waren in dem Maße vermittelt, wie die lesende, empfindsame Einfühlung sich hineindachte und sich – wie man heute sagt – identifizierte.

Diese Romanhelden stehen am anderen, am unteren Ende der Skala, auf der der Special Effect das obere Maximum ist. Er hat in ihrer Welt und der von ihnen begründeten Ästhetik keinen Platz. Denn diese Ästhetik nimmt sich der Logik von Entwicklungen an, des denkenden Lebens, des beeinflussbaren Schicksals, politisch der Emanzipation, aber auch der Begründung für Ordnungen und Bescheidungen. Wie alle Verstetigungen von Effekten verlangsamt sie, betont die Konstruktion und deren Kunstfertigkeit, aber auch den Sinn, und natürlich stabilisiert sie die Welt ihrer Leser, sofern diese sich selber als planende Subjekte begreifen, die ihr eigenes Leben gerne als ein planbares Schicksal verstehen. Zu einem bestimmten Zeitpunkt ist das die Emanzipation, zu einem anderen Disziplinierung und Spießertum. Entscheidend in diesem Zusammenhang ist aber die künstlerische Kommunikation, die diese Entwicklung hervorgebracht hat: Man bezieht sich als Rezipient auf einen (oder mehrere) Helden und einen Autor, die alle im Prinzip nach derselben subjektiven Logik gestrickt sind wie man selbst. Man befindet sich in einem mählichen Abgleich von Gemeinsamkeiten und Differenzen und trifft Entscheidungen persönlicher Präferenz. Die Gegenüber sind zugänglich und bieten Anschlüsse an Zustimmungen und Ablehnungen. Man rechnet ihnen Entwürfe und Vorschläge zu, denen man seine eigenen entgegenstellt. Im 19. Jahrhundert verschärft die Psychologie diese Rationalisierung und treibt sie zugleich an ihre Grenze.

Dieses Gegenteil der alten Verwandlungen und ihrer Stiftung von Identität als atemberaubender Special Effect wird in der Moderne wiederum seinerseits herausgefordert. Seit der Romantik kriegen Linearität, Logik und das Zurechenbare auch eine schlechte Presse. Schon betritt die »Plötzlichkeit« (Karl Heinz Bohrer) die Bühne. Das 20. Jahrhundert hat schließlich mit seinen neuen Medien, seinen Revolutionen und Beschleunigungen und seinen Drogen – alle in ungeahnt massenhafter Verbreitung – der linearen Produktion von Sinn den Boden entzogen und die ungebrochene Narration als ganz billige ideologische Droge zur Stabilisierung von Rest-Subjektivität in Form von Soap Operas an die Unterschichten abgegeben. Das kulturell Neue – Kino, Surrealismus, Psychedelik – äußert sich durch Sprünge, Risse, Verwandlungen.

Der nun verstärkt auftretende (ästhetische) Widerstand gegen die bürgerliche Erzählung ist vor allem ein Widerstand dagegen, dass nichts passiert. Ob er sich zur revolutionären Ungeduld steigert oder, von Drogen initiiert, nach Plötzlichkeitsschüben süchtig wird; ob er zur Verblödung beiträgt oder zur Lebenssteigerung, hängt oft von Nebenbedingungen ab. Die Medien des 20. Jahrhunderts lassen aber eine Verlangsamung, ein Zurück zur linearen Lektüre und ihrer Anwendung aufs eigene Leben nicht mehr zu. Nur verstetigen ließen sich die Ungeduldsästhetiken. Pop war in diesem Sinne verstetigter Surrealismus, genrefizierte Ungeduld, mit der Zeit fix eingetragen in Rituale, immer wieder daraus hervorgetreten, aber zumindest kulturindustriell eingehegt und benannt.

Was in der Kultur des 20. Jahrhunderts geschah, war aber nicht einfach die Wiederkehr der alten sprunghaften Verwandlung. Es entwickelte sich vielmehr eine Konkurrenz zwischen den zwei Modi des Anders-Werdens: dem sprunghaft ungeduldigen Modus des alten Helden und dem linear planenden des (bürgerlichen) Subjekts. In der Mitte des Jahrhunderts kann man im Existenzialismus als Mode (nicht als Philosophie oder nur sehr am Rande) beobachten, wie der Modus der abrupten Verwandlung und der der bewältigten, selbst verantworteten Entwicklung synthetisiert werden wollen. Die unbewältigten politischen Ereignisse seit dem Ersten Weltkrieg, dem Faschismus, dem Völkermord der Nazis und schließlich dem Atombombenabwurf bilden einen Erfahrungs- und Reflexionstypus, der mit bestimmten ästhetischen Erfahrungen korrespondiert. Aus dieser Korrespondenz scheint sich ein

Sinn zu ergeben. Die großen *Chocks* im ästhetischen und politischen Bereich, die genossenen und die verunsichernden, werden noch einmal in einer Weltanschauung synthetisiert. Und diese Weltanschauung kann erzählen in Romanen, Dramen und mit Protagonisten. Sie liefert einem sogar noch einmal Argumente für eine klassische Auseinandersetzung mit Autoritäten und älteren Generationen, denen man Verbrechen ebenso vorwirft wie Inkonsistenz und mangelnde Authentizität. Drum herum explodieren die Plötzlichkeitserfahrungen in massiv verstärkter und vervielfältigter Form: mit elektrischen Gitarren und psychedelischen Drogen und der Drohung, in ganz neuen Kriegen mit dem ganzen elektrisch verstärkten Körper in die Luft gesprengt zu werden.

Der Existenzialismus war gewissermaßen der letzte Versuch, die Erfahrungen des 20.Jahrhunderts in literarische Linearität einzutragen. Auf der anderen Seite gab es die undurchdacht praktischen Versuche der neuen Medien und der sie verwertenden massenkulturellen Industrien, den mit ihnen gemachten Erfahrungen eine verlässliche symbolische Form zu geben. Eine besondere Rolle spielt dabei der Star und das Starsystem, das sich vor allem an die empathische, sich identifizierende Subjektivität der Zuschauer, Hörer und Fans richtet. Natürlich wandelt sich diese Form noch im Laufe des Jahrhunderts, während sie durch verschiedene Medienarchitekturen stiefelt (Kino plus Radio, Pop-Musik plus Fernsehen, Event-Kultur plus Partizipationsmedien), hat aber schon früh einige Konstanten entwickelt. Es geht nun nicht mehr um eine inhaltliche Gestaltung der Substanz, einen (transzendentalen) Charakter oder eine rational auf Intentionen, Arbeit und Widerstand der Wirklichkeit basierende Narration. Der Star verkörpert verschiedene Inhalte und Charaktere, auf die Leinwand gezaubert, wandelt er sich auf unvorhersehbare Weise. Doch sein Gesicht und andere, dem Userprofi nach und nach auffallende Merkmale entwickeln eine eigene Konstanz. Für das Publikum leitet sich aus der wieder eine Substanz ab, die in vielen Fällen die Gestalt des Stargesichts wichtiger werden lässt als die Rolle, die er spielt, und umgekehrt die Rolle zu einer der vielen Verwandlungen werden lässt, die das Leben des Stars ausmachen, seine Geschichte, seine konstante Substanz aber eben gerade nicht betreffen.

Damit geht eine Errungenschaft der aufgeklärten und bürgerlichen Subjektivierungsgeschichten tendenziell verloren: die Möglichkeit, sich als Leser, Rezipient selbst probehandelnderweise an die Stelle des Helden zu setzen. Was im Volksmund sich identifizieren heißt. Zwar geschieht dies durchaus auch bei Stars, aber immer um den nur masochistisch genießbaren Preis, dass indexikale Medien – Fotografie und Film – uns die Realität der Überlegenheit des Stars um die Ohren hauen und unsere Phantasien dementieren oder überstrahlen. Symbolische Medien wie Texte sind da weniger brutal, die identifizierende oder verehrende Rezeption kommt ohne Demütigungen aus. Ich kann den Star entweder begehren oder mich selbst zum Star in seine Welt rüberzaubern. Ich kann nicht mehr empathisch, aber reflexiv über ihn verfügen wie über eine Romanfigur.

Die neue Konstanz des Gesichts des Stars schirmt die erzählte Wirklichkeit der verkörperten Figur und die zweite Wirklichkeit, nämlich die des vermeintlich realen Starlebens, das mir als Zuschauer als die Quelle seiner Konstanz verkauft wird, gegeneinander ab. Gegen die Pracht seiner Villa wirkt der Star in seiner Rolle real; gegen seine kitschig ideologische Moral in einer Rolle wirkt dagegen die kolportierte Verworfenheit seiner Yellow-Press-Existenz real. Meine einzige Möglichkeit, die Wirklichkeit der jeweiligen Erzählung und der Verwandlungen der einen in die andere Welt zu erfassen, läuft wieder über die Sprunghaftigkeit Ovid'scher Metamorphosen oder in der Grammatik eines Traums. Einem nicht näher bestimmten, weil wandelbaren Wesen kann alles passieren. Aber dadurch, dass ihm alles passieren kann, wird es unverwundbar wie das träumende Subjekt. Doch in der bürokratischen Alltäglichkeit der Kulturindustrie werden aus diesem totalen Surrealismus zwei genau bestimmte Irrealitäten: die Rolle in der (Film-)Fiktion und die medial aufbereitete Realität des Star-Lebens.

Das galt vor allem für das klassische Hollywood und seinen Star. Der ist allerdings als Modell in den späten 30er Jahren schon fertig und gerät schon in den 40ern in seine erste Krise. Die Methode der Verwandlung auf und in die Leinwand und zurück in eine ebenso, aber anders beobachtete Realfiktion des Star-Lebens war ja bei aller Künstlichkeit nicht völlig leer, sondern bei jedem Star an spezifische Inhalte und Behauptungen geknüpft. Spezielle Charakteristika sind die fetischhaften Spuren der magischen Konstanz des auf die Leinwand gezauberten, wandelbaren Stars, aber sie sind auch ein Nachteil für den Verwandlungszauber, dessen Bedingung ja ist, dass wir etwas ganz Künstliches für echt halten. Daher sind echte Abgründe zwischen den zwei Fiktionen (Rolle/Star-Leben oder Rolle/Rolle) nötig. Ein überzeugender männlicher Hetero-Liebhaber konnte in der anderen Welt also nur ein Homosexueller sein. Oder aber die Konstanz des Hetero-Lovers auf beiden Seiten der Unterscheidung musste über einen anderen Abgrund von Unterschied hinweg.

Mein besonderes Augenmerk gilt nun der Pop-Musik und einigen sie umgebenden kulturellen Entwicklungen ihrer Epoche. Die Pop-Musik ist in gewisser Weise bereits eine nach-kulturindustrielle oder spät-kulturindustrielle Entwicklung. Sie entstand zum Teil als eine Reaktion der Leute auf die Unmöglichkeit einer, der Intensität und Schärfe der Verwandlungen entsprechend gesteigerten Partizipation des Mitmachens. Auf die neue hochdefinierte Drastik und Deutlichkeit der Starbilder und ihrer Verwandlungen gab es keine angemessene neue Reaktionsform. Was konnte man tun, außer sich die Bude mit Bildern zu tapezieren – Pop-Musik hatte da, indem sie Musik, Tanz, Rituale einbezog, ein anderes Verhalten gegenüber den Starbildern anzubieten. Pop-Musik entstand aber auch als eine Reaktion der Kulturindustrie auf den einen erkannten Mangel ihrer Produkte: die Fiktionalität beider Sphären, in der Stars leben. Die klassische Erzählung lässt in der erzählten Wirklichkeit einem konstanten Helden Verwandlungen geschehen. Die klassische kulturindustrielle Produktion Hollywoods der 30er und 40er Jahre lässt den Star im Wechsel zwischen der erzählten Wirklichkeit und der Schauspielerei und der anderen Fiktion, der des Starlebens, Verwandlungen durchleben. Die Pop-Musik hingegen inszeniert den Übergang von Alltagsperson in Star und zurück als zentrale Verwandlung. Es geht ihr darum, den Übergang selbst immer wieder und immer wieder bedeutsam als Wechseln der Ebenen und existenzielle Verwandlung zu kennzeichnen.

Dazu muss man sich klarmachen, unter welchen Bedingungen das, was ich hier Pop-Musik nenne, entstanden ist und wie sich dieses kulturelle Format von seinen Vorläufern in der populären Musik an sich unterscheidet. Zwei Bedingungen sind neben einigen anderen für das Heldenproblem entscheidend: zum einen das neuartige jugendliche Publikum, das von seinen Stars offensichtlich etwas anderes wollte, als unterhalten zu werden. Der den Star anschmachtende Fan war in allen vorangegangenen Massenkulturen eine Rezeptionsmöglichkeit neben anderen und auch eine von der Mehrheit des heterogenen Publikums eher belächelte. In der Pop-Musik war die Fan-Rezeption die Regel, denn dieses junge Publikum verband mit dem Auftreten des Stars, seinem aus dem Dunkel seiner Privatperson in das Licht seiner öffentlichen Persona heraustretenden Star etwas Anderes als den Beginn einer Aufführung. Vielmehr erkannte dieses Publikum darin eine Art von Initiation, die in einem starken symbolischen Zusammenhang stand mit der eigenen Initiation in die Gesellschaft der Erwachsenen oder alternativ in eine jugendliche Peer-Group, die sich womöglich dezidiert von der Erwachsenenwelt unterscheiden und gegen sie antreten wollte.

Die andere Bedingung ist technologischer Natur. Es gab mehr und bessere Technologien der Nähe. Die Pop-Musik stellt ein Personal, das körperlich viel genauer ausspioniert werden kann. Pop-Musik-Stars verwandeln sich in eine unheimlich bekannte, alltäglich präsente und persönlich nahe Figur. Sie sind die erste Generation von Stars, deren Produkte durch das Fernsehen ebenso verbreitet werden wie durch das Radio. Das heißt, dass nicht nur neue und immer bessere Mikrophone immer genauer das Korn der Stimmen abtasteten und immer genauere indexikale Spuren der leiblichen Präsenz des Stars übertragen konnten, sondern dass auch die Frequenz, mit der die neuen intimeren Bilder, die im Fernsehen gesendet wurden, ständig stieg. Fans und Stars sahen sich öfter, und man konnte genauer hinsehen.

Die frühere zumindest nominell handwerklich – Virtuosität – begründete Bewunderung, bei den Stars der klassischen Musik etwa, oder die ganzheitliche Bewunderung des Charakters beim zum Helden fixierten Sportler, insbesondere in autoritären Gesellschaften, wird abgelöst durch eine wenig begründete Heldenverehrung, die viel Platz lässt für Fetischismus und Partialobjekte. Man kann jetzt anfangen, sich in Accessoires, in Tollen und berühmte Hüftschwünge zu verlieben. Stars und Helden werden einerseits also näher, verfügbarer, Rezipienten aktiver, sie zerlegen und vergrößern, wie sie wollen: Der Boom der Camp-Sensibilität in den Nachkriegsjahren als große Konstante der Pop-Musik-Kultur ist natürlich ein solches Phänomen aktiver Rezeption, dem man durchaus auch Züge der Dekonstruktion nachsagen kann: ein Zerlegen von kulturindustriellen Produkten in deren fetischisierbare Bestandteile – allerdings mit dem gegenüber Filmstars alter Schule viel höheren Erregungsfaktor, dass diese Stars nun Widerstand durch ihre Realität leisteten: ich werde in drei Monaten noch einmal darüber reden. (Vgl. Kapitel II.2)

Andererseits aber entziehen sich die so zurechtgelegten Helden immer wieder den nachvollziehbaren, psychologisch oder gar politisch begründeten Versprechen, die die subjektiv handelnden und planenden Helden der bürgerlichen Epoche zu bieten hatten. Ihr Begehrtwerden verleiht ihnen nicht zwingend mehr Autorität. Die Ermächtigung der Rezipienten befördert auch deren Autismus und Narzissmus und macht die Stars funktional passiv – obwohl es sie jetzt häufiger live oder live im TV zu sehen gibt und sie viel echter und weniger maskiert wirken als die Film-Stars der 30er. Dieser Realismus schützt sie nicht vor den Eingriffen der ermächtigten Zuschauer. Damit sind sie aber noch näher an den Ovid'schen Helden der Verwandlung. Sie werden so eher zu Trägern von Ereignissen, Ideen und Informationen als zu starken – eben heroischen – Subjekten mit einer unabhängigen Gesichtssubstanz oder gar einer inneren. Solche Stars sind in der Pop-Musik häufiger als in anderen Star-Systemen.

Hier entsteht ein Problem, das sich seit den frühen Tagen der Pop-Musik in den 50er Jahren enorm verstärkt hat, das Problem der Privathelden, oder besser: das Paradox des Privathelden. Denn wenn der Held zu verfügbar wird, zu sehr mir gehört und meinen Verfügungen in meiner Projektionswelt gehorcht, dann hört er auf, seine zweite Funktion neben der narzisstischen Funktion der Identifikation und des Vorbildes zu erfüllen, nämlich zur Vergesellschaftung und zur sekundären Sozialisation seines Fans oder Bewunderers beizutragen. Helden dürfen traditionell gesehen eben gerade nicht private sein, denn ihre Konstanz, das heißt ihre durch die Mauern der Oberstübchen hindurch und über sie hinausreichende gesellschaftliche Bedeutung verbietet, dass sie einem allein gehören. Was einer allein und für sich hat, ist kein Held im vorhin beschriebenen Sinne, sondern ein Teddy Bear oder ein Paper Doll – diese Form der Verehrung ist selber in der Pop-Musik oft besungen worden: I'd rather buy a paper doll that I could call my own, a doll that other fellows cannot steal. Oder Bryan Ferrys Ode an eine aufblasbare Sex-Puppe »In Every Dreamhome a Heartache«, die er unter anderem mit den Worten anschmachtet: My breath is inside you. Perfekte Allegorie dieses Typus der Starverehrung: Alles, was in Dir drin steckt, habe ich hineingeblasen. Und das ist es, was ich an Dir liebe, das Objekt- und Geschöpfgewordene meines Inneren.

Um eine Definition des Helden unter Pop-Bedingungen zu wagen: einer oder eine, deren Metamorphosen nicht unbedingt in der Sukzession seiner Erfahrungen, nicht in seiner Narration oder in seinem Mythos liegen, sondern einer, der durch so viele Subjektivitäten hindurchgegangen ist. In dessem idealen, medienverbreiteten Körper Atem von vielen steckt. Der mit anderen Worten so vielen wie möglich so intim wie möglich bekannt ist und so, angesichts der Verschiedenheit der ihn kennenden und verehrenden Subjektivitäten, Metamorphosen durchlebt, im öffentlichen Bewusstsein, also vor so einer Art Summe der Subjektivitäten als konstante und wiedererkennbare Erscheinung dasteht. Aufgrund dieser Konstanz und in dieser Konstanz gewinnt er zwar eine verlässliche Substanz, die aber nicht zu genau inhaltlich fixiert werden darf, um nicht den privaten Umgang zu stören. Daher stört es Fans so wahnsinnig, wenn ihre kollektive Verehrung auf soziologischen Klartext gebracht werden soll.

Das formal und inhaltlich notwendig Offene, Gefäßhafte der Star-Struktur drückt der englische Begriff Dreamboat ganz schön aus – ein Vorläufer vielleicht auch des Dreamhome. Zwar ist Dreamboat, ein Begriff aus dem klassischen Hollywood der 30er Jahre, ein Ausdruck für eine eher in dieser Zeit verbreitete, ganz bestimmte Sorte Star, und zwar einen, den man eigentlich nur anschwärmen kann, dessen fiktionale

Existenzen besonders wenig mit Realität zu tun hatten. Aber dieses Wort stellt das Vehikelhafte, Instrumentelle und auch Formale der Star-Person schöner dar als andere Ausdrücke. Dieser Held, der wie ein Boot über die unfixe, schwankende See des Lebens gleitet, ist das perfekte Bild für die Substanz-aus-Konstanz-Formel. Wir können uns auf seine Tragfähigkeit verlassen, auf seine Gestalt und Kontinuität – sein Inhalt bleibt völlig uns überlassen. Wir sind jetzt die Götter, deren Willkür etwaigen Subjektivitäten des Dreamboats gegenübersteht.

Wir wollen allerdings, das ist eine zentrale Mechanik der Gegenwartskultur, das, womit wir ganz intim sind, draußen zeigen. Das Vorweisen der intimen Beziehungen und der individuellen Commitments, der Geschmacksentscheidungen, ist ein zentrales Paradox der zeitgenössischen Populärkultur. Man kann diesen Zusammenhang sogar dynamisch beschreiben: Je intimer der Star uns wird, je näher er uns kommt und je mehr wir die Entscheidung für einen bestimmten Star als sehr persönliche Entscheidung betrachten, desto mehr wollen wir nach außen zeigen, dass wir sie getroffen haben. Schon die große Beatlesmania war ja vor allem dadurch gekennzeichnet, dass die Fans völlig ungeschützt intime Gefühle zeigten. Denen ging es zwar noch nicht in derselben Weise um das Vorzeigen von Intensität, dem Intensitäts-Exhibitionismus späterer Jugendkulturen, wichtiger war wohl tatsächlich noch die aus religiösen Zusammenhängen bekannte Geste des Bezeugens. Aber genau dieser Zusammenhang zwischen innigster, empfundener quasi-religiöser Bezeugungsgeste und ihrer Veröffentlichung mit durchaus entwickelten Distinktionsabsichten findet hier seinen Ausgangspunkt.

Der Auslöser von Beatlesmania und vergleichbaren Phänomenen ist aber stets der Moment des Erkennens. Das Erkennen aber ist ein Wiedererkennen. Das Wiedererkennen ist nur möglich und auch überhaupt nur brisant, wenn vorher die intimen Informationen über die Stars zur Verfügung gestanden haben. Den Hollywood-Star kenne ich von der Leinwand in einer Rolle. Wenn ich ihn wiedererkenne, sehe ich ihn wieder auf der Leinwand in einer anderen Rolle. Den Pop-Star kenne ich von Nähe-Medien, vom Fernsehen, von Zeitschriftenbildern, von Schallplattenhüllen, ich kenne seine Stimme und den Sound seiner Instrumente von Schallplattenspielern und aus dem Radio, die in meinen Wohngemächern stehen, nicht an öffentlichen Orten. Der Pop-Star muss also längst eingeführt sein und nicht in erster Linie durch Bühnenpräsenz und Charisma sich auszeichnen, sondern dadurch, dass er auf ein schon kursierendes Bild reagieren kann: auf im Übrigen unterschiedliche Weise, Bestätigung wie Verwandlung unter Bezugnahme des schon bestehenden Bildes sind beide möglich.

In seiner Schrift »Die Eroberung der Allgegenwärtigkeit« von 1928 entwirft Paul Valéry ein Zukunftsszenario einer allgegenwärtigen Musik, das heute sehr real geworden ist. Er weist dabei der Musik, die im Schlafzimmer und in anderen intimen und privaten Gemächern gehört wird, die Funktion des Trostes zu. Etwas, das ich rezipiere, wenn ich mit mir allein und ungeschützt bin, ist sozusagen automatisch tröstlich, weil es das Ungeschützte der Situation auffüllt, ohne zu verletzen. Und das ist Trost: das, was mir nahekommt und mich nicht verletzt. »One good thing about music: when it hits you, you will feel no pain«, sagt Bob Marley.

Beim Konzert oder dessen Übertragung erkenne ich wieder, nun in einer völlig anderen öffentlichen Situation, das, was mir sonst Trost gespendet hat. Das Wunder, das da stattfindet, ist, dass sich die scheue Quellnymphe meiner intimen seelischen Relationen in den eisernen Heros eines Tausende zählenden Heeres verwandelt hat. Die besondere Funktion des Pop-Stars ist es um 1960, 1965, sehr viel größere öffentliche Massen, als sie die Kulturindustrie bislang versammeln konnte, mit einem sehr viel höheren Grad von individueller Empfindlichkeit zu versöhnen, der um dieselbe Zeit die Einzelnen, die diese Massen bilden, auszeichnet.

Es gibt also neben der Verwandlung, die darin besteht, dass ein real lebender, inszenierter menschlicher Körper sich auf ein massenhaft kursierendes Bild bezieht, eine zweite strukturelle Verwandlung. Die findet auf der Seite der Rezipienten statt. Sie verbindet einen maximal intimen mit einem besonders öffentlichen Gebrauch, die von der Konstanz des Stars aneinander gebunden werden. Dies betrifft im Übrigen nicht nur Live-Auftritte, sondern abgeschwächt, aber im Prinzip ähnlich, jeden öffentlichen Gebrauch intimer Star-Beziehungen.

Dazu muss der Pop-Star diese Verwandlung aber inszenieren oder sich in Inszenierungen bewegen, die seine strukturelle und funktionale Verwandlung erkennbar machen und bezeugen. Er muss entweder von ganz unten kommen oder genauso jung und unbedarft sein wie sein Publikum und dann plötzlich groß und triumphal sein oder eben einfach ganz oben. Es muss sich um eine Verwandlung in Bezug auf die Strecke seines Lebens handeln, aber sie muss jeden Abend oder bei jedem Auftritt neu inszenierbar sein. Je länger es Pop-Musik gibt, desto subtiler wird die Verwandlung, desto mehr handelt es sich um Metamorphosen innerhalb eines differenzierten Feldes.

Johnny Cash, um ein beliebiges, aber auch besonders langlebiges Beispiel herauszugreifen, ist als Persona böse, bedrohlich, zuweilen überraschend gütig, aber stets von der Aura möglicher Gewalttätigkeit umgeben. In seinen Texten mordet er mehr als einmal Frauen, die er zu sehr liebt, oder Männer, denen er nur beim Sterben zusehen möchte. Gefängnisse und andere verachtete wie angstbesetzte gesellschaftliche Zonen sind Konstanten, auf der seine Star-Persona basiert. Als Figur des öffentlichen Lebens ist er – zumindest in der zweiten Hälfte seiner Karriere – hingegen eher als sozial engagierter, politisch fortschrittlicher und moralisch ansprechbarer Typ bekannt, der aber wiederum mit einer Entschiedenheit auftritt, die charakterlich den bösen, bedrohlichen Personen durchaus ähnlich ist. Cashs politisches Engagement, seine Erreichbarkeit für den moralischen Diskurs lebt davon, dass wir ihn ganz genau als einen kennen, dessen Temperament auch ganz anders kann. Wir sind sozusagen bei unserer – imaginären – Interaktion mit dem echten Johnny Cash dankbar für die Ausnahme des Vernünftigen, die er uns zugesteht.

Wie wir an diesem Beispiel aber auch erkennen können, gibt es bei der Verwandlung des Pop-Stars von Alltagsperson in Star nicht immer zwei grundsätzlich verschiedene Rezeptionen. Die gleichen Medien und Telepräsenzen informieren uns über den Charakter der realen Person, die uns über die Eigenschaften der künstlerischen Persona informieren. In beiden Modi aufzutreten und präsent zu sein, immer näher beieinander, wird immer häufiger. Zunahme von Star-Informationskanälen und dazugehörige Bilder produzieren immer mehr Bühne und Inszenierungsmöglichkeiten für den Off-Stage und Backstage-Auftritt. Die Konjunktur des The Making Of-Genres und der Reality-Formate bringt eine zweite Sphäre von Star-Präsenz hervor, die schließlich auch einen neuen, sich nicht mehr verwandelnden und dadurch auch nicht mehr konstanten, sondern indifferent wabernden Typ von Star hervorgebracht hat, der kein Held mehr ist, in keinem Sinne, sondern eine Celebrity.

Den Akteuren der Pop-Musik wurde das Formale und Gesetzmäßige ihres Handelns schon früher klar, die spezifische Dialektik aus Konstanz und Wandel der Pop-Musik, die sich auf den Wandel vom intim vertrauten zum allgegenwärtigen Star einerseits und auf die inszenierte Konstanz und daraus abgeleitete Substanz andererseits bezieht. Bewusst heißt natürlich nicht, dass Pop-Musiker in diesen Begriffen dachten, aber es fällt auf, dass spätestens seit den 70er Jahren das ästhetische Handeln vieler Pop-Musiker darauf ausgerichtet zu sein scheint, die strukturelle Lage der Pop-Musik-Performance anzugehen.

Dabei entstanden zwei Strategien, zum einen eine vor allem bei der Rock-Musik anzutreffende Position, die man später, durchaus kritisch gemeint, »Authentizismus« nannte und deren Vertretern man einen männlich-phallozentrischen Kult der Selbst-Identität vorwarf. Diese Position besteht gerade gegen alle Evidenz darauf, dass der Star sich nicht verwandelt, dass er immer eine Person ist, die mit sich selbst identisch keine Wandlungen durchmacht. Sowohl der Wandel von empirisch existierender, alltagssprachlich agierender Person zu symbolisch handelnder Persona wurde abgestritten, als auch der funktionale Wandel vom intim vertrauten Medienstar zur öffentlich verfügbaren Figur. Die unausgesprochene Ideologie dieses *Rockism* setzte sich aus einer Vulgär-Kritik der Ware und einer Verklärung des Männlichen zusammen, die natürlich auch verschobene Reaktionen auf die zunehmende Vermarktung von Pop-Musik waren. Statt diese zu begreifen, wurde aber die Wandelbarkeit schlechthin als Bedrohung erkannt und natürlich auf bestimmte sich entziehende und sich routinemäßig wandelnde, schminkende Sündenböcke projiziert: Frauen und Schwule zum Beispiel.

Die zweite Strategie ist das Gegenteil und vielleicht vom Glam-Rock zuerst kenntlich und sichtbar ausgestellt und eingesetzt worden. Sie betont nun gerade die Varianz und die Variablen. Sie zelebriert die Instabilität und unterläuft die einfache Ableitung einer Substanz von Konstanz. Zugleich baut auch sie auf Konstanz, und je länger wir diese ursprünglich sympathischere Strategie beobachten können, desto leerer wird sie gerade an diesem Punkt: Ständiger Wechsel und Metamorphosenmanie verstärken etwa bei der späten Madonna oder dem späten Bowie gerade die Charakteristik einer höheren Kontrolle durch einen besonders totalen Meta- und Gesamtkünstler und damit das Gefühl der unheimlichen Konstanz eines Helden, dem nun gar nichts mehr passieren kann.

Das Schmähwort, das nicht nur Rockisten stets für ihre Gegner oder für andere Präsentationsformen und andere Lebensstile in der Pop-Musik und der Kunst schlechthin zur Verfügung hatten, lautet: Poser. Ein Poser tut nur so, schließt sich nur aus opportunistischen Gründen des Modischen einer kulturellen Konstellation an. Der Poser ist nicht echt. Tatsächlich waren aber nicht nur alle wichtigen Pop-Stars irgendwann einmal Poser, schließlich ist auch die Pop-Musik-spezifische aktive Rezeption, von der hier schon mehrfach die Rede war, die Urform des Posertums. Posing ist aber auch eine Art der Performance, die eben gerade die fatale Binarität von Rockism und Flexibilismus – den beiden, einander die Bälle zuspielenden Großideologien der Persönlichkeit im Postfordismus – überwindet. Craig Owens verbindet in seiner von der Rolle der Pose in der Fotografie ausgehenden Theorie des Posierens den Produktionsmodus der Poser-Performance mit einem dritten Geschlecht, zunächst im grammatischen Sinne. Nicht aber dem dritten Geschlecht der Substantive, dem Neutrum, sondern dem dritten Geschlecht der Verben, das es etwa im klassischen Griechisch zwischen Aktiv und Passiv gibt und das man Medium nennt. Medium-Formen übersetzt man ins Deutsche mit Reflexiv-Formen: sich zeigen statt zeigen oder gezeigt werden.

Der Poser wäre also eine Figur, die zwischen Aktivität und Passivität in einem dritten Tätigkeits- und Produktionsmodus oszilliert. Sie muss nicht mehr den Schritt machen von Konstanz-Behauptung zu Verwandlung, von Intimität zu Öffentlichkeit: der Poser zieht diese Pole der Pop-Metamorphose zusammen. Das bringt ihn in eine gewisse Nähe zur Celebrity. Im Gegensatz zu dieser traurigen Figur hat der Poser aber genau diese unentschiedene Zwischenstellung zwischen Markierung und Demarkierung, zwischen Persona und Alltagsperson etc. im Griff. Dies aber eben auch nicht von einer höheren Kontrollposition der Konstanz aus, sondern durchaus immer nahe am Risiko. Der Poser bringt die existenzielle Komponente zurück, indem er das Leben zwischen Passion und Aktion der immer schon fertigen Vergesellschaftung entzieht.

Letztes Jahr wurden überall in Deutschland Antony und seine Band The Johnsons gefeiert. Antony verbindet den Gegensatz einer extrem schutzlosen Kopfstimme, mit der er intime Balladen intoniert, die sein Publikum in der Regel herzzerreißend findet, mit einem eher kalten und unverbindlichen Auftritt, bei dem er sein Publikum kaum ansieht, sich hinter der Abwicklung der Songbegleitung am Klavier versteckt und die komplette Verwandlung in eine hochemotionale Bühnenpersona, die seine Stimme und seine Liedtexte unausgesetzt versprechen, konstant verweigert.

Ich habe eingangs die Bandbreite von Ovids Metamorphosen erwähnt. Sie reicht von den Kämpfen der älteren präolympischen Göttergeneration bis zu Cäsar, seinem Zeitgenossen. Im 19. Jahrhundert trennte man dann Götter- und Heldensagen. Tatsächlich können aber auch Menschen zu Göttern werden, unsterblich werden oder auch als Steine oder Sternbilder weiterleben, ohne richtig zu leben. Anders als in der sauber getrennten Welt von Göttern und Helden, in der nur die Letzteren ein Risiko tragen, tragen in den Metamorphosen alle eines, und alles kann passieren. Das erreicht Ovid nicht, indem er die Geschichten ändert, sondern indem er sie kombiniert. Pop-Musik hat in ihren interessanten Momenten diesen Zustand wieder angesteuert. Dass auch Götter zu Menschen werden können, ist allerdings ein fader Topos, wenn eben nicht auch das Gegenteil ständig in Aussicht gestellt werden kann. Die Möglichkeit der (gesellschaftlichen) Verwandlung offenzuhalten, nicht als Geschichte, sondern als reale Option, das ist das Versprechen der Pop-Musik. Indem sie verspricht, negiert sie natürlich jedes alltagspolitische Geschäft aus Planung, Vernunft und Engagement. Sie entzieht diesen Arbeiten die Kräfte und gibt sie zurück, indem sie die Ziele reaktiviert, immer in der Mitte zwischen Eskapismus und Ermächtigung. Wenn man nicht mehr daran glauben könnte, würde sie aufhören zu existieren.

4 Osiris und die Götter der Performance I
Bob Dylan in »Renaldo & Clara«

Bob Dylan ist 65 geworden und zum Gegenstand einiger Debatten und gelehrter Kommentare. In Deutschland gab es lange keine weitergehende theoretische Beschäftigung mit dem kulturellen Format der Pop-Musik, sondern nur die beiden klassischen (und reduktionistischen) Varianten, Pop-Musik entweder als Musik des Protests oder der Subkultur zu adeln oder als Bestandteil der Kulturindustrie und der Massenkultur zu verdammen. Dennoch konnte man immer schon recht elaborierte Reflexionen über Bob Dylan finden. An Dylan wurden all die Besonderheiten bemerkt und diskutiert, die man generell an Pop-Musik und ihren performativen und gattungsbezogenen Besonderheiten bemerken und diskutieren könnte. Statt aber ein neues Format zu würdigen, gebar die diskursive Struktur unserer Kultur-Öffentlichkeit wieder einmal ihr altes Lieblingsformat: die Künstler-Biographie.

Die formalen Merkmale, auf denen Narration aufbaut – solipsistischer Kreislauf und Auswege daraus, Erfahrungen machen, politisch werden, sich verwandeln –, hatte ich auch deswegen an den Anfang meiner Vortragsreihe hier im Kunstverein gestellt, weil sie dazu beitragen, die Rezeption von Kunstwerken als Rezeption von Künstlerlebensläufen zu strukturieren: ein ganz zentrles Problem von Kunstvermittlung und ästhetischer Erfahrung heute, also dem Kernbereich dessen, womit sich ein Kunstverein beschäftigt. Es existiert zwar seit den Künstlerlebensläufen von Giorgio Vasari und der Durchsetzung von Künstlerindividualismus und Geniekult im bürgerlichen Zeitalter, hat sich aber durch Pop-Musik und

Pop-Kultur und der Verbreitung ihrer Rezeptionsstile in die einst hochkulturellen Segmente der ästhetischen Erfahrungen hinein noch einmal verschärft. Dabei ist Pop-Musik genau die Kunstform, deren zentrales Material genau die Personen-Bezogenheit von Kunstrezeption darstellt. Sie hat dies immer schon und auch mit einer gewissen Bandbreite diskutiert – allerdings eher in der Arbeit selbst vorgeführt, gestaltet und durchgespielt als begrifflich diskutiert; Bob Dylan oft vor allen anderen. Insofern kann man niemandem einen Vorwurf machen, an Dylan exemplarisch zu diskutieren, was es mit der personalisierten Rezeption und ihrer Rolle in der Pop-Musik generell auf sich hat. Nur wer das tut, neigt dazu, am Symptom hängen zu bleiben. Zwar ermöglicht Dylan eine besonders avancierte Darstellung des Symptoms – der Personalisierung von Struktur. Aber die schlechte Gewohnheit der Legendenbildung schiebt sich nur allzu leicht vor die analytische Notwendigkeit, Dylan als ein Beispiel neben anderen zu betrachten. Das so absolutierte Beispiel trägt damit zu einer Sonderstellung bei, die sich längst auf den Gegenstand übertragen hat. Zuletzt hat Todd Haynes das in seinem Film »I Am Not There« illustriert.

Was aber wäre denn beispielhaft an der Dylan-Star-Persona – durchaus in Fortsetzung der in der letzten Folge diskutierten Personae? In welchem Verhältnis steht sie zur konstitutiven Ungeklärtheit der performativen Situation der Pop-Musik? Die besteht ja darin, dass man als Rezipient niemals weiß, wissen kann und sollte, ob ein Pop-Performer als er oder sie selbst oder in einer Rolle spricht. Diese Besonderheit des Formates Pop-Musik erreicht nun in unterschiedlicher Weise immer größere Teile der Pop-Kultur jenseits der Pop-Musik und auch der Künste jenseits der Pop-Musik. Man denke etwa an den Boom der Tagebuch-Literatur. Nicht nur das Tagebuch-artige Schreiben in der Gegenwartsliteratur, noch nur das Blog-Phänomen als erste genuine literarische Gattung der Netzkultur, sondern vor allem auch die Entdeckung von anderweitig und über Werke im konventionellen Sinne etablierten Schriftstellern als Autoren von Tagebüchern und dem Erfolg ihrer Veröffentlichungen in den letzten 50 Jahren – von Kafka und Thomas Mann bis zu den diversen, von Enrique Vila-Matas zusammengestellten Spezialisten des Journale-Schreibens. Die Ausnahme der oft erst nach dem Tode oder gar gegen den Willen der Autoren veröffentlichten Textsorte, in der einer mit literarischen, also formenden, distanzierenden, künstlerischen Mitteln dennoch von sich selbst spricht und so eine Zwischenposition zwischen Rolle und Selbst einnimmt, wird immer mehr zum künstlerischen Regelfall. In der Pop-Musik war dies immer schon so, und die Rolle, die Bob Dylan dabei spielt, soll uns heute interessieren.

Eine zweite Frage aber betrifft den Modus, in dem Dylan dieses Thema herausarbeitet. Es ist auffällig, dass er an verschiedenen Punkten seiner Karriere sich der Mittel und Methoden des Avantgarde-Films der 60er Jahre, insbesondere des Ansatzes von Andy Warhol, bedient, insbesondere bei dem Film »Renaldo & Clara«, der heute im Mittelpunkt stehen soll. Warhol wusste nun nicht aus der performativen Situation der Pop-Musik, sondern auch von seiner eigenen scheinnaiven Medientheorie, dass es die maschinelle Neutralität der Kamera ist, wenn man sie allein agieren lässt – ohne Drehbuch und ohne Inszenierung, soweit das möglich ist –, die die Unterscheidung zwischen Darsteller und Rolle kollabieren lässt.

Schließlich wäre als Drittes aber auch zu fragen, wie und ob Dylans Selbstreflexion über die Ontologie seines Star-Status eine weitere paradigmatische Form von Subjektivität zu den bisher thematisierten Subjektivitäts-Formaten beisteuert: Loop, Politisierung und Pose. Dabei wird »Renaldo & Clara« ein Dreieck bilden mit einigen Ideen zur Über-Subjektivität des Stars, die Dylan schon in »Like A Rolling Stone« äußert, und aber auch mit heute verbreiteten Phänomenen, wie dem überaus eigenartigen Film »Get Rich Or Die Trying« von und mit 50 Cent, in der der Rap-Superstar sein eigenes Leben als Spielfilm mit Schauspielern inszeniert, aber dabei sich selbst mit sich selbst besetzt.

Neulich war ich vom Frankfurter Institut für Sozialforschung eingeladen, um in einer Talk-Runde über die deutsche Dylan-Rezeption mitzudiskutieren. Dort wurde Dylan sowohl von Seiten einer Adorno verpflichteten Musikwissenschaft von jeder Kulturindustrienähe freigesprochen als auch von den anwesenden Soziologen, Literaturwissenschaftlern und anderen Kanon-Verwaltern als eine singuläre Erscheinung beschrieben: ein Mann ohne Umfeld, ohne Genre, ohne Tradition – oder ganz vieler Traditionen. Jedenfalls gibt es keinen vergleichbaren und daher auch keinen Zusammenhang mit dem Rest der Pop-Musik und der sie umgebenden Künste und ihrer Geschichte, auch keinen Zusammenhang vielleicht mit der Geschichte der Pop-Künste. Nein, nur eine einzige göttliche Ausnahme.

Diese göttliche Ausnahme hat aber meiner Meinung nichts mit Dylan zu tun, sondern zunächst nur damit, dass es eben oft Bob Dylan trifft, aus hier zunächst mal weggelassenen Gründen, wenn ein Vertreter der Hochkultur sich auf Pop-Musik einlässt. Die bloße Beschäftigung mit dem Gegenstand bringt eine Nähe hervor, auf die Kunstkritiker der Hochkünste nicht vorbereitet sind. Diese Näheproduktion, mal ganz unabhängig davon, ob es sich um eine authentische Nähe handelt, gehört konstitutiv zur Pop-Musik, sie hat mit ihrer Spielregel zu tun, dass wir den Künstler menschlich interessant finden müssen, um uns mit ihm zu beschäftigen – wie gesagt als Spielregel, nicht unbedingt in Bezug auf die wirklich reale Person, sondern auf eine in das Spiel als »reale Person« eingebrachte Figur.

Gemeinsames Merkmal akademischer Reden über Bob Dylan ist, dass enorm viel gewusst wird, biographische und historische Daten, philologische und musikologische Schätze eines gediegenen Kennertums und gleichzeitig im Maße ihres Faktenreichtums, ja vor allem im Maße ihres Faktenvertrauens und ihrer Faktenvertrautheit die Rede vom Mysterium und der großen Ausnahme sich fortsetzt. Auch Axel Honneth, der aktuelle Leiter des Instituts für Sozialforschung und hauptsächlich Politologe und politischer Philosoph, entpuppte sich beim Bier nach der Diskussion als Anhänger dieser Ausnahme-These, alles Kulturindustrielle außer Bobby. Dem steht die in meiner Generation verbreitete Vorstellung gegenüber, dass die Stärke der Pop-Musik nicht in der Ausnahme von kulturindustriellen Prinzipien, sondern in der Bewältigung des Kulturindustriellen oder wenigstens in einer, meistens gescheiterten, Abarbeitung zu suchen sei. Bob Dylan als vermeintlich unverschmutzter Künstler in einem alten prä-kulturindustriellen Sinne wäre ein nützliches argumentatives Vehikel, um sich diese These vom Hals zu halten.

Bei der Niederschrift dieses Textes musste ich mir gegenüber zugeben, ich machte es ja genauso. Drei abstrakte theoretische Vorträge über Person, Subjekt und Entwicklung – als Einführung in den biographistischen Modus der Rezeption von Werken – und dann als erste konkrete Personalie: Bob Dylan. Auch ich spürte dann einen vertrauten, aber auch etwas üblen Geschmack auf der Zunge, wie diese Rede automatisch entsteht, wenn man über Dylan spricht. Und wenn man über Dylans Versuche spricht, nicht Dylan zu sein oder gerade ganz besonders stark Dylan zu sein, ändert das daran überhaupt nichts.

In und an Dylan wird kenntlich, dass die gesamte Rede über Pop-Musik und andere, nach dem Modell der Pop-Musik entwickelte Stars ständig die Kategorien des Performativen durcheinanderbringt. Die altkunstwissenschaftliche, selbstgenügsame Rede über einen Künstler vermischt sich mit der intimistischen Rede über einen Freund und schließlich der kulturdiagnostisch-mythentheoretischen Rede über ein uns allen entglittenes Objekt, ein Phänomen, für das irgendwelche Strukturen verantwortlich sind.

Isabelle Graw hat in ihrem Buch »Die bessere Hälfte« einen Begriff entwickelt, der für die Theorie und Geschichtsschreibung der Bildenden Kunst eine ähnliche Krise der Gegenstandsermittlung benennt: die Ausnahmefrau. Sowohl die feministischen Kritiker der ungleichen Verteilung der Sichtbarkeit und des Erfolges männlicher und weiblicher Künstler als auch die Vertreter des Status quo hätten Schwierigkeiten, mit den dann doch real existierenden Künstlerinnen umzugehen. Diese wurden immer nur über die individuellen Spezifika erklärt, die individuelle Ausnahme, ihre jeweilige Person und Biographie erreichte einen deutlich höheren Erklärungswert als bei vergleichbaren männlichen Künstlern. So ist es auch bei Dylan: er ist die Ausnahmefigur, die an individuellen Eigenschaften die Struktur des Produzenten/Performers in der Pop-Musik erklären muss.

Schließlich hat aber auch noch niemand bessere systematische Kategorien als die der Ausnahme entwickelt. Alles, was über die individuelle Person beschrieben werden kann, erfüllt ja gerade die Bedingungen einer bestimmten primitiven Evidenz, die von den immanenten performativen Regeln der Pop-Musik begünstigt wird. Wenn es bei der nämlich darum geht, dass Rolle und Selbst eine engere – notwendig ungeklärte – Beziehung eingehen als in anderen performativen Künsten, dann wird das Künstlerselbst natürlich für alles herangezogen, auch für den Metadiskurs: der ist so und so gestrickt oder hat das und das erlebt, und deswegen hat er es auch so gemacht.

Nur die Künstler selber wissen, sagen das aber selten in expliziten Worten, dass es im System der Pop-Musik nicht einfach um eine solche entdifferenzierende Implosion der Kategorien klassischer darstellender Künste geht. Die konstitutiv zwischen Darsteller und Rolle, Singer und Songwriter unentschiedenen Künste können auch einen Gewinn, eine Errungenschaft darstellen – ob man sie als Überwindung kulturindustrieller Arbeitsteilung lesen will oder als deren markierende Denaturalisierung. Nur die Künstler selber versuchen also immer wieder, Kategorien und Metaphern zu finden für das, was sie da machen. In den 70er Jahren waren das Alter Egos wie Ziggy Stardust und Zinc Alloy, aber auch große Selbsterfindungen wie Jobriath. Auch der Versuch, sich und seinen Doppelgänger in den alten Medien und Formaten zu spiegeln, gehört hierher: Die Beatles in »Help« und »A Hard Days Night« spielten sich selbst, aber in einer fiktiven Show, Mick Jagger war in »Performance« in verschiedene Kern/Oberfläche- und Gesichts- und Charakterwechsel-Metaphern verwickelt, wie sie das Kino bis zu »Face Off« immer wieder bespielen sollte. Die Stones hatten in »One Plus One« von Jean Luc Godard, Jefferson Airplane in seinem nie vollendeten thematischen Porträt der USA jeweils die Funktion eingenommen, zwischen Fiktion und dokumentierter Wirklichkeit eine eigene Ebene zu bespielen. Aber Dylan war – von Frank Zappa und seinem durch Ironie und Parodie mehrfach abgesicherten »200 Motels« abgesehen – der Erste, der, nach einer bescheidenen Nebenrolle bei Sam Peckinpah, richtig ins Spielfilmgeschäft einstieg, indem er Regie bei einem Film führte, der die benannten Fragen strategisch von seiner Position aus thematisierte.

Und eine zuweilen erfolgreiche Strategie solcher Thematisierung, gerade im Falle Dylan, war immer schon der Wechsel der Medien und Formate. Wenn man nämlich etwas macht, das ganz in einem anderen Format stattfindet, und so die unklaren Rahmen der Produktion durch anderswo konventionell gewordene Formate ersetzt werden, erscheint vielleicht der Inhalt dessen, was man tut, oder auch die Spielregel ganz für sich, ohne supplementäre Effekte. Dylan wechselt also nicht nur Genres und zugehörige Milieus (Folk/Rock, Progressive/Country etc.), sondern ist auch immer als Erster für neue Formate zu haben: Doppelalbum, Pop-Star-Documentary (»Don't Look Back«), Konzeptalbum etc. Diese lateralen Format- und Genrewechsel kann man als frühe Versuche lesen, auf die unstabile Relation zwischen Rolle und Selbst »theoretisch« und auf der Ebene der Produktionsrahmen zu reagieren. Vielleicht gilt Dylan aus diesem einen Grund also zu Recht als Ausnahme, dass er in seiner Arbeit als Erster zu solchen konzeptuellen Maßnahmen greift. Der Sachverhalt, den er dabei thematisiert, wird aber zu Unrecht als Ausnahme und auch zu Unrecht als exklusive Eigenschaft seiner künstlerischen Arbeit angesehen, er gilt vielmehr generell für Pop-Musiker.

Andererseits weiß er auch schon sehr früh, dass die anderen Medien und die anderen Öffentlichkeitsformen, die er ausprobiert, nicht ein Außen der Pop-Musik erreichen. Denn er hat eine andere Bedingung, eine andere Regel der Pop-Musik recht früh erkannt: es gibt keine anderen Medien. Alle anderen Medien lassen sich an die Pop-Musik anschließen. Sie ist von Haus aus intermedial. Die Relativierung durch einen anderen Rahmen ist in Wirklichkeit immer Erweiterung: das performative Prinzip bleibt erhalten. Nur eines funktioniert nie: Rock-Theater. Die Eindeutigkeit der Theater-Regel, dass der Schauspieler eine Rolle spielt, ist genau die Schließung, die Pop-Musik nicht gebrauchen kann. Lustigerweise heißt die Rolle, die Dylan in seiner ersten Spielfilmrolle spielt, in Peckinpahs »Pat Garret jagt Billy The Kid«, Alias. Die perfekte Benennung dieses performativen Prinzips: immer als man selbst, aber unter einem anderen Namen bekannt zu sein.

Der Film, von dem aber hier die Rede sein soll, ist zwischen 1975 und 1976 entstanden. Er basiert auf über hundert Stunden Material, hauptsächlich während den verschiedenen Phasen der »Rolling Thunder«-Tour und ihrem Nachfolger der sogenannten »Distant Thunder«-Tour gedreht, und wurde zunächst in eine viereinhalbstündige Fassung gebracht, die 1977 in die Kinos kam. Diese viereinhalbstündige Fassung von »Renaldo & Clara« wurde in jeder Hinsicht ein Flop – weder das Publikum noch die Kritik mochten ihn. Und einige Verrisse gingen über die spießige Zurückweisung hinaus, die sich an der Länge, der Nichtgeklärtheit des Genres und des Status der Dialoge – fiktional oder nichtfiktional – störte. Pauline Kael etwa schrieb ziemlich treffend im »New Yorker«: »More tight Close-ups than any actor can have had in the whole history of movies. He's overpoweringly present, yet he's never in direct contact with us ... We are invited to stare ... to perceive the mystery of his elusiveness – his distance.« Tatsächlich ist die Summe aller Selbstde- und -rekonstruktionen dieses Films die Unerreichbarkeit des Stars. Aber auch: Die völlige Indifferenz des Stars gegenüber seinen Inhalten und das Leiden der Person, die den Star gibt, und seiner näheren Umgebung an dieser Indifferenz, schließlich der verzweifelte Versuch, diese Indifferenz zu überwinden – allerdings immer im Angesicht einer schließlich übermächtigen Alternative, der Hingabe an einen Mythos, einen Mythos, der die Aporien der Pop-Persona und ihrer Perfomances mit den Aporien der Geschlechterverhältnisse schließt. Dylans Frauen und Freundinnen verschmelzen zur Göttin Isis. Damit weist er sich selbst die Rolle des Gottes Osiris zu.

Dylan als Pop-Theoretiker scheitert – jedenfalls sieht es zunächst so aus – an der Übermacht der einerseits in der kulturindustriellen Mythenbildung, andererseits in der hippiekulturellen Mythenaffinität vorgeschlagenen Deutung der spezifischen performativen Besonderheit des Pop-Stars als ein mythisch-ritueller, wenn nicht religiöser Zusammenhang. Antike Priestergötter scheinen als Modell weiterzuführen als ein Blick auf die Geschichte kulturindustrieller und postkulturindustrieller Formen. Das war in den 70ern verbreitet. Einerseits geriet das Ritual als Erklärung von Pop-Intensität in Mode, andererseits, wie auch bei Dylan, traditionelle Amerikana wie Minstrel- und Medicine-Shows, an denen sich die Namen seiner Tourneen ja auch erkennbar orientierten.

Aber natürlich ist das auch nicht nur so. Der indifferente und ganz in seiner Priestergottfunktion aufgehende Star ist auch nur eine Schneise, die hier geschlagen wird. Die andere ist die bemerkenswerte und nun gar nicht indifferente narrative Füllung dieser Funktion mit dem eigenen Leben.

Bob Dylan wird ja nun weiß Gott nicht nur von mir als der erste aus der Generation moderner Pop-Stars beschrieben, der die geläufigen Aspekte der hier als konstitutiv entworfenen pop-typischen Engführung von Leben und Produktion in einer besonders sichtbaren Weise ausgelebt und vor allem auch thematisiert hat. Als erster Pop-Star, der im großen Stile mit selbst geschriebenen und erzählerischen Texten berühmt wurde, war er Jahrzehnte vor der akademischen exzeptionalistischen Rezeption tatsächlich der Blueprint für die spezifisch pop-musikalische Verklammerung von Leben und Arbeit, von Gegenstand und Verfügung. Da der Song-Erzähler anders als der literarische Erzähler die Erzählung und deren Darstellung zusammenfließen lässt, bekommt die Performance die Aufgabe, Auskünfte über den Grad der Authentizität der Erzählten zu geben. Was sich bei geschriebener Literatur die Projektion der Rezipienten oder auch die Gerichte zusammenreimen und interpretieren müssen, wird in der literarischen Pop-Musik an den Performer delegiert. Aber die so gegebene Auskunft ist ihrerseits auch nicht in Klartext gehalten, sondern wird ebenfalls in einer ritualisierten Form gegeben, die stets verschieden ausgelegt werden kann. Die größte Gefahr für den Erfolg dieses Vorgangs ist – wie gesagt – eine eindeutige Schließung. Ebenso wenig wie die mythische Autorität des archaisch abweisenden Priester-Gottes das letzte

Wort haben darf, die Close-Ups, ebenso wenig darf die Performance als Instanz der Authentifizierung und Interpretation die mythisch-abgehobene Form ganz entwerten und sich in die Niederung einer erzählbaren Geschichte mit Pointe begeben.

Die unausgesprochene Regel der Pop-Performance ist – auch auf der Ebene ihrer eigenen quasi-theoretischen Selbstreflexion – die ewige Aufschiebung der Entscheidung, ihre Aufgabe aber ist es, sie brisant zu halten. Damit wiederholt sich auf der Ebene von Dylans filmischer Pop-Theorie, was auf der Ebene naiver Starverehrung passiert, nicht nur die Unentscheidbarkeit und die Aufschiebung der Frage, spricht da die Person oder spricht die Rolle, sondern eben auch auf der Ebene, spricht da der eine Funktion einnehmende inhaltlich indifferente Priester-Gott, der sein Material seiner Funktion unterordnet, oder spricht da ein Künstler, der sein eminent wichtiges, konkretes individuelles Lebensmaterial sich entschlossen hat, von der Position eines Schamanen-Priesters aufzubereiten. Weder der symbolische noch der physische Tod stellen eine Grenze der Aufschiebung dar, den Wiederbelebungen, den Revivals sind kein Ende gesetzt. Dass man in der Pop-Musik nicht einfach abtreten und die Bühne verlassen kann, hat Dylan ebenso bei anderen beobachten können wie am eigenen Leibe erfahren. Neben Fluchtbewegungen gibt es aber auch eine Reihe von Versuchen, das Problem frontal anzupacken.

Bob Dylans Karriere wird aber nicht nur von einem, sondern zwei Filmen eingeklammert, die beide zentral für Fragen des Dokumentarischen und des Verhältnisses von Person und Persona sind. D. A. Pennebakers »Don't Look Back« (1967) definiert Dylan als einen Pop-Star neuen Typus, gerade dadurch, dass der Film gleichzeitig an der Absicht, Dylan zu dokumentieren, scheitert. Jedenfalls wenn Dokumentation heißen soll, hinter den Kulissen die eigentliche und tiefere Wahrheit der öffentlichen Persona Dylans aufzufinden. Hier passiert das Gegenteil: Hinter den Kulissen wird die Inszenierung erst wirksam. Hinter den Kulissen findet der Dokumentarist erst den wirklich neuartigen Star vor, der eben nicht nach dem Auftritt wieder normal wird. Dessen Persona im Vergleich mit seiner Persönlichkeit nur einen faulen Kompromiss mit einem noch nicht so avancierten Publikum darstellt. Erst der Blick hinter die Kulissen bringt die irreduzible Unaufklärbarkeit hervor, ob der Performer nun von sich oder einer Fiktion spricht. Damit entsteht aber gleichzeitig ein Blueprint für ein filmisches Genre, das später auch noch ziemlich unangenehme Filme hervorbringen sollte: die inszenierte Backstage-Doku, der Tournee-Film, andere Seite des Problems Rock-Theater. Diese Sorte Film wird später auch für das Gegenteil der Aussage von »Don't Look Back« verantwortlich sein, der Festschreibung von Rock-Musik auf deren Authentizität und den Fetisch des live auf der Bühne sein Leben lebenden Helden.

Der andere Teil dieser Film-Klammer ist eben jener einzige Film, bei dem Bob Dylan selber zehn Jahre später Regie geführt hat: »Renaldo & Clara« (1977). Dies ist ebenso gut ein Spielfilm wie eine Dokumentation, wobei logisch ein Spielfilm eine Dokumentation enthalten kann, aber nicht umgekehrt. Es kann Teil der Fiktion sein, authentische Dokumente zu zeigen, aber nicht Teil einer Dokumentation, etwas zu erfinden. In diesem Film tauchen Bob und Sara Dylan scheinbar als sie selbst auf, spielen aber die beiden Figuren Renaldo und Clara. Ronnie Hawkins, der frühere Sänger von Dylans kanadischer Begleitband der Jahre 1966 bis 1973, The Band, spielt Bob Dylan. Sein Vorgänger im Verhältnis zu seiner Band spielt ihn, den Nachfolger. Dylans väterlicher Beatnik-Freund Allen Ginsberg – der ja auch zu Beginn von »Don't Look Back« auftaucht – spielt einen Charakter namens »Vater«, Joan Baez eine »Frau in Weiß«, die Dichterin Anne Waldman die »Sister of Mercy«, andere Musiker und Schauspieler, darunter Harry

Dean Stanton und Roger McGuinn von den Byrds, spielen Figuren, die wirklich leben, oder sich selbst. Zur »Rolling Thunder«-Tour hatte Dylan diverse Mitstreiter, u. a. McGuinn, Jack Elliott, eingeladen, die alle eigene Show-Teile bestritten und auch mit Dylan zusammenspielten. Von den 47 Musikstücken in »Renaldo & Clara« stammen nur 22 von Dylan. Auch Sam Shephard taucht auf und schreibt Dialoge, die tatsächlich aufgeführt werden. Echte Tourszenen und inszenierte Momente wechseln einander ab. In einem Interview mit Jonathan Cott erklärt Dylan, wer ihn neben Tod Browning, Jean Luc Godard, Alfred Hitchcock und Sam Peckinpah bei dieser Vorgehensweise beeinflusst habe: »You know who understood this? Andy Warhol. Andy Warhol did a lot for American cinema.«

Das ist also die Antwort an Pauline Kael. Aber es ist auch die Antwort auf meinen Vorwurf, Dylan sei mit seiner mythisch-ritualistischen Isis/Osiris-Nummer als Pop-Theoretiker gescheitert. Das war ja nur der Plot, aber die Kamera sendete die ganze Zeit Close-Ups. Mit denen erzählt man nicht von Ritualen. Und natürlich gibt es einen einzigen Regisseur mit mehr Close-Ups als das ganze Hollywood-Kino, und das ist eben Warhol. Dylan wusste, dass er einen Film über das Star-Problem nur drehen kann, wenn er Warhols zentrale Idee, dass die offene und unentschiedene Stelle im kulturindustriellen Gefüge nicht die Autorschaft des Regisseurs sei, wie die Kritiker und Filmemacher der Cahiers Du Cinema ungefähr zur selben Zeit meinten, sondern der Star. Dylan hatte die Factory bekanntlich erlebt, einige seiner Interpreten wollen sogar Warhol im Personal von »Like A Rolling Stone« entdeckt haben – und »Like A Rolling Stone« ist der erste startheoretische Großtext von Dylan, dazu später mehr.

Tod Brownings »Freaks« ist tatsächlich der zweite, nur allzu verständliche Bezugspunkt von »Renaldo & Clara« und vielleicht auch der wahre Vorläufer aller Rock-Dokus: eine reisende Gruppe von Ausgeschlossenen, die quer durch ihr in Raum und Zeit ganz anders organisiertes anormales Leben hindurch, durch ein Leben, das die Linearität von Erzählung eigentlich ausschließt, Liebes- und andere Geschichten erleben. Dylans Personal sind die Beteiligten der »Rolling Thunder Revue«, die ihrerseits ruhelos und endlos umherziehen, denen die ewige Bewegung in Bussen und Flugzeugen jeden festen Raum nimmt, vor dessen Hintergrund man linear und narrativ werden könnte. Die aber gerade dadurch mit ihren Liebesgeschichten – in erster Linie die »authentische« Liebes- und Trennungsgeschichte von Bob und Sara Dylan – die Nähe zum Mythos gewinnen, der Dylan in dieser Phase einen Ausweg zu verheißen scheint. Vor allem aber sind die Darsteller von »Freaks« eben auch sozusagen wirkliche Freaks. Die Darsteller des in den 60er Jahren wiederentdeckten Films von 1930, die alle möglichen Behinderungen dem Amüsement des Publikums zur Schau stellen, haben erkennbar auch im wirklichen Leben dieselben Behinderungen, was die Rolle-Darsteller-Trennung ähnlich unterwandert.

Schließlich Godard: das ist das Offensichtlichste, das ist vielen aufgefallen, und genau im Vergleich mit Godard stürzt »Renaldo & Clara« auch immer wieder ganz fürchterlich ab. Wie der sprichwörtlich gewordene Godard behandelt Dylans Film die Arbeit, für die man bezahlt wird, und die Arbeit, die es macht, Subjekt zu sein, und den Zusammenhang zwischen beiden. Aber zum berühmten Godard-Dreieck »Arbeit – Leben – Kino« fehlt hier nur zu oft das Kino. Es gibt keine kinematographische Analytik in »Renaldo & Clara«. Es gibt nur die Warhol'schen Screen-Test-Nahaufnahmen und die Ikonographie der Rock-Tour-Doku à la »Mad Dogs & Englishmen«. Beides sind eigentlich Filmsprachen, die, wenn auch auf unterschiedlichen Niveaus, genau wie Pornographie oder Sportübertragungen die Kinematographie umgehen oder missbrauchen oder verlassen wollen. Das Zeigen des Gegenstands soll den Gegenstand nicht stören.

Die dann nach dem Flop der Originalfassung veröffentlichte Zwei-Stunden-Kurzversion geht auch genau auf diesen Punkt ein: sie reduziert den Film, nicht um alle Backstage-Elemente, aber um alles, was die Verwirrung über den Star und seine verschiedenen Identitäten beschwört. Es ist ein Film, der in erster Linie Konzertausschnitte zeigt, aber die sind in dieser Phase und in diesem Zusammenhang immer noch gespenstisch genug.

Kurz vor der »Rolling Thunder«-Phase erscheint die LP »Desire«. Auf dieser LP hat der paradigmatische Singer/Songwriter Dylan fast jeden Song mit einem Co-Autor geschrieben: Jacques Levy, von Haus aus Drehbuchautor, Szenarist und Theatermann mit allerdings einem Ph. D. in Psychologie. Eine teuflische amerikanische Mischung: Er hat das Szenario für das 60er-Jahre-Entkleidungs-Musical »Oh! Calcutta« geschrieben und ist Jungianer. Dylan spitzt seinen neuen, mit »Blood On The Tracks« begonnen Schreibstil, womöglich unter Levys Einfluss, zu, aus individuellen Geschichten Szenen werden zu lassen. Auf »Desire« ist fast jeder Song verfilmbar. Die an historischen Tableaus reiche Geschichte des Mafioso »Joey«, die tropische Tragikomödie »Black Diamond Bay« und natürlich der Justiz-Krimi »Hurricane«.

Dylan liegen zu dieser Zeit drei Dinge am Herzen: zum einen eine Rückkehr zum direkten politischen Statement. Was mit »George Jackson« begann, einem Song, der einem in der Haft ermordeten Black Panther gewidmet war, seiner letzten Single vor »Desire« aus dem Jahre 1971, geht mit »Hurricane« weiter, der siebenminütigen Single aus »Desire«, die, in Bildern wie aus New-Hollywood-Filmen, vom Leben und Leiden des zu Unrecht eines Mordes angeklagten Boxers Ruben Hurricane Carter berichtet. In »Renaldo & Clara« wird Carter im Gefängnis besucht. Dylan leitet eine Art Kampagne für seine Freilassung. Der Fall wird zum öffentlichen Thema, das in einer Weise mit Dylan verbunden ist, wie es die Bürgerrechtsbewegung in den 60ern war. Zumal Dylan einen Zusammenhang zu früheren antirassistischen Texten explizit herstellt. Später ist die Geschichte tatsächlich von Hollywood verfilmt worden.

Das zweite Thema ist seine Frau und deren Eintragung in eine esoterische Privatmythologie. Sara Dylan ist die erste seiner Frauenfiguren, die mit Klarnamen auftaucht. Zur gleichen Zeit wird auf »Desire« das langjährige Frauen-Bashing – von »Like a Rolling Stone« über »It Ain't Me«, »Positively 4th Street« bis zu »Idiot Wind« und nicht wirklich unterbrochen durch »She Belongs To Me« – durch das Auftauchen weiblicher Gottheiten, »glamouröser Nymphen« und »mystischer Kinder« ersetzt. Ja, mehr noch die verschlüsselten Liebesobjekte der Vergangenheit werden im Nachhinein bekanntgegeben: »Staying for weeks in the Chelsea Hotel/writing ›Sad Eyed Lady of the Lowlands‹ for you«, heißt es in »Sara«. Wir wissen nun also, dass auch dieser Song schon von Sara Dylan handelte. »Isis«, der Song, vereint und verbindet schließlich diverse empirische Frauen und wird zum ideal-mysteriösen Gegenüber für schließlich Dylans drittes Thema: ihn selbst.

Und das macht für seine traditionellen Fans auch die Konzertausschnitte und den Rock-Film »Renaldo & Clara« schwer genießbar. Es reicht Dylan nicht, die Frage nach Persona und Person szenisch auszutragen, in Dialogen mit sich selbst, mit einer Auffächerung seiner Person in mehrere Personae, durch eine Vervielfältigung von ihn repräsentierenden Rollen. Er inszeniert sich, seit er als Gegenüber von Isis virtuell zum Osiris geworden ist, auch als Gottheit, die nicht nur song- und textbezogen unterschiedliche Figuren und Perspektiven verkörpert, sondern auch in seinen Kostümen und vor allem durch Schminke. Dylan ist gut drei Jahre nachdem das in der Glam-Rock-Welt Mode war, während der ganzen Rolling und Distant Thunder-Tournee geschminkt. Wobei es einen Schminkstil gibt, der eher »Showfreak« à la Browning repräsentiert, einen mit viel Kajal, der eher Glam-Rock darstellt, wie auf dem Cover der damals entstandenen Live-LP »Hard Rain«, und schließlich einen, der transvestitisch verstanden werden kann.

Die Schminke und die bewusst billigen Verwandlungseffekte haben also mehrere Gründe. Einer ist sicher das Konzept der Rolling Thunder-Revue. So sollen hier zirzensische Traditionen des alten Amerika angesprochen werden, die herumziehende Horde Minstrels, die mit Medicine Shows von Ort zu Ort reist und neben Tinkturen und Wundermitteln primitives Entertainment anbietet – der Ursprung der amerikanischen Kulturindustrie: Heil und Gesundheit plus Lachen und Rassismus, alles in einer Show. Auch Tod Brownings »Freaks«, das schon erwähnte andere Vorbild, verbreitet die Atmosphäre der Medicine-Shows und das mit ihr verbundene kitsch-dialektische Thema von extremer Ausbeutung und zarter Menschlichkeit.

Zum anderen ist aber das Götterspiel und der Versuch, die wohl reale Ehekrise in die Vervielfältigung der Rollen und in manchen Schminkversionen auch der Geschlechterrollen hineinzuholen, eine typische Strategie der Rock-Musik der 70er. Die Bands der 60er wurden in den 70ern zu den immer szenischer agierenden Superstar- und Stadionensembles aus lauter großen Einzelnen, die nur zwei Möglichkeiten hatten, um die neu dimensionierten Flächen, Frequenzen und Fanmassen zu bedienen: entweder sich aufblasen oder sich vervielfältigen. Letztere Strategie war natürlich die interessantere. Sie war auch mit einer Fragestellung verbunden: Wie waren die Images, Projektionen und Fetischisierungen, mit denen man zu tun hatte, miteinander verbunden? Gab es Unvereinbarkeiten, oder war die pure Addition von Attributen eine praktische Lösung? Konnte man sich verwandeln wie eine Ovid-Gottheit? Oder steckte man in Montagen oder in Riten? Oder lag man auf einer Couch?

Das Spiel mit der Mythisierung dieser Probleme und Potenziale wurde dabei natürlich regelmäßig existenzieller Ernst. Man muss davon ausgehen, dass die meisten Musiker der klassischen Rock-Phase wirklich nicht wussten, was sie theatralisch taten. Sie standen unter dem Druck ihres Karrieremanagements auf der einen Seite und sahen sich mit neuartigen, vor allem Mitteln der Verstärkung und Vergrößerung ausgestattet auf der anderen. Auch Transgender war eine dieser Möglichkeiten, und sie war meistens nicht ein Übertritt, sondern eine Erweiterung, eine Vergrößerung des kommandierenden Rock-Subjekts. Ja, sehr oft ist – bis heute – Transgender das zuständige Bild oder Ritual oder Genre für die Verwandlung der Alltagsperson in die Bühnenperson. Da es sich nicht einfach um eine Rolle handelt, die Verwandlung aber fundamental war, eben tiefer reichte als das Spielen einer Rolle, hatte man die Wahl. Man konnte es mit einer Übertretung der Gender-Position parallelisieren, notabene: unabhängig davon, ob man das im wirklichen Leben auch attraktiv fand. Oder man konnte sich sozusagen dauerhaft in der Person des Alias, desjenigen also einrichten, der immer nur durch einen anderen Namen bekannt ist, wie Dylan das in »Pat Garret jagt Billy the Kid« versucht hat.

Doch Dylan hatte nicht ganz die gleichen Probleme oder Versuchsanordnungen zu bewältigen wie die Mitglieder von Led Zeppelin und die anderen Stadionrocker, deren Act nicht mehr vom Format der Band gehalten werden konnte, weil alle als Einzelne immer mehr Attribute anhäuften. Er war ja gerade nicht aus einer Band ausgebrochen, sondern hatte schon immer mit der sukzessive sich steigernden Integrationskraft seiner Legende zu tun. In den mittleren 70er Jahren kehrte Dylan zunehmend in die Öffentlichkeit zurück, aus der er sich nach seinem Motorradunfall ebenso nach und nach zurückgezogen hatte. Den Höhepunkt dieses Rückzuges stellt allerdings paradoxerweise die Doppel-LP »Self Portrait« dar, die auf jeden Bezug auf aktuelle Politik, aktuelle kulturelle Entwicklungen verzichtet und die Erwartungen seines gegenkulturellen Publikums massiv enttäuscht. Sie enthält den Gedanken, dass es jenseits des ganzen performativen Kuddelmuddels ein Selbst gibt – und dass sich das wiederum ungebrochen repräsentieren lasse. Im alten Kontext. Dylan wechselt auch hierfür das Medium, das »Self Portrait«, das dem Album einen Namen gab, ist ein gemaltes Selbstporträt.

Er hat also zur selben Zeit wie die anderen – Jagger, Morrison, Daltrey/Townshend, Page/Plant, Bowie – die Vergrößerung des Ego als Eroberung von Rollen, Kostümen, Flächen und Genres erlebt und inszeniert, seinen ersten großen und erklärten Ego-Trip als Rückzug gestaltet: Rückzug aufs Land und vor allem auf »Self Portrait« als Rückzug in die Unprofessionalität und in die Inkompetenz: Er singt schlecht und falsch, summt manche Stücke nur, bricht ab, redet etc. Dies könnte man als Wasser auf die Mühlen der Dylan-Exzeptionalisten laufen lassen, es stellt aber eine Reaktion auf Probleme dar, die genuin mit dem kulturellen Format Pop-Musik zu tun haben, nicht mit Musik an sich, nicht mit Kulturindustrie an sich, nicht mit Literatur an sich.

Seine langsame Rückkehr danach schüttelt diese Erfahrung und diese Möglichkeit nie ganz ab: Man kann zwar nicht die Medien wirklich wechseln, man kann nicht aus dem endlos alles absorbierenden Format Pop-Musik austreten. Aber man kann die Formate und die Genres so anders auslegen, dass man doch ein anderer werden kann, ohne nur additiv anzuhäufen. Der Ego-Trip hat immer auch mit Subtraktion zu tun, mit der Unterwerfung unter andere Regeln, und wird damit zu einer anderen Sorte Ego-Trip. Sein eigentlicher Sinn ist nicht die neue Persona, sondern das Verhältnis von Person und Persona neu zu bestimmen.

Dabei besteht Dylan gerade beim Reden über »Renaldo & Clara« in dem berühmten Interview mit Jonathan Cott auf der Trennung von Leben und Kunst, die nicht nur seine Interviewer so gerne aufheben würden, sondern Pop-Fans ganz grundsätzlich. Nur führt diese Trennung nicht durch die Unterscheidung von verschiedenen Genres der Repräsentation, Fiction & Nonfiction, um mit den Regalen amerikanischer Buchläden zu sprechen, sondern jede Repräsentation ist Fiction, ist Kunst. Dass man in dieser von sich redet, den eigenen Namen und den nahestehender Personen nennt und sich rundum angreifbar und verwundbar macht durch eine solche enorme Nähe zum eigenen Leben im Zentrum der Kunst, ist zunächst kein künstlerisches Kalkül, geschieht nicht, um die Kunst zu verbessern, sondern das Leben. Man muss sich genauso, durch offenes Aussprechen der Klarnamen, verwundbar machen, um besser – nämlich: riskanter, wahrhaftiger – leben zu können. Und man könnte höchstens etwas instrumentalistisch anfügen: um besser als Künstler leben zu können und also produktiv zu sein.

Denn dass letzten Endes doch die künstlerische Strategie immer siegen muss, zumindest auf der einzig verfügbaren, nämlich der der Öffentlichkeit zugewandten Seite des Stars, ist klar. Merkwürdig ist nur, dass gerade in dem Moment, wo er einerseits ein hohes Maß an Verwirrung stiftet, andererseits auch eine private Lesbarkeit durch die Nennung von Klarnamen und das Einbeziehen seiner Frau suggeriert, etwas tut, was er vorher nie getan hat: Er übernimmt Verantwortung. Er besteht in den plötzlich ungewöhnlich häufigen Interviews auf seiner Zuständigkeit für »Renaldo & Clara« und das Beabsichtigte auch seiner anscheinend kontingentesten Momente. Der ewig sich zurücknehmende, Verantwortung zurückweisende Dylan will dieses eine Mal, wo das Thema der Verantwortung ein unklarer, langer Film geworden ist, unbedingt verantwortlich sein. Am Beginn von »Renaldo & Clara« singt er seine klassische Künstlerlegende »When I Paint My Masterpiece«. Dies soll es gewesen sein, das Masterpiece. Nur unter den Bedingungen des Kinos, mit seinem sehr großen und lockeren Rahmen, der sehr vieles und sehr heterogenes Material verbinden kann und dennoch viel fester gespannt ist als die ewige, nie aufhörende Montage von Leben und Werk, die die Pop-Musik verlangt, war dieses Meisterwerk möglich. Natürlich konnte es nicht wie ein Meisterwerk aussehen.

Dass auf der inhaltlichen, nicht auf der künstlerischen Ebene der Mythos siegt und die Ehe, das Leben, dennoch zerbricht oder gerade deswegen, führt unmittelbar danach zu Dylans legendärer Konversion zu einem fundamentalistischen Christentum am Ende der 70er Jahre. »Saved« vereinfacht das ganze Material vorübergehend. Aber vielleicht kann man auch diesen Schritt mit der popstartheoretischen Erkenntnis bebildern, die schon in »Like A Rolling Stone« formuliert war. Als Höhepunkt von Verfall und Niedergang der geduzten Person wird ihr nämlich erklärt: »You're invisible, you've got no secrets to conceal.«

Das heißt also, wenn man keine Geheimnisse hat, nichts, das hinter einem versteckt ist, wird man unsichtbar. Man wird also nicht unsichtbar, weil man sich versteckt, sondern weil man nichts hinter sich versteckt. Das, könnte man sagen, ist pure Zeichentheorie: nur wenn Du auf etwas verweist, das nicht Du bist, wirst Du als Signifikant gesehen, funktionierst Du als Teil der Zeichengestalt. Man kann das aber auch so lesen: Du musst etwas, egal was, hinter Dir verstecken, damit Du sichtbar wirst. Welches Geheimnis, ist völlig egal, solange es ein Geheimnis ist. Das Geheimnis lenkt die Aufmerksamkeit auf Dich, und Du bist eben nichts als Geheimnisträger. Als solcher kannst Du zuweilen priesterlich in dieser Funktion baden, dann wieder musst Du die Realität des bezeichneten Geheimnisses betonen. Das Neue und Problematische am Pop-Star ist, dass seine ganze Person das Zeichen ist. Eine Entwicklung, die sich bei bestimmten Filmstars der großen Hollywood-Jahre – z. B. Robert Mitchum – schon andeutete, wo sie aber noch im Zaume von Spielhandlungen gehalten wurde. Auf dieses Drama des Pop-Stars als lebendes, massenmedial verbreitetes Zeichen gibt dann Dylans Erfindung der letzten Jahre eine Antwort.

Diese Antwort wäre die vor circa zehn Jahren begonnene und wörtlich gemeinte »Neverending-Tour«, eine Performance-Form jenseits der klassischen, Neuheiten vorstellenden Rock-Touren, die im Prinzip auf Ewigkeit angelegt ist und aus dem großen Fundus aller Songs schöpft, nicht ohne sie jedes Mal zu verändern. Neu ist auch, dass also jeder Schritt, jede Wahl eines Songs auf das gesamte Dylan-Universum verweisen. Die Logik der Phasen und der Betonung der einen oder der anderen Seite des performativen Paradoxes der Pop-Performance, sich selbst darstellen zu müssen, ist auch vorbei, weil jede Narration verschwunden ist. Die Zeit ist kreisförmig geworden, und von jedem Zeitpunkt aus kann man zu jedem anderen kommen, jenseits von Neuerscheinung und Revival. Und für das Fan-Publikum, das illegale Mitschnitte austauscht und sich im Netz über Songlisten austauscht, verweisen nicht mehr die Aktionen und Entscheidungen auf eine Person, über deren Authentizität man spekulieren könnte, sondern immer nur auf das letzte oder nächste Konzert. Die Datenmengen der Fans vervielfältigten sich ins Endlose, das Internet nimmt sie alle gnädig auf, und niemand glaubt mehr, dass sie zu irgendeiner privilegierten mythischen oder auch enttäuschenden Wahrheit führen könnten. Die Hermeneutik wurde aufgegeben, und die Listen bleiben reine Listen von Songs, die von Tag zu Tag länger und länger werden. Und Dylans Band kann mehrere Hundert spielen. Statt der Tiefenbohrung nach dem Menschen hinter der Persona oder dem Geheimnis hinter dem Menschen gibt es eine endlose Reihe gleichberechtigter Momente.

Teil | zwei

1 Geografie | Die 60er Jahre in den USA

In den folgenden drei Vorträgen ändert sich das Vorgehen. Bisher bin ich von der Subjektivität ausgegangen. Das ist der traditionelle Ausgangspunkt für Künstler, und er war es noch in den 80er Jahren, als die symptomatische Vokabel der Epoche *Strategie* hieß. In den 80ern war alles strategisch. Damit war die ultimative, aber auch letzte, neue Machtphantasie eines künstlerischen Subjekts verbunden, inklusive der Marktkontrolle, von der heutige Künstler so viel phantasieren. Heute existieren mindestens drei Modelle nebeneinander, die das Verhältnis von Subjektivität und künstlerischem Handeln bestimmen sollen: Entweder setzt man seine Vermögen schlau und angemessen ein (bürgerlich, These), verwirklicht sich, indem man sich ohne Kalkül hingibt und verschwendet (romantisch, Antithese), oder investiert sich selbst mit Haut und Haaren (neoliberal, Synthese). Kunstproduktion wird heute also wieder als Subjektivitätsindustrie gedacht, weniger als Dialog und Kooperation wie in einigen politisierten Modellen der 90er, aber auch nicht als sachbezogen, wissenschaftlich, intellektuell oder argumentativ, wie in den längerlebigen Theorie-Kunst-Zusammenhängen, die auch in den 90ern begannen. Als ihr Energievorrat gelten die eben beschriebenen Selbsttechniken. Man kann das kritisieren, und auch das spielt in dieser Reihe eine Rolle. Aber man kann auch die Perspektive wechseln und sich das Produkt von Subjektivität anschauen. Wie es Eigenleben entwickelt, auf Gegenprodukte und Negationen reagiert, wie Diskurslandschaften entstehen und vergehen – ohne nach den individuellen Verursachern zu suchen. Eine solche Geschichtsschreibung möchte ich in den nächsten drei Vorträgen für die Vorgeschichte unserer heutigen Situation versuchen: für je einen zentralen Aspekt der 60er, 70er und 80er Jahre. Dabei wird es um Strukturen statt um Romane und Meta-Romane gehen. Nicht Subjekte, sondern Konstellationen stehen im Vordergrund; Konstellationen, die es je zu einem Begriff gebracht haben: Gegenkultur, Glamour und Punk.

Beginnen wir mit der Gegenkultur und den 60er Jahren. Wenn wir uns durch die dichten mythischen Nebel, die über diesem Jahrzehnt liegen, endlich erfolgreich hindurchgekämpft haben, erkennen wir um 1965 in den USA drei lokale Zentren, die drei unterschiedlichen Facetten des Begriffs entsprechen. Der Konstellation aus Gemeinsamkeiten und Gegensätzen, die diese Struktur ausmachen, entsprechen also je bestimmter Städte, ihre Milieus und deren Selbstverständnis. Will man das Bild davon so konturieren, dass es für analytische Zwecke etwas hergibt, muss man natürlich ein paar Vereinfachungen in Kauf nehmen.

In New York hat sich nach dem Ende der neo-avantgardistischen 50er Jahre ein neues Milieu festsetzen können, das den Glauben an die reine Logik der Avantgarden und ihren antiillusionistischen Kampf verloren hatte. In dem Proto-Fluxus-Milieu, in dem Figuren wie Henry Flynt, Tony Conrad und Jack Smith agierten, sollten künstlerische Entwicklungen und womöglich auch Fortschritte enger an die sexuellen und kulturellen Realitäten geknüpft werden. In Gegnerschaft also zur hochmodernistischen New York School und ihren High-Art-internen Nachfolgebewegungen hat sich eine lebensstilistisch-soziale Blase um die Künste etablieren können, die man im Rest der Welt als »Underground« kennenlernen sollte. Sie hat sich in derselben Logik des Fortschritts, aber gegen die spezifischen künstlerischen Ideen des Modernismus entwickelt. Sexuelle und lebensstilistische Befreiungsideen kamen im New

York der 50er Jahre aus der Tradition des amerikanischen Surrealismus, aus der Linie, die auf die Dichter Charles Henri Ford und Parker Tyler zurückgeht, auf Künstler wie Joseph Cornell und Pavel Tchelitchev, Filmemacher wie Ken Jacobs und Jack Smith. Dies war eine eher selten explizit politische, fantastische, queere und medieninteressierte Tradition. Sie traf in den frühen 60ern auf politisierte Künstler wie Conrad und Flynt. Der Dichter Parker Tyler, der später zum Filmtheoretiker und -historiker wurde, war es denn auch, der den Begriff Underground lancierte. Seine Unterscheidung zwischen Undergroundkino und experimentellen Filmen war in gewisser Weise eine Wiederkehr der Unterscheidung zwischen offiziellem Modernismus und seiner queer-surrealistischen Rückseite. Die Gegenstände des Undergroundkinos waren die vom Modernismus tabuisierten, wie (Homo-)Sexualität, Massenkultur und Primitivismus, während sich das experimentelle Kino dem Medium selbst und seinen Bedingtheiten widmete.

In San Francisco war der lebensstilistische Faktor immer schon wichtiger als der künstlerische. Die Stadt und ihr Umland von Sausalito bis runter nach Big Sur stand eher für kommunitäre als für künstlerische Experimente: von Henry Miller bis Wilhelm Reich. Schon früh lassen sich politische Themen mit hohem Zukunftspotenzial nachweisen, die anderswo noch niemand erkannt hatte. Stadthistoriker Hank Harrison erwähnt ökologische Aktivitäten schon in den 50ern, und auch die Tradition homosexueller Identitätspolitik reicht weiter zurück als bis zu den Stonewall Riots (1969), die anderswo als deren Beginn gelten. Von Arbeiter- und Gewerkschaftsbewegung geliehene politisierte Mobilisierungs- und Organisationsformen banden das Boheme-Milieu der Bay Area enger an die politische Opposition der Nachkriegszeit, als das in New York der Fall war. Seit den mittleren 60ern heißt diese, von San Francisco verkörperte Konstellation Gegenkultur.

Die Negation beider Konzepte – Gegenkultur und Underground – war die Stadt Los Angeles. Unter dem Namen Hollywood war sie der offizielle Sitz der Kulturindustrie. Kulturindustrie aber negiert künstlerische Komplexität, Voraussetzungsreichtum, Unverständlichkeit, den Hermetismus und Elitismus des Undergrounds und seines avantgardistischen Erbes zugunsten von Populismus. Zugleich negiert sie den alternativen Lebensstil und den politisierten Nonkonformismus von San Francisco zugunsten von Konformismus und den Werten des amerikanischen Mainstreams.

Ein bekannter Underground-Künstler sagte 1963 zu einem anderen: »I can't see how I was ever ›underground‹, since I've always wanted people to notice me.« Mit diesem Satz leitete Andy Warhol die lange Reihe von Versuchen des Undergrounds ein, sich mit Hollywood zu beschäftigen. Es gab mehrere Optionen: Hollywood erobern. Hollywood etwas verkaufen. Oder, drittens, etwas entwickeln, das der negativen Synthese Hollywoods eine positive entgegensetzt. Schließlich gab es in Hollywood selbst auch einen Untergrund, und der hatte in der Tat schon immer etwas von so einer positiven Synthese von Underground und Gegenkultur.

Schlüsselfiguren dieser Epoche in Los Angeles sind Frank Zappa und Kenneth Anger. Beide sollen hier zum Zwecke der Argumentation mit einer zentralen Behauptung vorkommen, was ihrem reichen Werk natürlich unrecht tut. Zappa ist der Entdecker der seitdem viel diskutierten Tatsache, dass man einer Gegenkultur, die sich massenkulturell verbreitet (etwa über Pop-Musik oder Mode), nicht die Beobachtung ersparen kann, dass sie sich so mit der strukturellen Lächerlichkeit der Massenkultur infizieren werde. Und zwar nicht, wie später, vor allem seit Punk, gemeinhin argumentiert, über sogenannte Vereinnahmung, sondern indem sie sich, wie bei ödipalen Kämpfen eh naheliegend, am Niveau der Gegner orientiert. Zappas Hippie-Kritik war eine Kritik am Niveau und natürlich auch oft genauso unsympathisch, wie nur am Niveau orientierte Kritik in ihrer Tendenz zur Selbstgefälligkeit eh ist. In ihren Einschätzungen von »phony hippies« war sie dennoch oft zutreffend.

Anger wiederum ist der Entdecker einer gegenläufigen und älteren Wahrheit: dass nämlich der Konformismus des Mainstreams, wie ihn die Kulturindustrie produziert, nur mit Kulturarbeitern und Kulturarbeiterinnen sich herstellen lässt, die ihrerseits alles andere als konformistisch leben können und wollen. Da die Normalität nichts anderes ist als der Zustand des Unmarkierten, also die Lebensform, die kein weiteres Attribut, keine weitere Benennung und keine weitere Legitimation braucht, ist die ständige Herstellung, planmäßige Produktion dieser Normalität natürlich eine ununterbrochene Erfahrung ihrer Dekonstruktion. Ständig markiert man – indem man es darstellt – das von Haus aus Unmarkierte, führt man sich vermeintliche Natur als Kultur vor. Nur wer in seinem eigenen Selbstgefühl und seinem physischen Selbstverständnis nicht der heterosexuellen Normalität unterlag, konnte diese glaubhaft performen. In seinen Skandalchroniken »Hollywood Babylon I/II« spürt er diesem Umstand bei zahllosen schwulen und lesbischen Darstellern des klassischen Hollywood nach.

Zappa wie Anger formulieren also antagonistische Konstellationen, die eine paradoxe Komponente haben. In beiden Fällen wird das Gegenteil des Beabsichtigten erreicht. Ein Widerstand gegen die Normalität, der sich der kulturellen Kommunikationsmittel bedient, die Normalität generieren – und eine andere Wahl hat der Widerstand in der Massengesellschaft eigentlich nicht –, wird strukturell selber konformistisch. So Zappa gegen Gegenkulturen und Hippies. Die Produktion von Konformität als Normalität generiert fast wie von selbst eine nicht unbedingt offen widerständige, aber queere Nonkonformität. So Anger über Hollywood.

Von wo aus konnten Zeitgenossen wie Zappa und Anger, deren Karrieren und Produktionen eng mit den beobachteten Milieus verbunden waren, so distanziert wahrnehmen? In beiden Fällen: aus der Sicherheit einer zweiten Identität, die bei Zappa die des seriösen Komponisten war, bei Anger die eines Sozialreporters, den er schließlich während einer langen Pause seiner filmischen Produktion auch zu seinem Hauptberuf machte.

Man kann aber für die 60er Jahre die einzelnen kulturellen Metropolen der USA mit den ihnen hier zugeordneten Modellkategorien als relativ geschlossene Systeme beschreiben. Gerade weil jedes dieser Modelle globale, nationale oder universelle Konstellationen verwaltet, ist es lokal verwundbar. In Los Angeles wird zum Beispiel eine eigentlich ursprungslose globale Massen-Kultur produziert, die immer wieder von ihren lokalen und spezifischen Produktionsbedingungen heimgesucht wird. In den 60er Jahren beginnt die Thematisierung des Valleys (... of the Dolls), des Canyons (Ladies of the ...), schon in den 50ern gab es als Vorläufer den »Sunset Boulevard« des Billy Wilder oder Nicholas Rays »Lonely Place«.

New York wiederum versucht das Erbe des ebenso universellen Modernismus auf eine lokale, durch konkrete Lebensformen gekennzeichnete Avantgarde zu übertragen, die sich in »Cedars Tavern« trifft. Das gegenkulturelle San Francisco hat ein ähnliches Verhältnis zwischen der kalifornischen Spezifik seiner Utopien und deren Weltgültigkeitsanspruch, den z. B. Thomas Pynchon in »Vineland« oder »The Crying of Lot 49« beschrieben hat.

Als derart klassisch geschlossene Systeme müssen diese Stadt-Produktions-Verbunde nun einen neuen globalen Aufbruch verarbeiten und managen, der ihnen strukturelle Neuheiten injizieren wird: die neue Kulturindustrie Pop-Musik und die neue, globale und relativ Avantgarde-unabhängige, weil nicht-elitäre Gegenkultur der Jugend. Im Prinzip wären all die vorhandenen Modelle in unterschiedlicher Weise zuständig und versuchen auch tatsächlich von der Neuheit zu profitieren. Zugleich kehrt aber in diesem Auftauchen das grundsätzliche Problem von der zur Herstellung von Globalität notwendigen konkreten Spezifik zurück, das wir schon bei Hollywoods queeren Normalitätsdarstellern kennengelernt haben. Dies fordert die drei Orte und die drei Systeme Underground, Gegenkultur und Kulturindustrie auf unterschiedliche Weise.

Machen wir einen kurzen Sprung in die Gegenwart. Heute werden nicht mehr queere Produzenten für eine Produktion von Konformität und Normalität gebraucht. Heute sind es konform nonkonforme Rezipienten, die in den Inszenierungen der Massenkultur, vor allem in den partizipatorischen Formaten mit Kandidaten und Mitwirkenden aus dem Alltagsleben, Normalität als standardisierte, gehorsame und unterworfene Nonkonformität produzieren. Doch bis die Rezipienten sich derart freiwillig selbst disziplinieren, war es ein langer Weg, an dessen Anfang die Emanzipation des Rezipienten stand, eine Rezeption, die ihn unter anderem zum kulturindustriellen Akteur machte. Der erste Schritt dazu war das Auftreten des kulturrevolutionären Jugendrebellen der 60er.

Der künstlerische Coup, der diese neue Situation am besten formulierte, überspitzte, aber auch direkt mit der Hitze der Bewegung verknüpfte, war Andy Warhols Erfindung des Superstars. Der Superstar war der einfachste Weg ins Herz der Gegenkultur. Die nonkonforme Person an sich war völlig genug für ein Underground-Kunstwerk. Denn der Superstar war eine Synthese aus einer unspezifischen und einer ganz besonderen Person. Der Superstar war die Feier einer herausragenden Einzelnen, aber in einem neuen mechanischen Genre der Einzigartigkeit. Diese Einzigartigkeit wurde über einen Medienbegriff gewonnen, der in den technischen Medien, insbesondere im Film, einen Apparat vollendeter Neutralität sehen wollte. Diese Neutralität der Maschine war die absolute Gegenidee zu Verblendungszusammenhang und Spektakel, also dem, was eine Kritik der Kulturindustrie in dem Verbund der Maschinen sah, die die kapitalistische Kulturindustrie organisiert. Diese Maschine würde stattdessen in ihrer Neutralität einen vollendet einzigartigen Menschen hervorbringen, maximal nonkonform, weil sozusagen neutral gezeichnet, unabgelenkt von den Interessen und Ideologien. Das war die – unausgesprochene – Theorie der Superstars, wie sie sich etwa in Warhols durchnummerierten »Screen Tests« artikulierte.

Von der alten Hochmoderne hatte diese Theorie die absolute Objektivität des Objektivs als Wert übernommen. Das entsprach den Forderungen von Theoretikern wie Clement Greenberg, Kunst solle ihre eigenen objektiven materiellen und medialen Bedingungen zum Thema haben. Diesem Anti-Illusionismus einer Malerei, die nur von Farbe und Leinwand handelt, sollte eine Kamera entsprechen, die nur aufzeichnet, unbewegt und ungeschnitten. Vom Underground aber übernahm Warhols Erfindung den Wert der absoluten Nonkonformität. Dass einer als absolut einzigartig und unangepasst erkennbar wird, ist genug. Dass es in der realen Produktion von Screen Tests (etwa »Screen Test # 2«) und anderen frühen Warhol-Filmen wie »Camp« keineswegs objektivistisch zuging, dass Ronald Tavel und andere hinter der Kamera agierende Autoren und Nebenregisseure die Darsteller reizten und provozierten, dass Macht und Hierarchiespiele inszeniert wurden, ist kein Widerspruch. Natürlich war die Macht und die Unterdrückung nicht durch einen »neutralen« Apparat aus der Welt zu schaffen. Natürlich sind eine unbewegte Kamera und ein ungeschnittener Film nicht objektiver als ein geschnittener Film und eine entfesselte Kamera. Doch in der objektivistischen Versuchsanordnung waren auch all diese

Machtfaktoren offensichtlich. Man hörte die Anweisungen, man sah, wie Edie Sedgewick darauf reagierte und wie Jack Smith sich wehrte. Und die pseudo-neutrale unbewegte Kamera gab sich im Gegensatz zu dem unmarkierten Pseudo-Auge kunstvoll geschnittener Spielfilme auch als Maschine zu erkennen.

Nun ist aber diese New Yorker Neuerfindung des Stars keine komplette Neuheit in Los Angeles. Kenneth Anger, der in den 50er Jahren zum Anhänger des Satanisten Aleister Crowley wird, stellt »Hollywood Babylon« ein Motto von Crowley voran: »Every Man and Every Woman is a Star«. Die Darstellung der notwendigen Queerness bei der Produktion von Normalität bei Anger meint nicht eine Queerness, die durch die klassische Exzentrik großer Künstler gekennzeichnet wäre. Ebenso oft zeigt sie sich in einer Art von spezifischer und individueller Unzulänglichkeit, die man auch als »Normalität« oder »Menschlichkeit« beschrieben findet. Queerness wäre so in diesem Zusammenhang eine Individualität der Überschreitung oder Unterschreitung der Standards durch menschlichen Eigensinn: vor den Augen der normalisierenden Standards durchgeknallt oder unzulänglich, in Angers Augen aber zutiefst menschlich. Nur wünscht sich Anger nicht diesen Menschen anstelle von Hollywood, sondern er widmet sich der Spannung zwischen diesen Menschen und ihren Kämpfen gegen die Standards und die Normen, die nur deswegen so produktiv sind, weil die Standards natürlich auch nie funktionieren. Im Ergebnis muss man, um den Standard zu erfüllen, diesen ständig überbieten oder unterbieten. In dieser bei Anger impliziten Reflexion kann man eine Verwandtschaft entdecken mit Warhols Superstar. Auch der arbeitet mit den spezifischen zur Darstellung von Normalität notwendigen Unzulänglichkeiten und Übertreibungen, aber er trennt sie nun von der Darstellung von Normalität.

Auch die Gegenkultur entwickelt ein Verhältnis zum Star. Es ist eher negativ. Es richtet sich direkt gegen die Produktion von Hollywood. Der Star ist für die Gegenkultur zweier sehr unterschiedlicher Verbrechen schuldig. Zum einen ist er tatsächlich das Zeichen der Konformität. Seine Bewegungen, Looks und Werte zementieren die Architektur des Common Sense der repressiven und vor allem asexuellen und antisexuellen US-Gesellschaft. Zum anderen ist sein Verbrechen der Exzess, die Künstlichkeit, aber auch die überbezahlte Schamlosigkeit des von seinem Volke entfernten Exzentrikers. Das sind reaktionäre Ressentiments, die ein Licht auf die puritanischen Normalitätsvorstellungen werfen, die sich im Herzen der Gegenkultur auch erhalten haben. Denn die Gegenkultur hat sich sowohl aus puritanischen wie aus antipuritanischen Gründen gegen die kapitalistische Normalität gewandt. Dabei sind diese Antagonismen im Zentrum gegenkultureller Ideologie selten ausgetragen worden. Auf der Seite der Normalität stand indes auch ein relativ neuer Kompromiss, nämlich der erst in der Nachkriegszeit durchgesetzte fordistische Kompromiss zwischen Gewerkschaften und Industrie, bei dem die Arbeiterbewegung weitergehende Forderungen gegen soziale Sicherheit eintauschte. Im Zuge von Antikommunismus, McCarthyismus und Kaltem Krieg verschwand die alte Arbeiter-Identität und ihre Organisationen und ein neuer Typus des normalen Amerikaners entstand, der in den Suburbs lebte, über ein Eigenheim und ein Auto verfügte.

Das Hollywood-Starsystem hat diesem Kompromiss Gesichter gegeben, die noch in Verbindung mit individuellen Biographien und US-Geschichte stehen. Das Fernsehen aber, das sowohl die Pop-Kultur wie auch eine gereinigte, von Genealogie und Geschichte gesäuberte Normalität verbreitete, verdunkelt seit den 60er Jahren fortgesetzt die Geschichtlichkeit der im Kompromiss stillgestellten Klassengesellschaft der USA. Die im Kampf gegen diese enthistorisierte Normalität entwickelten oppositionellen Haltungen stehen so selber in der Gefahr, zu reinen, absoluten Werten zu versteinern. Das von Zappa 1967 karikierte unsichtbare Bündnis zwischen den verblödeten, fernsehenden »Mom & Dad« und den »phony hippies« in San Francisco schließt sich natürlich dann besonders eng zusammen, wenn die Star-Feindschaft der Gegenkultur nicht mehr Repression und antisexuelle Begrenztheit der Normalität bekämpft, sondern ihr Amoral, Exzess und mangelnde Authentizität vorwirft.

In einem Film des Newsreel-Kollektivs aus dem Jahre 1968 sieht man ein Star-feindliches Ensemble par excellence in einer Dokumentation über den Streik der Studenten der Columbia University. Grateful Dead höchstselbst sind aus San Francisco gekommen, um die New Yorker Kommilitonen zu unterstützen. Sie spielen buchstäblich mitten auf dem Campus ganz ohne erhöhende Bühne und trotz einer schon damals überregionalen Popularität ohne Gage für die Studenten. Genauso wie sie etwa auch Benefiz-Veranstaltungen für die Black Panther in Oakland, der San Francisco benachbarten Hochburg des radikalen afroamerikanischen Aktivismus, bestritten haben. Mit beiden politischen Gruppen haben sie keine bekannten konkreten inhaltlichen Gemeinsamkeiten, jedenfalls gibt es keine Äußerung der Dead in diesem Sinne. Aber gerade dieses Verständnis von Solidarität ist typisch für die Produktivität der Gegenkultur. Sie sieht ihre Projekte nicht einem politischen Ziel untergeordnet, sondern einer Fülle von teilweise auch, streng genommen, unvereinbaren Zielen. Transpolitische Werte, die man durch das eigene Verhalten konstituiert, stellt man über unmittelbar taktisch-politische Erwägungen.

Die Entscheidung, umsonst für die New Yorker Studenten oder die Black Panther zu spielen, bezieht sich nicht auf Solidarität mit deren ausdrücklichen Zielen, sondern auf deren

Status als ebenfalls gegenkulturell. Einen solchen, transpolitischen Wert, aufgrund dessen solche Entscheidungen möglich sind, jenseits seiner hippen Unausgesprochenheit zu begründen, ist schwer. Es gehört zu Hipness, diese Begründung in der Latenz des coolen Wissens zu belassen. Aber nicht alle waren cool.

In seiner Autobiographie schildert der Jazz-Musiker Art Pepper, wie er nach einem längeren Gefängnisaufenthalt in St. Quentin mitten in die gegenkulturelle Revolte entlassen wird und vor allem von deren *sexual politics* vollständig überfordert ist. Schlimm und verwirrend genug, dass überall wenig bekleidete junge Chicks durch die Straßen ziehen und die Libido des Ex-Insassen herausfordern. Er kann nicht mehr unterscheiden, welches Mädchen eine Hure ist und welches nur eine durchgeknallte Bürgertochter. Von dieser Unterscheidung hängt für den alten Jazz-Bohemien eine Menge ab. Es ist eine Unterscheidung, die unmittelbar den Zustand seiner Libido betrifft. Sein Begehren ist abhängig davon, dass er das wissen kann.

Ein anderer kam ungefähr zur selben Zeit wie Pepper aus demselben legendären Knast. Auch er erkannte in den überall umherlaufenden »sexuell befreiten« Hippie-Mädchen eine völlig veränderte Realität. Nur dass er anders damit umging als Pepper, den eine offene, aber nicht käufliche Sexualität verunsicherte, der nicht glauben konnte, dass der Warencharakter der Sexualität gestrichen sein könne, allein schon, weil seine eigene Sexualität viel zu sehr davon abzuhängen schien. Dieser Mann, Charles Manson, soll auch selber über eine große sexuelle Ausstrahlung verfügen. Er erkennt die Ratlosigkeit der Befreiten, indem er sie sich wie ein Zuhälter untertan macht. Doch braucht diese Rückführung umherschweifender, befreiter Elemente in die Warenkultur andere Drogen und Mittel als im konventionellen Milieu. Manson ist ein Guru, ein Anführer, wie sie zu der Zeit überall auf der Welt in die durch die Befreiungsakte entstandenen Machtvakuen schlüpfen und die vakanten Positionen mit Führungsanmaßungen füllen. Und so die Verstetigung der Befreiung verhindern. Manson ist ein typischer Fall, aber er wird zu einer Jahrhundertgestalt, weil er noch eine weitere fatale Komponente den konvergierenden Kräften hinzufügt.

Manson entdeckte im Feindbild des Stars etwas, das man konkret bekämpfen könnte. Wie in allen Befreiungsmilieus gab es auch in diesem den Typ oder die Sorte, die lieber unmittelbar anwesende andere Typen verprügeln wollte, als auf die Suche nach der Struktur zu gehen und dann eh nicht zu wissen, wie man denn eine Struktur fertigmacht. In einem Lied aus dem Milieu der deutschen Studentenbewegung beobachtet der Ich-Erzähler einen Kneipenschläger, der rituell Abend für Abend auf den Moment wartet, wenn es Zeit ist, andere blutig zu prügeln, aber auch um selber in seinem Blut zu erwachen. Der Sänger, der später als norddeutscher Regionalbarde bekannt gewordene Hannes Wader, rät ihm, seine Wut da auszulassen, wo es sich lohnt, gegen den Papst zum Beispiel. So einen Rat muss auch Manson erhalten haben, auch wenn es weniger Wut war, die ihn trieb. Manson war sehr viel weiter von der Welt entfernt und aus ihr herausgetrieben worden, seit frühester Kindheit. Doch als er sich schließlich mit seiner Truppe aus Befreiungsverwirrten in den weitläufigen Canyons der Kulturindustriezentrale niedergelassen hat, im symbolischen Slum einer für Filmzwecke genutzten Movie Ranch, hat er neben diffusen Satanismen, Beatles-Fixierungen und rassistischen Endlösungsgedanken auch ein sehr klares Feindbild: Manson hasste Stars.

Hollywood konnte Warhols Angebot nicht annehmen, weil es zu radikal war. Alle anderen Revolutionäre boten nur neue Inhalte an, auch neue Typen, neue Frisuren, neue Musik. Schlimmstenfalls waren es Ästheten und Künstlertypen aus Europa, die man mittlerweile ins Land ließ in der verzweifelten Suche nach Erneuerungen für eine sterbende Kulturindustrie. Doch auch die von diesen Leuten, etwa Michelangelo Antonioni, angerichteten Schäden hielten sich in Grenzen und waren schließlich kalkulierbar: Sie forderten nur neue Formen und Bilder, eine andere Gestaltung des Produkts Spielfilm. Warhols Angebot hätte das Format Kulturindustrie infrage gestellt, denn es war eine andere – wenn man so will – alternative Kulturindustrie, deren Differenz zu Hollywood sich weder auf inhaltliche noch auf künstlerische Differenzen reduzieren ließ. Bei ihm wäre das entscheidende Zeichen im Alphabet zertrümmert worden, der Star, und ersetzt durch die maximal nonkonforme Präsenz eines nicht mehr Repräsentierten, eines Hipsters.

In der ersten Hälfte der 70er Jahre gibt es eine Reihe manchmal sentimentaler, dann wieder sarkastischer, aggressiver oder auch unversöhnlicher, dann wieder nur noch melancholischer Rückblicke im Werk von Neil Young. Auf »On The Beach« von 1974 benennt er zum ersten Mal in einem Titel die Epoche, deren Vorübersein ihn so stark beschäftigt: »Revolution Blues«. Eine Bande von Irren lebt in einem Trailer »on the edge of town«. Man sieht sie nie, »cause we never get around«. Aber sie sind bis an die Zähne bewaffnet und haben Großes vor. »We've got twentyfife rifles just to keep the population down.« Die Ziele der Revolution sind nicht klar, aber die Mittel stehen schon zur Verfügung. Im Zentrum stehen die Transportmittel, mit denen die Armee zuschlagen wird, die dem Anführer in einer Vision des Sieges klar vor Augen sind: »I see ten million Dune Buggies coming down the mountains.«

Die Outlaws als eine biblische Plage, in den Bergen verschanzt, ergießt sich in Freizeitstrandfahrzeugen über die Täler der Stadt. Welche Stadt und was wollen sie da? Nun wird es konkret. Es ist Manson, der hier spricht: »I hear that Laurel Canyon / Is full of famous stars / But I hate them worse than lepers / And I kill them in their cars.«

Doch die Rettung für Hollywood naht bekanntlich schon. Nonkonformisten finden sich nach und nach wieder in Narrativen ein, die man als Spielfilm schildern kann. Bald stellt sich heraus, dass man dafür Formen verwenden kann, die dem alten Hollywood nicht so unähnlich sind. Das Road Movie ersetzt die Trail-Geschichten, Outlaw-Balladen die alten Western, und Gangster benehmen sich ein paar Jahre lang anarchistischer und staatsfeindlicher als je zuvor. Diese Formel, bekannt unter dem Namen »New Hollywood«, bildet Ende der 60er Jahre den Grundstock der Versöhnung der Nonkonformisten mit der Normalität und verhilft Hollywood zu künstlerischer und ökonomischer Erholung. Die Normalität hört nun auf, leere Standards zu vertreten. Die alten Standards werden mit den frischen realen Erfahrungen einer neuen Generation gefüllt, ohne sich in der Substanz stark ändern zu müssen. Die politische Gegnerschaft wird z. B. in den Gesten des alten amerikanischen Individualanarchismus stillgestellt. Dafür werden die Formen geringfügig verändert. Sie wirken nicht mehr »phony«, bleiben keine leeren repressiven und warenförmigen, sondern nunmehr gelebte, wiederbelebte amerikanische Werte: im naturverbundenen Nonkonformismus versöhnt sich der Freak mit den Pionieren. In den ökologisch gewendeten, zivilisationsflüchtigen Western werden Askese und Sinnlichkeit (als Natur), Puritanismus und Individualismus aneinander angenähert. Nicht nur New Hollywood, auch der Country-Rock und die sogenannte Roots-Musik der 70er und 80er Jahre veredeln diese Versöhnung.

Das Überschreiten des an seine Grenzen geratenen gegenkulturellen Lebens konnte nur in dessen Radikalisierung oder in dessen Integration in die alten Institutionen bestehen. Der Erfolgsfall bestand dann darin, dass aus Hollywood wenigstens ein *New* Hollywood geworden war oder ein *neuer* deutscher Film aus dem alten geboren wurde. Man kam ja auch nur aus der *neuen* Linken. Für die Radikalisierung gab es bekanntlich viele Szenarios, eines bestand in der totalen Politisierung und der Aufgabe der nur *kultur*revolutionären Komponente. Doch war diese Variante in Amerika selten. Eine andere war die Gewalt. So lautet zumindest der offizielle Begriff, der schon seit Jahren alles über einen Kamm schert, von der Hausbesetzung bis zur Geiselermordung. Aber jenseits der offiziellen Geschichtsschreibung und ihrer interessierten Vermischung unterschiedlicher Phänomene, namentlich solcher politischer Radikalisierung und nackter Niedertracht, gab es die Vorstellung, dass nur der Bruch mit allem Erlernten einschließlich dem Respekt vor unversehrten Körpern, das Blutvergießen, weiterführt. Es gibt eine Radikalität, man müsste sie vielleicht eher Extremismus nennen, der es um die irreversible Transgression des Tötens geht. Um eine andere Intensität und Ernsthaftigkeit des Kampfes zu signalisieren, um nicht mehr zurückzukönnen, um sich ein anderes, scheinbar realeres Gefühl von Macht zu geben.

Das Töten der Stars folgt der Logik des Ressentiments und – zugespitzt gesagt – der des Antisemitismus. Man identifiziert eine vermeintlich alles regelnde Struktur mit einer konkreten Gruppe von echten Menschen. Der angeblich auslösende Song soll George Harrisons »Piggies« gewesen sein. Der Ruf »Kill the Pigs!« bezog sich noch auf die Übergriffe der Staatsmacht, selbst die entschlossensten Vertreter dieses Slogans verstanden ihn nicht buchstäblich. Weder die Weathermen noch die Black Panther haben je gezielt Polizisten getötet, sondern nur Polizeistationen angegriffen, von denen aus Aktivisten angegriffen worden waren. Die Piggies sind denn auch nicht mehr institutionelle Vertreter der Macht, sondern eine bestimmte tierische Spezies, die man hasst, wie man eine Rasse hasst. Sie sind nämlich diejenigen, die in der Phase der Veränderungen, von denen hier die Rede war, diese mit ihrem Körper ausgetragen haben. Diesen Körper wollte Manson töten. Er hat sie, wie Neil Young ihm ganz richtig in den Mund legt, schlimmer gehasst als Leprakranke. Und Leprakranke sind im Christentum die ersten Nutznießer der Nächstenliebe. Für Jesus hat sich Manson, der Menschensohn, bekanntlich auch gehalten. Aber er hat die Leprösen zu sehr gehasst.

Lange nachdem New Hollywood schon wieder vorbei war und erfolgreich die Kulturindustrie gerettet hatte, wurde Warhols Vorschlag dann doch noch angenommen. Er ist die Grundlage unzähliger Reality-TV-Formate. Er ist nur in einem entscheidenden kleinen Punkt umgeschrieben worden. Man hat mit seiner Realisierung gewartet, bis es die maximal nonkonformen Superstars nicht mehr gab; bis Superstar, immer noch im Unterschied zum Star, nun ganz unten auf der Stufe der Angepasstheit und Unterworfenheit angesiedelt werden konnte. Bei denen, die sich ganz fremden Regeln unterwerfen. Am Horizont dieser grässlichen Unterwerfungsübungen blitzt indes auch manchmal einer dieser notwendig queeren Momente auf; nämlich immer dann, wenn die ganze Maschinerie – die »Star making machinery«, wie Joni Mitchell sie genannt hat, noch so eine Chronistin des Canyons – als genauso eine nur ihrer Mechanik verantwortliche Maschine erscheint wie die wirklich unmetaphorisch photomechanische Maschine, die Warhol einsetzt. Dann ist dieser neue Superstar kurz ganz allein mit sich, jenseits von Konformität und Nonkonformität, ganz Gegenüber, ganz auf der anderen Seite und doch dokumentiert. Dauert aber nur eine Nanosekunde.

2 Das glamouröse Erhabene | Die 70er Jahre

Die Poesie ist von ihrer Natur her nicht käuflich.
Friedrich Christian Flick

Vielleicht hat eine Poesie, die es bei diesem Urteil eines Großeinkäufers poetischer Effekte bewenden lässt, zu früh aufgegeben. Vielleicht geschähe es ja gerade im Umgang mit ihrer Käuflichkeit, dass sie etwas sei oder hervorbrächte, das tatsächlich inkommensurabel wäre mit dem, was man in der Welt der Objekte so kaufen und sich aneignen kann. Mein Verdacht wäre, dort das Versteck des Glamourösen mit Erfolg suchen zu können. Wenn man diese Kategorie des Glamourösen denn in einem starken Sinne gebrauchen will und nicht nur im Sinne von »ganz schön aufgebrezelt« oder »... auch Semiprominenz war anwesend«.

Glamour war ein Begriff, der in den 70ern erstmals wieder positiv besetzt werden konnte, in Begriffen wie Glam-Rock und der Neigung auch der kalifornischen und britischen Hippie-Kultur, Mode der 30er und 40er Jahre wiederzuentdecken. Parallel dazu gab es eine flächendeckende, neu angesetzte, populäre Historisierung der Kinogeschichte von Hollywood aus, deren massenkulturelle Seite waren die Casablanca-Cafés in jeder Fußgängerzone und die allgemeine Bogey-Begeisterung bei huttragenden Studienreferendaren.

Was es aber noch nicht gab, war eine Idee des Glamourösen: Es gab nur einzelne Positionen, die sich über die Jahrzehnte gehalten hatten und nun wieder in den Vordergrund getreten waren. Es gab die Emanzipation der schwulen Glamourgeschichte und damit verbunden eigene Theorien. Wie die meisten Subkulturtheorien blieben die aber meistens soziologisch. Erst in der Gegenwart wird seit gut einem Jahrzehnt ermittelt, was es mit dieser seit den Siebzigern grassierenden

Begrifflichkeit darüber hinaus auf sich haben könnte. Mein Vorschlag in diesem Vortrag wird es sein, Glamour als eine ästhetische Kategorie zu denken. Nicht weil Glamour eigentlich eher dahin gehört, sondern weil die Brisanz der sozialen Kraft von Glamour in ihrer ästhetischen Logik liegt. Glamour ist die ästhetische Organisation zweier unterschiedlicher Realweltbezüge. Was in einer glamourösen Situation immer als Nächstes passieren kann, ist, dass die glamouröse Person sich mir und meinen Projektionen zur Verfügung stellt oder – im Gegenteil – diese Projektionen benennt und sich mir entzieht.

Klassischerweise braucht die Ästhetik dann neue Kategorien, wenn die politischen und technologischen Voraussetzungen der Kunsterfahrung sich grundlegend verändern. Wenn etwa die Rolle des Religiösen, Liturgischen oder Rituellen zurücktritt und die plötzliche Erreichbarkeit naturwissenschaftlichen Wissens oder sogar dessen Voraussetzung diese Erfahrung radikal transformieren. Die heute entscheidende Veränderung im Range eines historischen Apriori wäre die totale oder wenigstens unübersehbar explodierte Ökonomisierung des Ästhetischen. Die ökonomische Bewertung, der Preis, ist nicht nur in der Bildenden Kunst maßstablos geworden. Musikalische (Studio-)Produkte armortisieren sich grundsätzlich nicht mehr, Kunstpreise kennen dagegen keine Grenze nach oben. Die früher die bürgerliche Kultur ausmachende Balance von institutioneller, bürokratischer, kulturpolitischer und ökonomischer Bewertung ist verloren. Stattdessen sind Aspekte von Warenoberfläche und Käuflichkeit auf der makroästhetischen (Überwältigung, Dimension etc.) wie auf einer mikroästhetischen Ebene (Erkennbarkeit, Wahrnehmbarkeit und Wahrnehmungsgeschwindigkeit) in einem Maße in den Alltag der High Art Produktion eingezogen, das man nicht mehr mit dem grundsätzlichen Warencharakter von Kunstwerken erklären kann. Dies ist ein Grund für Kritik, nicht aber für die Wiederaufführung der großen depressiven

Erzählung von einer rundum gegenaufklärerischen Katastrophe. Die Frage ist, wie Kunstwerke mit dieser neuen Lage umgehen und ob es etwas Anderes gibt, als sie zu »thematisieren«, was so oft die Ultima Ratio in diesbezüglichen Diskussionen ist. Glamour, so meine These, ist auf ästhetischer Ebene eine Antwort darauf, dass diese Balance nicht mehr zu haben ist oder immer schon eine notdürftige Bemäntelung für die Dominanz von Markt und Käuflichkeit war.

Auch wenn die persönliche Käuflichkeit nur eine Dimension dieser Ökonomisierung darstellt, so ist sie doch die Komponente, die Moral, Verantwortung und Attraktion betrifft, also all die Eigenschaften, die in den allgegenwärtigen, personalistischen Diskursen der Celebrity-Kultur hochgehalten werden. Die (gesteigerte) Möglichkeit und die Neubewertung der (persönlichen) Käuflichkeit ist ein Schlüsselparameter dieser aktuellen Star-Kultur. Sollte man die Kategorie des Glamours in einem starken Sinne genau dort suchen müssen, wo das Käufliche über das Käufliche hinauswächst? Vielleicht klingt das noch zu heroisch und zu sehr nach der voluntaristischen Vorstellung, man müsse sich nur ordentlich Mühe geben – mit dem Herauswachsen. Vielleicht geben wir lieber eine heuristische Maxime aus: Wo das Käufliche gerade dadurch, dass es käuflich ist, etwas Anderes zu sagen hat, als seinen Preis zu nennen oder seine Käufer zu preisen, und sich als anders herausstellt als man erwartet – jedenfalls, wenn man nur die protestantisch moralischen und klassisch kritischen Maßstäbe anlegt –, wollen wir nach dem Glamourösen suchen.

Die Ästhetiker der bürgerlichen Kunst haben diese Kategorie oder eine ähnliche nicht gebraucht. Wenn seitdem Glamour oder Synonyme als Kategorie auftauchten, dann meist um pejorativ und nicht im Register ästhetischer Urteile von bestimmten kulturindustriellen Effekten zu reden. In der Nachbarschaft von Flitter, Talmi, Tand. Wenn in einem affirmativen Sinne von Glamour die Rede war, dann höchstens in einer Welt, die sich eh affirmativ zur Kulturindustrie positioniert. Das wäre dann entweder die allerdings stark anwachsende Kultur der Bunten Illustrierten oder der Jargon der Pop-Generation, die im Feuilleton an Einfluss gewonnen hat. Wenn etwa heute in der FAZ zu lesen ist, dass – sinngemäß –, wer das Glamouröse an Sophia Coppolas neuem Film »Marie Antoinette« nicht zu schätzen wisse, dem nicht zu helfen sei. (Wobei es natürlich genau umgekehrt ist: Gerade weil der Glamour in »Marie Antoinette« als solcher überhaupt nicht funktioniert und nach Nahrungsmittelergänzungsstoffen und illegitimem Geschmack aussieht, funktioniert der Film, halbwegs.)

Diese Position fordert eine unangreifbare Selbstverständlichkeit für Glamour ein, die sich nicht mehr zu erklären braucht und dann auch wieder beim Vorbegrifflichen landet, bei dem man auch in den 70ern schon war. Man kann ihren Glamour jederzeit mit Hübschyness oder Reichtum ersetzen.

Nicht aus dieser Rede aber kommt Glamour als Wort für ein Jenseits der Kulturindustrie, aber in ihrer Mitte; ein Jenseits aus ihrem Stoff, aber nicht im Einverständnis mit ihrer Logik. Ein Modell der Souveränität, das aus der Gekauftheit heraus entsteht.

Zu den einschlägigen ästhetischen Kategorien gehört die Erfahrung des Kunstschönen, die Kant als eine Erfahrung beschreibt, bei dem ein – interesseloses – Lustempfinden radikal subjektiv mit seinem Gegenstand umgeht und dabei im Verlauf eines Prozesses doch seine subjektive Erfahrung in ein ästhetisches Urteil mit Geltungsanspruch und Diskussionsbedarf transformiert. Die Leistung des Subjekts besteht in dieser Übersetzung vom nur ihm so zugänglichen individuellen Erlebnis in das Allgemeinheit beanspruchende Urteil. Bei diesem Typ von Erfahrung und seiner Prozessierung erfreut sich das Subjekt an der Harmonie seiner Vermögen, wie Kant sie nennt: Verstand, Wille und die Empfindung von Lust oder Unlust. Diese Vermögen arbeiten bei dieser Verarbeitung, obwohl zwanglos, so doch Hand in Hand. Dies ist – bei Kant – das Erlebnis der Schönheit. Einbildungskraft, Anschauung und Genuss befinden sich in einem freien Spiel und arbeiten nicht gegeneinander. Die ästhetische Erfahrung bedroht das Gefüge der Vermögen und ihrer Anwendung nicht, die fragile Konstruktion der Subjektivität bleibt ungefährdet.

Demgegenüber steht – auch bei Kant – die Kategorie des Erhabenen. Hier gehen die Vermögen nun nicht mehr harmonisch miteinander um. Sie sind vielmehr von einer ästhetischen Erfahrung sehr unterschiedlich gefordert. Zum Erhabenen gehört die Überforderung eines der Erkenntnisvermögen, während ein anderes diese Überforderung kompensiert. Das Missverhältnis zwischen ihnen ist das Entscheidende am Erlebnis des Erhabenen. Der Verstand kann die mathematische Unendlichkeit denken, die Einbildungskraft kapituliert. Der sinnliche Eindruck des montanen Abgrunds verursacht existenzielle Angst, nur der Wille nötigt uns doch herabzublicken.

Nun beziehen sich diese Kategorien von Kant auf Erfahrungen mit Formen, Gegenständen und Konstellationen, nicht auf Erfahrungen mit Personen. Im Falle des Schönen sind dies Kunstwerke, im Falle des Erhabenen Naturerlebnisse, in beiden Fällen aber scheiden Erfahrungen mit Personen oder subjektförmigen Kunstwerken aus. Das Schöne erfreut sich an den Grenzen der Form, an der Gestalt des ästhetischen Gegenstandes, das Erhabene wird an der Entgrenzung, der Überschreitung der Form hin zu Erfahrungen der Unendlichkeit und der Gewalt, der Überwältigung erfahren.

Kant hat für die Erfahrung der Schönheit Beispiele von überaus passiven, der Einbildungskraft, dem Verstand und den Lustgefühlen des Subjekts überaus gehorsamen Objekten. Das ist oft kritisiert worden, zugunsten der Verteidigung einer größeren Rolle des Objekts, des Kunstwerkes beim ästhetischen Erlebnis. Dabei ist auch das Kunstwerk selbst mit einem Subjekt verglichen worden. Ich will diesen Strang einer Kritik der Kant'schen Ästhetik gar nicht verteidigen. Aber ob ein Objekt, das weniger verfügbar ist und mehr Eigendynamik entwickelt, schon grundsätzlich in jeder Form bürgerlichen Kunstgenusses angelegt ist oder sich erst später herausentwickelt hat, sei dahingestellt.

Unbestreitbar ist die zu Kants Zeiten unvorhersehbare Entwicklung, dass Subjekte oder subjektartig gebaute Gegenstände als Objekte ästhetischer Erfahrungen die früher von Genres wie Epos und Tragödie zusammengehaltene künstlerische Formen ersetzt haben. Wir erkennen nicht zuerst die Gattung, sondern zuerst die Personen, auf die sie zugeschnitten wurden. Wir kaufen nicht einen bestimmten Typus von Roman, sondern den eines bestimmten Autors; benennen Filmgenres nach Hauptdarstellern. Das Star-System hat nicht nur im Kino oder in der Musik für eine Verlagerung der Gewichte gesorgt – Geschichte wird nicht um der Geschichte willen erzählt, sondern als Vehikel für einen Star –, sondern darüber hinaus ein Meta-Genre festgelegt, das für alle Künste gilt.

Der Star ist keineswegs das einzige Meta-Genre, das die technisch reproduzierbaren und kulturindustriell gemanagten Künste hervorgebracht haben. Der gemeinsame Nenner sind die desintegrativen Entwicklungen, die uns in allen Künsten begegnen: Verselbstständigung der Effekte und einzelner Module ehemaliger Formen, das Heraustreten von zu Loops werdenden Nebensachen, von Intros und Codas, die Automatisierung der Climax ohne dahin führende Entwicklungen. Genauso tritt auch der Star, sei es als Urheber, sei es als Darsteller, sei es selber als Effekt, aus den ihn hervorbringenden narrativen, diegetischen oder inszenatorischen Rahmen und Praktiken heraus und wird selbst zu einer Form – als frei gesprengter Effekt-Fetisch wie Verfolgungsjagd, Gitarrensolo und Nacktszene, aber auch als neues re-integrierendes Genre. Der Star ist aber dabei die auffälligste und am leichtesten auf alle Künste übertragbare Erscheinung dieser Desintegrationen.

Das Star-System und insbesondere seine Ausprägungen in neueren massen- und subkulturellen Formen hat zu einer Inflation von Stars und Starsorten geführt. Die ursprünglich in heterogene und komplexe kulturelle Formate integrierten Stars werden immer mehr von ihren spezifischen Hintergründen gelöst. Die zu bestimmten Subkulturen oder künstlerisch geprägten Traditionen gehörenden Stars verdanken ihre Konturen ja gerade dem Gebrauch ihres Bildes und ihrer medialen Präsenz in bestimmten überschaubaren kulturellen Zusammenhängen. Die Universalisierung war, wenn überhaupt erwünscht, ein langer dialektischer Prozess. Heute werden sehr bald die Hintergründe entfernt, jedenfalls von allen Funktionen entbunden, die nicht dazu dienen, dem Star zu Gestalt zu verhelfen.

Es wäre ein Missverständnis, dies nur in niederen Formen der Unterhaltung erkennen zu wollen und den Begriff des Stars auf die Figuren zu beschränken, die einen massenkulturellen Zuspruch auf sich ziehen und sich einer absolut hohen Bekanntheit erfreuen. Auch Regie-Theater und Bildende Kunst, ja nicht einmal die Donaueschinger Tage Neuer Musik sind demjenigen verständlich, der nicht mit der kulturellen Chiffre des bekannten Stars vertraut ist. Man versteht dessen aktuelle Produktion nicht aus ihrer Immanenz, sondern aus der Immanenz der Starbiographie: frühere Produktionen und Auftritte, eine autonome, nicht von der aktuellen Realisierung in Performance, Musik oder Kunstobjekt abhängige Kontinuität. Diese Kontinuität und ihre Brüche sind der primäre Gegenstand der Rezeption. Das betrifft auch kaum öffentliche Künstlerberufe wie den Regisseur, der zwar nie persönlich sichtbar ist, dessen Handschrift dennoch im Mittelpunkt des Interesses von Zuschauern und Kritik steht. Und es betrifft auf der anderen Seite den selbst erfundenen, penetrant anwesenden Performer, der nicht nur jeden Kontext sprengt und auf seine Existenz vorher und nachher Bezug nimmt, sondern darüber hinaus auch unabhängig von künstlerischen Kontexten im öffentlichen Raum auf sich wie auf ein für sich stehendes Werk Bezug nimmt. Ob wir von den, die Gesamtkunstwerke ablösenden, neuerdings so genannten »Lebenskunstwerken« sprechen oder von den Superstars auf Massenmedienebene: in allen Fällen dominiert ein personal-subjektives Format, wo früher Narrativität und/oder die Objekthaftigkeit des Werks zentral waren.

Wer heute eine Kunsterfahrung macht, macht also eine Erfahrung mit einer Person, nicht mit einem Objekt, wie in allen ästhetischen Theorien von Kant und seinen Nachfolgern. Glamour und Camp sind die beiden Begriffe, die ich für Kunsterfahrungen mit personenförmigen Werken analog zum Schönen und Erhabenen vorschlagen möchte. Beide sind in der Praxis entstandene, alltägliche oder auch dem internen Austausch in Gruppen und Communities dienende Ausdrücke, mit denen also bestimmte Bedeutungen schon verbunden sind. Mit ein paar definitorischen Einschränkungen könnte man sie aber als ästhetische Kategorien in diesem Sinne installieren.

Camp hat mit dem Schönen gemeinsam, dass es ästhetische Erfahrungen benennt, in denen sich der Gegenstand der Erfahrung sozusagen ruhig verhält. Für Camp-Erlebnisse lenken die Rezipienten den Blick auf eine Monstrosität, eine Hypertrophie oder eine Nebensache eines Werkes in Subjektform. Oder sie goutieren eine Eigenheit des personenförmigen ästhetischen Gegenstands, die ursprünglich nicht als zentral intendiert wurde, sich aber auch nicht dagegen wehrt oder wehren kann, in den Mittelpunkt gerückt zu werden. Eine Zigarettenspitze, ein Detail der Frisur, eine Übertriebenheit bei der Nagelpflege, ein Manierismus in der Stimme.

Gegenstände der Camp-Verehrung kommen durch ein ähnlich freies Spiel der Vermögen zustande wie das Erlebnis des Schönen. Das Subjekt selektiert anhand eines sowohl stillhaltenden doch auch personenförmigen Gegenstandes begehrte Module, die sich aus dem Ganzen herauslösen können, ohne zu sehr für sich zu stehen. Sie bleiben in einem integrierten Zusammenhang: das Begehren des Partialobjekts – Frisur, Stimme etc. – wird nicht von einem autoritären oder mächtigen Ganzheitsbeharren seitens des Objekts gestört. Es lässt sich gerne eine Pose, eine elegant gehaltene Zigarette, einen Schuh entnehmen. Camp-Objekte sind nachgiebig, weil meist ohnehin historisch, ihre Verehrer haben sie dekontextualisiert und sich zurechtgelegt. Oder sie waren von vornherein mit einem Innuendo versehen, das mit der vorsichtig vorläufigen Zerlegung einverstanden ist. Leo Bersani nennt die Camp-Sensibilität im Umgang mit einem künstlerischen Ganzen sogar »mörderisch«, allerdings einen »liebenden Mord«. Dem campmäßig rezipierten Ganzen, der campmäßig verehrten Person wird, so Bersani, ihre ursprüngliche Sexualität genommen. Das Camp-Objekt ist eine Person ohne Intentionen, ohne Richtung, aber voller fetischisierbarer Eigenschaften.

Wenn Camp das Schöne ist, ist Glamour das Erhabene. Bei Glamour können die Werke widersprechen, ein Wörtchen mitreden. Glamour überfordert genauso wie das Erhabene, indem es die Bereitschaft zur Entnahme eines dem ästhetischen Genuss des Subjekts dienenden Partialobjekts mit einer aktuellen Lebendigkeit konfrontiert, die diese Entnahme verweigert oder zumindest mit Verweigerung drohen könnte. Beim Glamour-Erlebnis gibt es – wie beim Erhabenen – zwei Pole, die die Reaktionen der dafür zuständigen Vermögen hervorrufen. Zu dieser Konstellation gehört auf der einen Seite die Autorität, auf der anderen die Verführung. Der ungeheuer tiefe Abgrund, der mir Angst macht, wird erhaben, wenn ich Willenskraft gegen meine Angst aufbiete. Das Gegenüber der

Glamour-Erfahrung droht mit der Autorität realer Präsenz, dem aktiven Einspruch gegen verfügende Rezeption, um sich dann doch wieder zur Verfügung zu stellen.

Glamour erfährt man, wenn ein Camp-Objekt lebender Zeitgenosse ist oder gar als Performer präsent und sich gegen ironische und nostalgische Rezeptionstechniken sperren kann – und dann doch wieder zulassen. Die Option der Verführung ist dabei die, die Drohung der Verweigerung vorübergehend zurückzunehmen, die der Autorität wäre das Gegenteil, das Bestehen auf einer gewissen masochistischen Passivität des Rezipienten, der auf der anderen Seite natürlich überhaupt nur rezipiert, um sich einen Teil des personenförmigen Werkes zu unterwerfen.

In den 70er Jahren, als der moderne Glamour sich formierte, etablierte sich allgemein eine neue Souveränität der darstellenden Künstler. Das Star-System erlebte ein Revival, die zunehmend an die Stelle von Kollektiven und technischen Effekten tretenden Einzelnen des Kinos und der Pop-Musik, die oft aggressiven, übergriffigen Performer im Avantgarde-Theater, in Performance und Happening strukturierten das Glamour-Dispositiv. Sich dem Kunstwerk aussetzen hieß, nie zu wissen, ob man mit Verfügung belohnt oder Unterwerfung bestraft wird. Selbst in die reinen Objekte war eine Forderung eingebaut, eine herausfordernde Frage an den Rezipienten: Kannst Du das aushalten? Bist Du hart, avanciert, souverän genug für unsere Souveränität? Ein guter Teil dieses Glamours, dessen Protagonisten durchweg als ästhetische Form organisierten, dass sie im wirklichen Leben und in der Sexualität, dass sie also außerhalb des Schutzraums der Ästhetik die Sicherheit gewonnen hatten, so drohen und so versprechen zu können, führte zu Punk. Die Voraussetzung aber war die allmähliche Umstellung aller Künste auf die Personalform und die besondere Beschleunigung dieser Entwicklung durch kulturindustrielle Formate.

Natürlich sind heute Rituale verbreitet, die der ästhetischen Erfahrung des Glamours – in der Analogie zur Erhabenheit gesprochen – ebenso die Luft herauslassen wie die mitteleuropäischen Tourismus-Gewohnheiten das mit Naturerlebnissen in der Regel tun. Wenn man Glamour als eine Strategie aufruft und für heutige Projekte reklamiert, muss man dem Rechnung tragen. Glamour ist die gekaufteste unter den kulturindustriellen bzw. im Zeitalter der Subjekt-Werke wirksamen und verbreiteten Strategien. Erneuern kann und konnte Glamour sich nur unter gewissen Bedingungen.

Die entscheidende ist, den Umstand zu adressieren, dass Glamour nur unter kulturindustriellen Bedingungen zustande kommt und von diesen natürlich auch infrage gestellt wird. Die Autoritätsdrohung im Glamour besteht ja darin, dass die Person oder das personenförmige Werk seine Rechte gegenüber dem Rezipienten geltend macht. Dies sind aber Rechte aus dem wirklichen Leben, aus dem Leben einer bezahlten und gekauften Person. Die Drohung besteht darin, dass der Kunstrahmen aufgehoben werden könnte, dass das Werk verlangt, etwas Besseres als Bezahlung oder mehr als Bezahlung zu bekommen. Das Souveränitätsideal im Glamour ist als Antwort auf den Autonomieverlust in der Kulturindustrie entstanden.

Die Drohung mit der Realwelt kann reine Koketterie bleiben und gehört so auch zu diversen vulgärglamourösen Genres. Aber sie kann auch ernst und wirksam werden. Dann aber nicht deswegen, weil der Kunstcharakter aufgehoben würde, sondern weil damit das Verhältnis zwischen der gekauften und bezahlten und der realen Person angesprochen werden könnte. Damit würde in der Öffnung zur Realwelt nicht nur der Kunstcharakter, sondern auch der kulturindustrielle vorübergehend ausgeblendet werden. Guter Glamour kann nun das nutzen, um mit der Öffnung zu Verführung und Autorität auch die Öffnung zu – sozusagen – Vermögens- und Abhängigkeitsverhältnissen einzuschließen. Wäre Glamour ein Element autonomer Kunst, könnte man dieses Vorgehen »selbstreflexiv« nennen, aber das ist Glamour nicht. Es ist ein Erlebnis, das im Herzen der Kulturindustrie entsteht, das man nur mit den Künsten der Kulturindustrie haben kann, das aber in seiner Ungleichgewichts- und Verunsicherungskonstellation die Möglichkeit enthält, den Blick auf seine Bedingungen zu richten. Es ähnelt dem V-Effekt, kommt aber ohne jede Didaktik aus, sondern nutzt Attraktion und Sexualität, Käuflichkeit und Verführung, um die wirtschaftliche Realität des Auftritts aufscheinen zu lassen. In dieser Beschreibung bleibe ich beim Beispiel live auftretender Akteure, Schauspieler und Sängerinnen, aber es lässt sich ohne Mühe auch auf personenförmige Werke, die auf CDs und DVDs gespeichert sind, als Filme und Bücher auftreten, übertragen, die als Personen oder über eine (virtuelle) Personenbeziehung rezipiert werden.

Dies klingt nun zunächst einfach nach einer aufklärerischen Dimension von Glamour. Die Glamour-Erfahrung ließe uns nach dieser Beschreibung auf diese selbst schauen und verstehen, was uns fasziniert und was dessen Voraussetzungen sind. »Opium fürs Volk, aber Brecht'sches Opium«, wie Mike Kelley neulich in einem Gespräch mit Michael Kimmelman formulierte. Doch ganz so nüchtern und aufgeklärt läuft das nicht. Aufklärung, die als Pointe eines überwältigenden und faszinierenden Erlebens diese schließlich in ihre Schranken weist und von einem höheren Standpunkt aus zu einer zerebral intellektuellen Läuterung führt, ist mit Glamour nicht zu haben. Das hieße ja, dass sich der Verstand unter den Vermögen durchsetzt und den anderen Vermögen nur noch ihre eigene ironische Schrumpfversion zugesteht. Die Aufklärung würde also nur die anderen Vermögen verdrängen, sich durchsetzen, ohne aber auf der Höhe von deren Kräften zu sein. In »gelungenen« oder hinlänglich komplexen und interessanten Fällen von Glamour mischt sich diese erkennende, intellektuelle Komponente unter die Tätigkeit der anderen aktivierten, rezipierenden Vermögen und steigert die Unruhe. Gerade aber der Unterschied dieser Unruhe zum einfachen Triumph der Aufklärung und der Reflexion in der autonomen und sozusagen nichtkäuflichen Kunst macht die Poesie aus, die in den Momenten steckt, von denen hier teilweise schon die Rede war: sei es in den Warhol'schen Screen Tests, sei es in einem Lied von Nico, den automatischen Tockerdrums der Young Marble Giants oder den Fotos aus dem Booklet der Rhythm-King-CD.

Gemeint ist also nicht einfach der selbstreflexive oder ironische Hinweis auf die eigene Käuflichkeit. Die Grenze zu den außerkünstlerischen Bedingungen soll offengehalten werden, nicht einfach um diese zu registrieren, sondern um auch deren Kraft und Drohung zu entfalten. Das Publikum muss sie spüren als Genervtsein, physische Schwäche, Sprunghaftigkeit. Diese Zustände treten heute immer häufiger an die Stelle von Souveränitätsbehauptungen. Dieses Genervtsein und diese Unkonzentriertheit bilden aber zugleich das Kraftzentrum der Verführung. Glamour ist oft genau dort zu lokalisieren, wo die im Grunde genommen einzig übrig bleibende Reaktion auf die Unausweichlichkeit des Ökonomischen und seiner Konsequenzen sich schon aus dem Zentrum der Person und ihrer Darbietung zurückgezogen hat und als Hinfälligkeit, Übellaunigkeit, Fahrigkeit und unerklärter Rest des Verhaltens auf die Mühsal und Schäbigkeit des Zwangs ihren Schatten wirft, unter diesen Bedingungen weiterhin als Subjekt zu agieren – ein Subjekt, das die Aufgabe hat, Kunstwerk zu sein oder wie ein Kunstwerk zu sein: zweckmäßig ohne Zweck, wie Kant sagt.

Natürlich ist diese Spannungswirkung auch fabrizierbar. Und sie ist selber käuflich. Der defizitäre Sozialcharakter ist schon lange sexy, Ticks und Macken züchtet man sich bekanntlich. Trotzdem gibt es aber noch diesen Moment des Einspruches in der glamourösen Performance, an dem noch etwas Anderes auf dem Spiel steht oder hergestellt wird als nur das reaktionäre Klischee der Würde der Hure, der dieser Kategorie des glamourösen Erhabenen natürlich nahesteht. Denn das ist der Topos, mit dem sich die bürgerliche Gesellschaft immer noch über ihren internen Widerspruch hinweggesetzt hat, dass sie einerseits auf der Benennbarkeit des Preises auch des Preislosen – wie Kunst oder Liebe – basiert, andererseits auf ein Reich des Preislosen bestehen muss, um die eigene Käuflichkeit ertragen zu können. Denn zum einen muss es immer ein Außen geben, das man und der Kapitalismus noch erobern können müssen, zum anderen kann ein allgemeines Prinzip nur gelten, wenn es in konstitutiven Ausnahmen unterbrochen ist. Die »Würde der Hure« regelt dieses Problem auf besondere Weise. Als sozusagen Expertin des gepriesten und käuflichen Preislosen, der sogenannten käuflichen Liebe, zeigt sie sich im Rührstück doch noch und in besonderem Maße der Liebe fähig. Denn sie kennt, im Gegensatz zu den behüteten Bürgern, den Unterschied.

Aber diese Huren bevölkern Dramen aus der Zeit, als die Balance zwischen dem Markt und den außerökonomischen Instanzen noch intakt war; als der Markt noch nicht ganz allein entscheiden konnte. Im selben Maße wie Kunstwerke personenförmiger geworden sind, ist ja auch ganz normales Arbeiten kunstähnlicher geworden. Paulo Virno hat dafür den Begriff der Virtuosität und der Arbeit ohne Werk gefunden. Vielleicht ist es diese Entwicklung, die der Kategorie des Glamourösen eine besondere Bedeutung verschafft. So wie das Erhabene und sein Appell an Willensstärke verbunden war mit der Entdecker- und Abenteurer-Mentalität der Industrialisierer, so ist die glamouröse Genervtheit, die Unfreundlichkeit auf der Bühne, das Zurücksprechen des Kunstwerks in Verbindung mit einer verführerischen Kraft so etwas wie das Modell für den Ausstieg aus der Zwangsperformance, dem Zwang, Kunstwerk zu werden.

Zweckmäßigkeit ohne Zweck lautete die geniale Formel, mit der Kant den anthropologischen Schritt einer auf Werkzeuge ausgerichteten menschlichen Kreativität zur Kunst beschreibt. Vielleicht ist im Zeitalter der Menschen als Kunstwerke diese Formel aber auch für genau die Figur geeignet, die geläufigerweise heute als Großmetapher für die Krise von Vergesellschaftung fungiert: der Arbeitslose. Die glamouröse Genervtheit, von der ich oben sprach und die dabei ist, so eine begehrte menschliche Regung zu werden, deutet natürlich auch eine Überlegenheit über die Ökonomie an, die etwas anderes ist als das Dennoch im Goldenen Herzen der trotz allem liebenden und würdigen Hure, sondern auch ein Ergebnis des Umstandes, dass die Betreffenden im Jenseits der Verwertung leben – in Arbeitslosigkeit als der Dystopie der bürgerlichen Gesellschaft, die unabhängig von ihren realen Schrecken und den Versuchen, ihre Bewohner per Sozialgesetz noch einmal wenigstens unter den Zwang des Staates zu zwingen, tatsächlich eine Grenze der Ökonomisierung erreicht hat. Glamour wäre heute der Einspruch gegen eine Rationalität, die in der Zweckmäßigkeit ohne Zweck ihr großes Anderes – die Kunst – installiert hat und zugleich als Antikunst, nämlich als Wirklichkeit, realisiert hat. Glamour wäre ein Umgang mit dem zwecklosen Selbst – durch Subjekte wie durch subjektförmige Kunstwerke, die sich ganz Selbstzweck sind, maximal bereit sich auszuliefern und maximal verschanzt hinter einer endgültigen Genervtheit. Aus irgendwelchen Gründen, wenn mich jemand nach einem Beispiel für einen solchen Künstler fragen will, fällt mir immer nur Hermes Phettberg ein.

3 Wie es zu den 80er Jahren kam | Intensität, Negation, Klartext

Einer der meistgelesenen und -zitierten Theorie-Autoren der alten Bundesrepublik war Jean Francois Lyotard. Sein um 1980 wiederum meistgelesenes Buch war die vom Merve-Verlag besorgte und betitelte Zusammenstellung »Intensitäten«. Der kurze Text auf der Rückseite des im prägenden Jahr der deutschen Punk-Rezeption, 1978, erschienenen Buches endet mit dem Satz »Ich hoffe, mein Diskurs hat etwas von dieser intensiven Unseriosität«. Intensive Unseriosität – da schien einer den Moment besser auf den Punkt gebracht zu haben als auch nur ein einziger der bis dahin erschienenen Songs. Doch was hatte Lyotard gemeint, was seine jugendlichen Leser?

Was entsprach dieser intensiven Unseriosität auf der Seite von Lyotard? Wenn man nachblätterte, fand man u. a. eine Apologie von Cage und Nietzsche und die darin erhobene Forderung nach einer »Politik der Intensitäten«. Der Philosoph erklärt: »Das sind die ›Menschen der Steigerung‹, die ›Herren‹ von heute: Außenseiter, experimentierende Maler, Popkünstler, Hippies und Yippies, Parasiten, Verrückte, Eingesperrte. Eine Stunde ihres Lebens enthält mehr an Intensität (und weniger an Intention) als tausend Worte eines Berufsphilosophen.« Nicht unwichtig ist, dass diese schon 1972 als Vortrag gehaltenen »Bemerkungen über die Wiederkehr des Kapitals« sich ausdrücklich immer wieder auf die Musik beziehen als den Ort, wo sozusagen der Kampf zwischen guter Intensität und böser Repräsentation am zugespitztesten ausgetragen wird: als Kampf zwischen der Note und dem Ton.

Der Note war der Ton schon eine Weile abhandengekommen. Der elektronische Kölner Flügel der Neuen Musik hatte zwar eigentlich nur die Note durch noch genauere Beschreibungen überbestimmter Komponisten-Intentionen ersetzt. Zu Tonhöhe und -dauer gesellten sich weitere Parameter. Doch Aleatorik, die Kunst der Unbestimmtheit, der Improvisation, die nicht zuletzt als Gegenreaktion auf die Überbestimmtheit bald danach einsetzten, hatten dem Ton zur Flucht aus dem Gefängnis der Note verholfen. Cage wollte schon mit dem Konzept des (beabsichtigten) Tons nichts zu tun haben. Das Geräusch, der Zufallssound, der Klang der Welt sollten sich gegen alteuropäische Komponistensubjekte durchsetzen. Vor allem aber im Free Jazz hatte die Note ausgedient: die neuen Töne der Free Jazzer waren nicht mehr notierbar. Der Grund für die Flucht des Tones war nicht nur ein ästhetischer, sondern ein sozialer. Das überblasene Saxophon, das perkussive Piano-Cluster galten als Index der Revolte gegen den weißen Suprematismus. Und einen solchen sozialen Index gab es auch bei Punk: Auch hier hatte sich die Note vom unordentlich gewordenen Ton als Zeichen stolzer technischer Unfähigkeit, aggressiven Dilettantismus und anderer Unangepasstheiten überrumpeln lassen.

Welche Rolle hatte aber Punk in dieser Theorie – jenseits der vermeintlichen Übereinstimmung der Fronten im Kampf des Tones mit der Note? Warum zog sie Leute wie mich an, die damals im Umfeld von Punk und Neue Malerei lebten? Benannte sie nicht gerade unseren Feind als Helden, den Hippie nämlich, und war sie nicht genau das Gegenteil einer Theorie von 78, nämlich tatsächlich die typische Theorie von 72: als sich der Kampf vom Campus und Straße auf Psychiatrie und Kunst verlagerte? 1972 als Jugendlicher war ich ein Fan der Intensität. Völlig unklare offene Abenteuer lagen vor mir, durch nichts und wieder nichts sollten sie bestimmt sein, außer durch den überwältigenden, erschütternden Eindruck, den sie auf mich machen sollten. Und den ich machen wollte, auf alle die, die mir bei meinen Abenteuern begegnen sollten. Intensives Leben war die einzige Möglichkeit, nicht tot zu sein. 1978 war die Intensität ein ärgerliches und kitschiges Klischee, eine rein nominelle Forderung eines Kritikerdiskurses, eine ewige Ermahnung von alten Leuten und ein Vehikel der ideologischen Intellektuellenfeindschaft und damit gegen jede Möglichkeit gerichtet, dass sich ein politisches Leben, eine aggressive Gegenkultur regenerieren könnte. Unseriosität hingegen klang 1978 noch sehr interessant.

Die Rede von der Intensität war also keine rein philosophische. Es gab sie als Alltagstext, mit dem jeder, der in den 70er Jahren 20 wurde, aufgewachsen ist. Das stärkere Argument als jedes politische war das der Intensität, es war der Sinn des Lebens, intensiv zu leben – darauf konnten sich religiös Wahnsinnige mit revolutionären Anarchisten einigen. Doch die Inszenierung des Bruchs mit dieser Kultur durch Punk nahm nun zwei Formen an: Zum einen wies man die sogenannte Hippie-Kultur zurück, weil sie vor lauter Intensität blöde und harmlos geworden war – vor allem aber dumm. Dieser Gegenstandpunkt war dezidiert intellektualistisch. Man muss wieder diskutieren, Begriffe verwenden, Dinge aussprechen, Bücher lesen, explizit werden. Von diesem Standpunkt aus griff man zu Merve-Büchern, nur um in ihnen dann wieder zu lesen, dass es besser sei, jenseits der Repräsentation – wie die gerade überwundenen Hippies – als Außenseiter zu existieren, ohne Begriff und als Intensität. Aber es war immer noch besser, dies zu lesen, als es – wie schon so lange – nur zu erleben: als sozialen Druck. Wenn der Außenseiter nun in eine Theorie eingetragen war, konnte man ja nachsehen, ob er im Recht war.

Die zweite Form des Bruchs mit der Intensität, den die Punk-Kultur anzettelte, war aber genau andersherum gebaut. Nicht Intensität als Wert war das Problem, nicht die einst intensiven

Leben der Außenseiter waren trostlos, sondern sie waren nicht mehr intensiv. Die Dumpfheit einer ewig aufgekratzten Emotionalität war nicht schlimm, weil sie verblödet war, sondern weil sie längst nur noch Intensität *repräsentierte*, von Intensitätsdarstellern aufgeführt. Darüber hatte womöglich auch ihr Legitimationsdiskurs Schaden genommen, sodass auch von dieser Seite nicht mehr von Intensität gesprochen wurde, aber das Ziel und der Wert waren eben gerade nicht durchgestrichen. Man bemühte sich nun, intensives Leben auf neue Beine zu stellen, auf neue Lebensformen, neue Außenseiterschaften. In dieser Version waren die Hippies nicht so sehr schuldig, Hippies zu sein, sondern im Gegenteil: ihre Schuld bestand darin, keine mehr zu sein, darin, die Ideale der »Menschen der Steigerung« verraten zu haben. Einig waren sich die beiden Vertreter dieser zwei Lesarten des Punk-Bruchs nur darüber, dass das, was heute 1978, 1979 als »Hippie«, »Außenseiter«, »Experimentator« etabliert war, abzulehnen war.

Aber die Gründe der Ablehnung waren einander diametral entgegengesetzt: Negation des repräsentationskritischen Prinzips der Intensität auf der einen Seite, Negation seiner aktuellen Mittel und seiner empirischen Vertreter auf der anderen Seite. Das führte dazu, dass sich in den Reihen des Punks Anhänger und Gegner der Intensität in den gleichen Kneipen, in den gleichen Konzerten und in den gleichen Klamotten wiederfanden. Und da man zusammen trank, rauchte, Drogen nahm und Musik hörte, nicht aber begrifflich diskutierte, wurde diese Differenz nicht in den Begriffen ausgetragen, in der man sie hätte artikulieren können, sondern durch ästhetische Stellvertreterkriege. Ich selbst schwankte auch zwischen den Standpunkten: textorientierte, manifestartige, zitierende, denotative Punksongs liebte ich, weil sie intellektualistisch und anti-intensiv vorgingen (das allerdings sehr intensiv), überwältigungsästhetische, elektronische, laute, schwere Punk- und Industrial-Zumutungen liebte ich, weil sie die Intensität retteten. Leute, die sich eher mit Repräsentation und ihrer Kritik auskannten, wie Malcolm McLaren, erschienen mir bewunderungswürdig, aber sie wurden auch sehr schnell langweilig und berechenbar. Eigensinnige Künstlertypen ödeten mich an, waren aber zugleich die einzigen Leute, die einen überraschen konnten.

Entsprechend zu den drei musikalischen Zentren der westdeutschen Punk-Kultur (Westberlin, Hamburg und Düsseldorf) gab es drei Zentren der damals sogenannten wilden Malerei (Westberlin, Hamburg und Köln/Düsseldorf). Da die Bildenden Künstler einem begrifflichen Universum näher waren als die Punk-Musiker, nicht zuletzt, weil sie die vorangegangenen Auseinandersetzungen zwischen Konzeptualismus und Intensitätsanbetung in der Bildenden Kunst auch als begriffliche – etwa an den damals noch diskussionsfreudigen Akademien in Düsseldorf oder in den USA – erlebt hatten, gab es hier ansatzweise die expliziten Konfrontationen, die in Musik und Alltagsleben auf Geschmacksdifferenzen oder Prügeleien verwiesen waren. Berliner Malern wie Salome oder Helmut Middendorf wurde etwa der Vorwurf gemacht, tatsächlich nur zu repräsentieren, was sie an Lebensformen attraktiv fanden, aber nicht in eine eigene Form der Malerei oder der Kunst überhaupt zu übertragen. Bilder von Rock 'n' Roll-Sängern oder Transvestiten oder starken Frauen galten vielen als tautologische Verdoppelungen des ohnehin intensivexpressiven Gestus.

Die Hamburger Gruppe um Albert Oehlen und Werner Büttner verfolgte eher ein anti-intensives Programm im oben beschriebenen Sinne. Den Berlinern warf man vor, als Intensitäts-Darsteller den Außenseiter-Kitsch offizieller liberaler und sozialdemokratischer Kultur fortzuführen. Die Kölner Gruppe Mülheimer Freiheit um Walter Dahn, Jiri Georg Dokoupil, Peter Bömmels, Hans Peter Adamski, Gerhard Naschberger und Gerard Kever vertrat eher, dass die Intensität nur verraten worden sei, aber durchaus gerettet oder ihre Rahmenbedingungen neu konstruiert werden mussten. Blues und Beuys bei Walter Dahn, das ideelle Afrika bei Dahn und Dokoupil verweisen auf ein solches Programm der Rekonstruktion eines intensiven Lebens als Leben in der Kunst. Später wird dies in einem eher distanziert schmunzelnden postmodernen Habitus von vor allem Dokoupil überführt, während etwa Peter Bömmels weiterhin auf die Malerei als heuristisches Mittel der Exploration individueller wie soziopathischer Zustände setzt. Ein Mitglied verliert die Gruppe sogar an die Sekte des Bhagwan Shree Rajneesh. Die Hamburger werfen ihnen vor: »Sechs junge Kölner präsentieren eine Synthese aus Antes und Schröder-Sonnenstern.« Die Kölner warfen den Hamburgern wiederum die reine Karikatur vor, eine in ihrem Humor restlos aufgehende Kunst – eben ohne jede Intensität.

Für den Berichterstatter der etablierten Kunstzeitschrift »art« läuft die ganze Bewegung in allen Städten in einem Bericht aus dem Oktober 1981 auf die Begriffe des »Wilden«, des »Malerischen« und vor allem einer »hemmungslosen Subjektivität« hinaus. Letzteres wird u. a. von Werner Büttners »Selbstbildnis im Kino onanierend« illustriert. Ein Bild, das gerade die hemmungslose Subjektivität karikiert und in die (Selbst)Kritik eines Malereikonzepts einträgt, dessen Intensitätsbemühungen masturbatorisch geworden waren. Das Bild fand auch einen anderen Bezug zu einem Paradox dieses historischen art-Textes, der nämlich die Welthaltigkeit und Neugier der »wilden« Malerei von dem immer wieder bekundeten Interesse der befragten Maler am Kino herleitet. Dass das allgemein nicht als ein Paradox empfunden wurde, kommt in nicht nur ironisch gemeinten, aphoristischen Klassikern der Epoche wie einer Zeile der Fehlfarben zum Ausdruck: »Ich kenne das Leben, ich bin im Kino gewesen«. Das Kino war eine wilde, zugleich sentimental stimmende Kneipe. Das war auch ein ständiges Thema in den Texten damals neuer Hamburger Lyriker wie Christoph Derschau und Kiev Stingl und bei rockistischen Hard Boiled Trenchcoat-Autoren wie Jörg Fauser. Seine Repräsentationskultur war irgendwie wahrer als die Intensität der früheren Indienreisen und Improvisationserlebnisse. Das Kino lebte noch von dem Glamour, den es in den 70er Jahren, in Filmen von Fassbinder, Schröter oder Lemke, entwickelt hatte.

Der zentrale negative Legitimationsbegriff aller Punk-Reden war die Langeweile. Das Lied »Boredom« von den Buzzcocks und der Film »Brennende Langeweile« von Wolfgang Büld mit Ian Moorse und Gaye Advert und den anderen Adverts aus dem Jahre 1978 schnürten zusammen, was die verschiedenen Fraktionen und Praktiken einte: ein Gefühl drückender existenzieller Ausweglosigkeit, die gerade nicht auf eine Katastrophe zusteuerte, sondern auf ein gesichertes, aber nicht lebenswertes Leben. Wie schon bei verschiedenen Äußerungen des Situationismus bedeutete Langeweile etwas anderes als die Abwesenheit von Abwechslung und Unterhaltung, sondern im Gegenteil dass man dem Doppelgesicht von Fun und Erbauung nirgendwo entrinnen konnte. Weder die Reste einer politisierten Kultur, deren Vertreter längst habituell nicht mehr von den Machthabern unterscheidbar waren, noch die restlos unterhaltungsindustriell gewordenen Jugend- und Gegenkulturen waren noch satisfaktionsfähig. Beide konnten einem nicht mehr das Gefühl vermitteln, dass politische oder kulturelle Lebensentscheidungen anders als folgenlos in die Produktion von Alltäglichkeit eingehen würden. Der Konsens der Demokraten und ihre ebenso konsensuelle Rock-Kultur in öffentlich-rechtlichen TV-Anstalten schien nur noch durch eine konsequente Negation herauszufordern zu sein. Ziemlich schnell war aber klar, dass diese Negation der Langeweile nicht wieder nur expressiv und dramatisch sein durfte, denn genau das war ja der Rockpalast-Rock. Das Problem, dass nichts los war, wie in Bülds Film zu sehen, war von dem anderen Problem, dass nämlich die Tatsache, dass etwas los ist, immer schon irgendwie hässlich ist, nicht zu unterscheiden.

Eine solche Kritik der Langeweile konnte politisch geführt werden, wie bei Situationisten und ansatzweise der allerdings zunächst minoritären linken Punk-Schule der Richtung Gang Of Four und Mekons, der in Deutschland am ehesten S.Y.P.H. und die Fehlfarben entsprachen. Sie konnte aber auch existenzialistisch und anthropologisch geführt werden, als Suche nach dem Wesentlichen: auch dafür fanden sich Vertreter. Ja, sie konnte sogar konservativ im Namen von Eigentlichkeit und Ernsthaftigkeit auftreten. In den bald immer üppiger und künstlerischer werdenden Fanzines, in »Die 80er Jahre« von Jürgen Kramer etwa, spielen plötzlich Autoren wie Heidegger und eine Orientierung an Bataille'scher Anthropologie und der gerade modisch gewordenen »Vernunftkritik« eine immer größere Rolle.

Eine noch zentralere, weil alle möglichen unterschiedlichen Subszenen einende Figur ist nämlich Friedrich Nietzsche: der von Franzosen wie Lyotard, Deleuze und Foucault neu gelesene Philosoph der affirmativen Rede und der Mensch der Steigerung versöhnte tatsächlich auch die beiden vorhin unterschiedenen Intensitätspositionen: Denn sowohl die, die den Hippies den Verrat an der Intensität vorwarfen, als auch die, die die Idee der Intensität durchstreichen wollten, konnten sich auf den apodiktischen, antidemokratischen, aggressiven Ton einigen – vollkommen unabhängig zunächst von einer Lektüre seiner Philosophie in der einen oder anderen Weise, völlig unabhängig überhaupt von Positionen. Links-Nietzscheanismus war die Position der Stunde: Von dem heute wieder viel auftretenden Veteranen der unabhängigen italienischen Linken Bifo bis zu seinem Freund Felix Guattari las man überall mit Begeisterung von einer neuen Position. Die Linke sollte nicht länger übellaunig kritisch und negativ auftreten, sondern affirmativ und lebensbejahend, aktiv, nicht reaktiv. Das schien 1980 wahnsinnig plausibel. Auch wenn man in der Rückschau erkennen kann, dass sich bei vielen deutschen Anhängern dieser Position nur der Nietzsche erhielt und die linken Aspekte pulverisiert wurden. Seltsam mutet es an, wenn Alain Badiou im Jahre 2007 wieder so redet wie Guattari 1978 – als hätten die Entwicklungen der letzten 30 Jahre diesem Links-Nietzscheanismus nichs anhaben können.

| | |

Es waren verschiedene, aber durchweg negative Bezugnahmen (u. a. auf Intensität), die das implizite Selbstverständnis der verschiedenen Punk-Kulturen prägten. Die sollten auch nicht in einen Zustand einer aktiv eingenommenen Position überführt werden. Man war zwar nicht wirklich gegen alles, und es war nicht beliebig, gegen was man war. Aber das von allen als leider begrenzt geahnte Gefühl des Anhaltens der Geschichte durch beharrliches Negieren sollte so lange wie möglich gedehnt werden. Für Einzelne, davon weiß Jürgen Teipels Buch »Verschwende Deine Jugend« zuweilen makaber zu berichten, dauerte dieser Moment sehr lange an, bis heute. Der Weg von der jugendlichen Negation zur Weltskepsis des Altersheims ist nicht so weit. Dennoch wäre es ein Fehler, den Wunsch, den Moment der Negation dauern zu lassen, mit einem banalen und faulen Nihilismus zu verwechseln.

Der Zustand der Verneinung ist ein Zustand größtmöglicher Kontrolle der eigenen Freiheit. Wer alles ablehnt, ist für nichts Bestehendes verantwortlich und hat gleichzeitig alles andere, alles, was es nicht gibt, als ein unendliches Reich der Zukunft für sich offen. Er muss nur den Moment herauszögern, an dem diese Zukunft beginnen soll. Daher rührt das renitente Beharren in allen Spielarten von Punk (und anderen Negationsbewegungen), dem in der Selbstkritik, »Punk macht dicken Arsch« von Mittagspause, die Konsequenzen vorgerechnet werden. Das Leben in der Freiheit beginnt mit Kompromissen, mit der Entscheidung für etwas zwischen mehreren Möglichkeiten. Diese Freiheit anzunehmen heißt, einen Stil zu entwickeln. Stil war immer leicht mit Anpassung zu verwechseln. Stil war eine Position. Punks sagten lieber genau, was sie nicht wollten. Der Begriff des Stils machte erst ab 1982 Karriere. Die postmoderne Theorie freute sich darüber. Und Theoretiker taten dies auch. Bildende Künstler, obwohl damals wirklich in der Mitte zwischen beiden Aussageweisen, mit Kontakt zu beiden privilegiert, zeigten eher, als dass sie explizit wurden. Oft strichen sie Sachen durch, die man nur kennen und identifizieren konnte, wenn man ihre Interna oder die Interna der Kunst kannte. Sah man ihnen von außen zu, konnte man nur die Genauigkeit erkennen, mit der es gegen etwas Bestimmtes ging, ohne zu wissen, was.

Heute kann man eine damals häufige Strategie künstlerischer Produktion wieder beobachten: die Vermeidung. Man hat zwei Prämissen: 1.) Keinerlei Ähnlichkeiten, keinerlei Erkennbarkeiten und Lesbarkeiten, Material zu liefern; 2.) Unbedingt dennoch produzieren, materiell vorhandene Objekte herstellen. Was damals aber an unmöglichen Gegenständen und Kombinationen von Themen ausprobiert wurde, versucht sich heute die Unlesbarkeit über formale und materiale Strategien zu erobern, wie man an einigen Arbeiten z. B. des sogenannten neuen Formalismus sehen kann, wie ihn die gleichnamige Ausstellung hier im Kunstverein präsentierte.

Punks sagten also programmatisch an prominenter Stelle all das, was sie nicht wollten: »keine Helden« (Stranglers), »keine Werte« (Black Flag), »keine Zukunft« (Sex Pistols). Und an weniger prominenter: keine »alten Bewegungen« (Fehlfarben), keine Natur (S.Y.P.H.), keine politischen Vorgaben, keine Spießer. Natürlich gibt es noch unendlich viel mehr Äußerungen, die darüber hinaus oft sehr unterschiedlichen Status haben: Interview-Äußerung, Songtext (ironisch), Songtext (Manifest) etc.

»Keine Helden« fällt in dem Stranglers-Song »No More Heroes« und ist oft als zentrale Punk-Äußerung gehandelt worden, auch verlängert zu der noch konkreteren Ablehnung von »No Beatles and Stones«, auf die sich The Clash einigen können. Doch die Liste der fraglichen Helden in dem Song macht deutlich, dass dies nicht einfach eine Forderung war, sondern ebenso sehr Ausdruck eines Bedauerns. Leo Trotzki und Sancho Pansa, die der Erzähler in »No More Heroes« vermisst, waren ja gerade nicht die oppressiven Helden ihres historischen oder fiktiven Kontextes, sondern je die (komische) Nummer zwei. Sie sind selbst schon Anti-Helden. Doch auch sie sind verschwunden – womöglich den Helden geopfert, von den Helden vernichtet. Der Kehrreim »No More Heroes« lässt die Deutung des Bedauerns ebenso zu wie die der Forderung. Tatsächlich war die Identifizierung mit Helden in der Punk-Kultur zeitweilig viel stärker als in vorangegangenen Jugend- und Gegenkulturen auf Musik-Basis. Gerade weil alle möglichen Regeln und Institutionen kultureller Produktion und Rezeption wie Schallplattenfirmen, große Konzerte, Hitparaden, High-Tech etc. infrage gestellt waren, und natürlich auch der sichtbare Starkult, etablierten sich Figuren als letzte konstante Einheiten der Kultur als Helden, wurden Einzelne zu völlig überforderten Vertretern der von sonst nichts Materiellem, Fixem und Konstantem mehr zusammengehaltenen geglaubten Lebensform (Sid Vicious) oder Moral (Joe Strummer). Das brachte eine entsetzliche Kultur der Verräterverfolgung hervor, die auch mit der allgemeinen Tendenz zusammenhängt (und zu ihr beigetragen hat), dass Kunstwerke immer subjektförmiger werden. Wir sprachen letzten Monat darüber.

Black Flag erteilen in »No Values« allen, auch den linken Werten eine Absage und bekennen sich natürlich doch zu solchen, nämlich zu den, um einige historische Makel sauberen Werten des Anarchismus, an denen weder die Gräuel der Gulags der Kommunisten noch die Bürokratie der Sozialdemokratie klebten. Der von BF und anderen, vor allem kalifornischen Bands noch relativ elaboriert vorgebrachten Anarchismus-Verehrung folgten Punks überall in der Welt – bis heute. Die Ableitung der Anarchie aus der Absage an Werte – alle Werte –, der man ja u. U. folgen kann, wenn man die Instrumentalisierung von Werten durch Autoritäten mit den Werten selbst gleichsetzt, leuchtete allgemein ein. Sie verursachte nur denjenigen Schwierigkeiten, die daraus eine dauerhafte Praxis gewinnen wollten, wie Black Flag selbst mit ihrem SST-Label. Wie viele andere gründeten sie als ersten Schritt zu herrschaftsfreien Räumen – klassisches Paradox der damals neu entstehenden Independent-Kultur – eine Firma.

Aber von diesem oft diskutierten Problem abgesehen, wollte die pro-intensive und Verräter-verfolgende Seite der Punk-Kultur ja vor allem ein besonders intimes und intensives Verhältnis zur eigenen Moral und den ihr zugrunde liegenden Werten. Ihre Empfindlichkeit gegenüber jedem möglichen desintensivierenden Medium zwischen der reinen Moral und dem Verhalten verweist ja geradezu auf eine Moralversessenheit. Und die so entworfenen Menschentypen konnten gar keine anderen sein als Helden. Die Punk-Geschichte, auch das zeigt sich in Jürgen Teipels Buch »Verschwende Deine Jugend«, ist voll von Typen, die unter diesem Druck oder unter diesem Widerspruch zusammenbrachen: Organisation der totalen Negation als totalen Terror der Moral.

Dass Punks keine Zukunft wollten oder für sich sahen, lässt sich auch nicht wirklich auf die weltberühmte Halbzeile der Sex Pistols bringen, »There is no future in England's dreaming«. Die später im Kehrreim beschlossene Zukunftslosigkeit »für dich und mich« bezieht sich nur darauf, dass wir in einem monarchisch-verklärten Englandtraum nicht vorgesehen sind. Das wussten wir eh. Die aber geläufige und bindende Übersetzung von »No Future« in der Alltags-Soziofolklore der 80er Jahre war: Ende der Utopien. Punk war der Bruch mit der – und nennen wir sie beim allgemeinsten Namen: sozialistischen – Utopie. Alle seine frühen Formulierungen, sofern sie nicht zynisch oder rechtsradikal waren, bemühten sich zu beschreiben, wie man (radikal) links bleiben könne, ohne sich etwas vorzumachen. Deswegen haben wir alle, die damals jung waren, auch nie die Verrenkungen all derjenigen verstanden, die erst 1989 vom Sozialismus als konkreter Hoffnung Abschied nahmen: weder den Neuigkeitswert, noch die panische Hektik, mit der so viele 68er unbedingt auf die andere Seite wollten und meinten, mit der konkreten Utopie auch die Kritik aufgeben zu müssen.

Daher enthalten die drei deutschen unter den oben gegebenen Beispielen der Negation schon den Keim der Konkretisierung. Zwei, drei Jahre nach dem Epochenbruch in Großbritannien konnte man jetzt zu Anwendungen des allgemeinen Befunds auf deutsche Verhältnisse übergehen. Der Affekt gegen die Natur in »Zurück zum Beton« von S.Y.P.H. war gegen die in Gründung befindliche Partei der Grünen gerichtet. Punks wussten schon damals, Natur kann uns nicht retten, wenn wir Gesellschaft aufgeben. »Keine alten Bewegungen«, das richteten die Fehlfarben ambivalent gegen 68er, aber auch gegen die bereits erstarrten Punks und womöglich auch gegen die in der Revival-Warteschlange anstehenden, neu entdeckten alten Bewegungen von Mod, Ska und bald vielen anderen. Die folgende Zeile »Was heute zählt ist Sauberkeit«, vielleicht die beste Zeile der ganzen deutschen Punk-Kultur, enthält denn auch drei nicht miteinander vereinbare Bedeutungen: 1.) Sauberkeit ist die repressive Norm der BRD, gegen die sich Punk auch und immer noch genauso richtet wie frühere antirepressive Jugendkulturen. Wir bemerken die Konstanz der Repression mit sarkastischem Bedauern. 2.) Sauberkeit als individuelle Integrität ist die einzige Chance, auch politisch gesellschaftlich zu überleben: Die moralische Rigorosität blieb die letzte Möglichkeit, politisch zu bleiben, wenn Organisationen, anerkannte Wahrheiten und Parteilinien nicht in Aussicht waren. Gleichzeitig suchte man sich dafür natürlich ausgerechnet den normativen Druck auf den Einzelnen als Medium aus. Gewissensterror aber ist das Ende dieser Politisierung. Das steht dann eher für die gerade beklagte Sauberkeit der auch immer noch herrschenden deutschen Disziplinarkultur. Wir sind unsicher. 3.) Sauberkeit als Provokation der ebenfalls leeren Spießerfeindlichkeit des ostentativ schmutzigen Punks. Wir sind dabei.

Punk lebte einen nach innen gerichteten Moralterror (und dessen logischerweise immer mitgeschlepptes Gegenteil von Egal-Haltungen) und eine Ethik der Existenz als sauber verweigernde, dauerbesoffene oder anderweitig radikale Person. Es gab aber keine externe und allgemeingültig vertretbare, (etwa politisch, sozialistisch) formulierte Begründung dafür, und es sollte sie auch nicht geben. Deswegen brauchte man als Gegner eine Figur, der man etwas anderes als nur politisches oder anderweitig diskutierbares Versagen vorwerfen konnte, nämlich nur noch individuelles, verfehltes Leben: Spießigkeit und Lächerlichkeit. Darin sind sich unendlich viele Lieder einig. Es sollte ja weiterhin um etwas gehen. Politisch wie moralisch hieß das, dass man auf keinen Fall Verräter werden durfte. Aber man wollte als von sozialdemokratischen Diskussionsimperativen gebrannte Kinder darüber jede Diskussion verweigern; und damit jede diskutierbare Begründung. Konsequenz: Hass ad personam. Schlimmer: Hass auf Verlierer als andere Seite des Hasses auf Verräter. Auch dieses Problem ist in einem Fehlfarben-Song genial vorweggenommen worden, »Gott sei Dank nicht in England«, in dem die Welt eines Menschen einstürzt, den »die Wirklichkeit überholt« hat.

III

Die Bildenden Künstler hatten noch ein anderes Material, eine anders verlaufene Negationsgeschichte: die negative Bezugnahme auf die Geschichte der Avantgarde, die es im popmusikalischen Gedächtnis damals noch nicht gab. Hierbei gibt es um 1980 auch eine zentrale Einigkeit, die sich mit der Aversion gegen die Intensitätskultur vergleichen ließ. Einig waren sich alle, dass die zu bekämpfende dominante Kunstrichtung die konzeptuelle Kunst der 70er Jahre sei. Wie der Begriff der Intensität schillerte aber auch der der Concept-Art. Daher gab es eine fundamentale Uneinigkeit darüber, was genau an der Concept-Art zu verneinen sei. Eine Richtung ihrer Gegner lehnten das Unsinnlich-Intellektuelle ab, einer zutiefst spießigen Unmittelbarkeitsideologie folgend. Diese Gegnerschaft ist heute noch Mainstream. Eine andere Richtung, für die u. a. Oehlen, Büttner und Kippenberger stehen, wollte die Abstraktionsleistung der Concept-Art gerade erhalten. Sie wollte nur nicht die Ästhetik übernehmen, die ihre Intellektualität als Darstellungsmodus mit ausstellte. Zu oft hatte sich der Konzeptualismus eben gerade nicht vorgenommen, auf die sprachlichen und institutionellen Grundlagen künstlerischer Artikulation zu zeigen, wo es sich lohnte, sondern selber Werke geschaffen, die als viel zu eindeutige Illustrationen eines immer schon Gewussten daherkamen. Daher sollte man, so die Position der eben Genannten, die Konzeptualisierbarkeit künstlerischer Arbeit gerade am scheinbar kreatürlichsten, unsaubersten Gegenpol konzeptueller Kunst ausprobieren. Diesen Pol besetzte die Malerei.

Es gab aber noch einen anderen Grund für die hohe Attraktivität der Malerei um 1980. Diesen hatte sie durchaus mit Punk-Rock gemeinsam. Dessen Vereinfachungen und die Rückkehr zur Malerei sollten nämlich in beiden Bereichen ein ganz bestimmtes Bedürfnis befriedigen, die Sehnsucht nach einem nichtmedialen Medium, nach einem Nullmedium. Es gab um 1980 den Wunsch, aus der Diskussion der Medialität herauszutreten und über eine Art Metaphysik des Klartextes so was wie das Kunstwerk selbst in den Griff zu bekommen. So wie Anarchismus eine Werteordnung darstellte, die gleichzeitig als die Ablehnung aller Werte verstanden werden konnte, mussten Medien und künstlerische Mittel her, die eigentlich das nicht mehr waren oder zeigten. Man hatte sozusagen beide Mediendiskurse satt: den modernistischen High-Art-Diskurs, der künstlerische Integrität von einer medienspezifisch angemessenen Kunst abhängig machte, und den postmodern medienbegeisterten, der von neuen Medien neue Verhältnisse erhoffte. Malerei sollte kein Genre oder Medium sein, mit dem man sich so besonders gut ausdrücken kann. Malerei war belastet und beschmutzt und jenseits aller Diskussion. Gleichzeitig galt sie als die naheliegendste Ausdrucksform, stand gewissermaßen für Kunst an sich. Daher war sie so immens gut geeignet für eine Kunst, die sich als Generalangriff auf die ganze Kunst verstand. Aber natürlich wollte sie nicht zurück zu heilen oder verfügbaren Traditionen, sondern hoffte maximale Inhaltlichkeit und maximalen Klartext zu erzwingen. Das war natürlich eine naive Hoffnung mit allerdings dynamischen Effekten.

Wie alle Künstler-Ideen, von denen hier die Rede ist, blieb auch diese weitgehend unausgesprochen. Sie korrespondierte mit einer entscheidenden Idee des Punk-Rocks, nämlich mit den berühmten »drei Akkorden«, der Suche nach der simpelsten Songform und den traditionellsten musikalischen Strukturen. Auch Punk-Rock wollte die abgewirtschaftesten, totgespieltesten, zugleich aber einfachsten und dynamischsten Formen benutzen. Auch Punk-Rock wollte vor allem nicht vom Eigentlichen ablenken, hatte ein Ideal von Klartext. Das war weniger gegen bestimmte Diskussionen und Lehrmeinungen gerichtet wie in der Bildenden Kunst. Die Feinde waren vielfältig, vom Jazz-Rock, dem man Virtuosität um ihrer selbst willen vorwarf, bis zum Stadion-Rock und seinen hochkapitalistischen Organisationsformen. Dagegen standen die Energie, Intensität und die unkorrupte Gemeinschaft. Aber genau wie bei den Malern wurde die konventionellste und historisch am meisten belastete Form als besonders geeignet empfunden. Es ist natürlich leicht, einem solchen naiven Antiformalismus vorzuwerfen, dass er in reaktionärer Weise glaubt, das Wissen der Avantgarden über Formen und Medien und deren Geschichte und Gesetzmäßigkeiten ignorieren zu können.

Aber das wäre falsch, weil man damit übersehen würde, welche ästhetische Entdeckung Punk-Rock und eine bestimmte Malerei in den späten 70ern und frühen 80ern tatsächlich gemacht haben: dass man nämlich nur dann Zeichen in neuer Weise einsetzen und ausstellen kann, wenn man sie vor einem möglichst konventionellen Rahmen agieren lässt. Sonst macht man Aussagen über Prozesse, Medien und Institutionen. Das zentrale Wissen des Punk-Rock, dass es in Rock- und Pop-Musik eh schon immer einerseits um Attitüden und Haltungen (cool, sprach-analog und anti-intensiv) und andererseits um Lärm und Energien (intensiv), um gegen Noten befreite Töne ging, erforderte eine denkbar einfache und erkennbar nur als Stützkorsett übernommene Form aus der Geschichte der Musik. Sonst produziert man Beiträge zur Geschichte der Musik.

In vielen Fällen dachten die Künstler und Musiker sogar daran, erwartbare Einwände zu entkräften, indem die unvermeidbaren Stilmittel des Songs und des Tafelbilds direkt bei der Ausführung relativiert und durchgestrichen wurden – durch gezielten Dilettantismus etwa. In der Malerei entsprach dem das uneigentliche Arbeiten mit all den immer als eigentlich und immanent gedachten Elementen der Malerei. Striche, Formatwahl und Peinture waren keine künstlerisch-ästhetisch begründeten Mittel, sondern Symptome charakterlich und psychologisch, ideologisch und politisch begründeter Lebensformen. Das verstand sich als eine Radikalisierung, nicht als eine Zurücknahme der Erkenntnisse der Concept-Art.

Man konnte natürlich diese Entscheidung gegen avancierte Formen wie gegen mediale Avanciertheit verschiedentlich deuten. Zum einen ging es gegen den Kitsch einer sich selbst genügenden Kunstfertigkeit, gegen das Kunsthandwerk des Progressive Rock und damit gegen den Glauben daran, künstlerische Formen überhaupt noch als unbeschädigte Mittel zum Selbstausdruck einsetzen zu können. Punk-Rock und neue Malerei waren sich auch darin ähnlich, ihre künstlerischen Mittel nur als beschädigte oder wie es damals hieß als »elende« Mittel zu akzeptieren. Das hieß, dass sie immer eine gesellschaftliche Symptomatik noch in den Atomen ihres künstlerischen Sinnes mitschleppten. Zu diesem kunstinternen Zweck gesellte sich aber eine Ästhetik des demokratischen Klartextes. Man glaubte durch den Einsatz der einfachsten und zugänglichsten Mittel mit Form und Medium jedes undemokratische Zugangshindernis nicht nur aufseiten der Rezeption, sondern auch auf der der Produktion aus der Welt geschafft zu haben.

Sosehr das für eine gewisse Zeit zutraf und die gewünschten Effekte einer Demokratisierung eintraten – Bands und Label schossen aus dem Boden, viele bis dahin nicht zugelassene Gruppen (darunter die im Rock stets ausgeschlossenen Frauen, aber auch viele musikalisch unausgebildete, eher konzeptuell orientierte Künstler, Arbeiterjugendliche, Intellektuelle) ergriffen das ermächtigende Format des Punk-Rock (und einer von traditionellen Zugangshindernissen bereinigten Malerei) –, sosehr rächte sich langfristig die übersehene und ignorierte Medialität, aber auch Gattungsgesetze, die Formen. Nur wer mit hoher Aufmerksamkeit diese in ihrem beschädigten »Elend« bearbeitete, konnte auf lange Sicht seine Arbeit immun halten gegen die Rache des Unbeachteten. Die bestand letzten Endes darin, mit der Autorität der Tradition aufzutreten und etliche Maler Glauben zu machen, sie könnten in einem reaktionären Sinne über die Malerei als historisches Medium und Genre unumwunden verfügen. Eine solche Rache des Unbeachteten erwischte auch den Punk-Rock. Dort bewirkte sie, dass die Formen des Punk-Rock von jenem Gegröle und seiner Geschichte überformt wurden, das bei schnell gespielten Drei-Akkord-Stücken musikalisch zwangsläufig entsteht. Schließlich wurde der Stil auch von jenen eingesetzt, die an Grölen wirklich glaubten, als angemessene Expression, und in ihm nicht nur einen symptomatischen Lärm der Geschichte hörten, den man als erkennbar kaputte Form paradox zum Sprechen über seine Genese bringen könnte.

In der Tradition des Klartextes stand dann auch der Zugang, den die Punk-Generation zur Elektronik fand: Synthesizer wurden auch hier als einfach zu bedienende, geschichtslose oder geschichtsvergessene Nullmedien begehrt, nicht wie in der Hippie-Zeit als ideales, erweiterndes Mittel zur Erzeugung »unerhörter« und neuer Klänge. Insofern waren es gerade die billigen, garantiert klanglich groben und in ihrer Funktion eher als gestimmte Metronome eingesetzten Casio-Keyboards, die die Szene bestimmten. Viel von der Acid-House-Ästhetik von 1988 bezog sich noch einmal auf diese Einfachheit und Reduktion.

Diese Umwertung des Synthesizers von einer bereichernden zu einer vereinfachenden Maschine wurde von einem breiten Spektrum, das von den frühen Cabaret Voltaire bis zum Plan, von Human League bis zu DAF reichte, praktiziert. Irgendwann brachte auch diese Haltung eine neue konstruktive Ästhetik hervor. Wie so oft wenn neue Maschinen zur Verfügung stehen, will man aus verschiedenen Gründen mit Geschichte nichts mehr zu tun haben – egal ob aus futuristischen oder revolutionären Gründen. Dabei ging es den Synthesizerbenutzern auch nicht um den negativen Kontakt mit geschichtlichem Material, der sich beim Punk in dessen Abarbeitung und der Erzeugung von Lärmenergien aus Müll und Scheitern zeigte. Obwohl gerade der historischen Sensibilität des Punk für das Verlorene und Gescheiterte die großen Auseinandersetzungen mit Soul – Dexy's Midnight Runners, Scritti Politti – oder Ska, Reggae in der Punk-Generation zu verdanken waren – auf deren Ergebnisse sich dann auch der Synthi-Pop der frühen 80er Jahre gerne bezog.

Die Umwidmung des neuen Mittels Synthesizer in ein einfaches und zugängliches, das zuerst der Erzeugung sozialer Energie (und nicht künstlerischer Form) dienen soll, hatte auch eine Parallele in der deutschen Bildenden Kunst. Die zweite Generation von an Medienkunst interessierten Künstlern und Künstlerinnen steckte damals noch in den Akademien. Sie begannen damit, das Arbeiten mit Video und anderen sich abzeichnenden elektronischen Medien neu zu fassen: weg von der introspektiven und dokumentarischen, erst recht von der visuell ermöglichenden Rolle, die die erste Generation für die neuen elektronischen Medien vorgesehen hatte, hin zur Erzeugung von Situationen und Aktionen. Das war nicht unähnlich zu Punk-Rock und Synthi-Punk. Im damaligen Hamburger Umfeld waren das Künstlergruppen wie M. Raskin Stichting Ens. oder Minus Delta t. Aus einer Punk-spezifischen Geringschätzung der Autonomie der Mittel und Medien heraus fand man dialektischerweise das ideale neue Medium immer in jenem, das am wenigsten seine Medialität vor die Wahrnehmbarkeit und Mobilisierbarkeit sozialer Energien schob. Genau diesen Effekt kann man mit dem gleichen Recht (und dem freundlichen Nicken Walter Benjamins) allerdings gerade auch dem abgemeldeten alten Medium zuschreiben.

Intensitäten werden weiterhin gegen Repräsentationen zu mobilisieren sein. Und immer wieder wird man sich fragen, was man dann gegen die Repräsentation der Intensität mobilisieren soll. Dies wird dann weiter ein guter Grund bleiben, die Intensität zu unterbrechen. Ein anderer Grund für diese Unterbrechung aber ist die Erfahrung, dass die Freunde des Asozialen immer wieder rechts landen, wenn sich der linke Kontext sozialenergetisch verbraucht hat. Diese Unterbrechungen, Rekonstruktionen und Transgressionen der parallelen, aber nur begrenzt gegeneinander freundlichen Projekte der Emanzipation und der Repräsentationskritik haben in Punk einen historischen Fokus, einen Knotenpunkt gefunden. Dessen Brisanz besteht darin, dass Punk – unter anderen, weitgehend depolitisierten Rahmenbedingungen – noch immer das Bild für die größtmögliche Macht darstellt, die radikale kulturelle Selbstermächtigungen in den letzten Jahrzehnten erobern konnten. Und für die Grenzen und Gefahren dieser Macht.

Teil | drei

1 Unternehmer, Diktator, Journalist | Utopie: anderer Ort und Energieformel

Die Kritik der eigenen ökonomischen, medientechnischen und politischen Bedingungen steht nicht mehr im Mittelpunkt einer als progressiv sich gerierenden Kunst – anders als noch in der klassischen Concept-Art und ihren Neuauflagen der 90er, anders aber auch als bei der expressiven und antiexpressiven Kunst zu Punk-Zeiten. An die Stelle dieser Kritik ist das Motiv eines konkreten Besseren getreten: Bilder anderer Menschen und Verhältnisse, Menschen in anderen Zuständen, Landschaften. Der Autonomie-Status, den Kunst-Praxis als eingeklammertes, nicht alltagspragmatisches Handeln in der bürgerlichen Gesellschaft genießt, wird dabei oft als konkrete, politisch-utopische Situation missverstanden. Die Tatsache, dass man auf einer Biennale unbehelligt tun kann, was draußen den Schutzmann auf den Plan riefe, wird als politisch utopisches Projekt deklariert.

Aber auch außerhalb der Bildenden Kunst, in den Jugend- und Massenkulturen steigt die Attraktivität des *anderen Ortes*. Dabei hilft eine weitgehend immersiv gewordene Evokation attraktiver Vergangenheiten in Kino, Netzkultur, Events und Spielen – sei es die konkrete historische Sehnsuchtsepoche (Sixties!) und ihre durchaus mobilisierbaren Kraftzentren, sei es eine Vergangenheit, der man das Historische genommen hat, wie bei den diversen Gothic-Kulten. Zu dieser Attraktivität des prinzipiell anderen Ortes trägt natürlich bei, dass die vorgefundene Welt wenig Neigung zeigt, prinzipiell anders zu werden.

Das Thema des Utopischen, des ganz anderen, besseren Ortes scheint sich unabhängig von der politischen Orientierung, ja unabhängig von überhaupt einer Orientierung auf das Politische hin, als Thema nicht nur Bildender Kunst großer Beliebtheit zu erfreuen. Im Hinblick auf Utopien aller Art, nicht auf Kritik formulieren die Biennalen und Großprojekte der letzten zehn Jahre den gesellschaftlichen Standort Bildender Kunst. Der einzige Konkurrent zur Utopie ist derzeit die Melancholie, die aber ebenfalls, wie etwa bei der letzten Whitney Biennale, unmittelbar mit dem Scheitern der Utopie in Verbindung gebracht wird. Die Verbindung mit einer Utopie ist das zentrale Kriterium für die politische Seriosität von Kunst. Doch zugleich drückt sich darin ein Maximum instrumenteller Indienstnahme aus. Kunst soll sagen, wo es langgeht. Freilich soll sie das als Kunst sagen, der man doch eigentlich nicht zu folgen braucht.

Es gibt eine Komplizenschaft des Utopischen mit dem Anschaulichen. Ihre Tradition als oft blumiges literarisches Genre bedient den Wunsch nach einem Bild des Anderen, zu dem – egal ob Person oder Sache, Ordnung oder Zustand – wir sonst keinen Zugang haben. Das scheint gerade der Bildenden Kunst den Job zuzuteilen, für leitende und zuversichtliche Vorstellungen zuständig zu sein. Dabei ist die starke Utopie gerade auch als eine negative Denkfigur, die Bilder und andere Fixierungen leugnet, eine potente Kraftquelle. Sie spricht schließlich vom Nicht-Ort. Und dass man sie neuerdings mit dem konkreten Sehnsuchtsziel verbindet und von der schwarzen Bildlosigkeit der Kritik unterscheiden will, liegt daran, dass seit den Jugendkulturen der 60er Jahre sich politische Aktivität so oft als utopisch beschreibt.

Errungenschaften wie das Leben in Kommunen, ein anderes Verhältnis zu Arbeit und Sexualität, zu Körper und Sprache, so meinen die Aktivisten oft, sollten nicht unter den (naturgemäß unvollkommenen) Bedingungen, unter denen sie entwickelt und durchgesetzt wurden, gewürdigt und kritisiert werden, sondern als Symptome von etwas noch nicht Existierendem, einer zukünftigen Welt. Das ist der Übergang von einem gesellschaftskritischen Utopismus, der seine Inhalte im Bezug zu konkret und bestimmt negierten Verhältnissen entwickelt, zu einem quasi-religiösen, der das Utopische an sich anbetet, weil es eine abgetrennte, ganz andere Welt verspricht. Das entzieht die konkrete Arbeit an einer besseren Welt der Diskutierbarkeit. Den Ergebnissen fehlt ja der Kontext. Sie sind ja nur Inseln aus einer zu vervollständigenden Welt. Nicht der aktuelle Gebrauchswert eines Projekts, sei es ein ästhetischer, intellektueller oder politischer, soll entscheidend sein, sondern sein Tauschwert als Baustein der Zukunft – und damit wieder etwas Symbolisches. Letzteres ist gerade in Bildender Kunst und Werbung weitverbreitet.

Die auffällige Beliebtheit des Utopischen meint also meistens: Gebt uns ein neues Woodstock! Damit wir das in unseren Herzen tragen können, ohne uns wirklich im Schlamm wälzen zu müssen. In der Kunst stößt das auf eine ganz bestimmte Resonanz. Bevor die Kunst sich nämlich explizit auf das *Thema* des Utopischen verpflichten ließ und sogar praktisch bei deren Umsetzung tätig wurde, war das Verhältnis zu einer ganz anderen Welt immer schon ein Energiemodell der künstlerischen Produktion. Der Wunsch, den Nicht-Ort zu beherrschen und/oder sich in ihm zu verlieren, gehört zum Selbstverständnis des autonomen Künstlers. Es ist die Beschreibung der Innenseite dessen, was der Psychoanalytiker von außen beobachtend entweder Sublimierung oder Todestrieb nennt. Die Nichterreichbarkeit des utopischen Ortes und die gleichzeitige Verpflichtung auf ihn ergibt die Sublimierung, seine Erreichbarkeit um den Preis der Aufgabe von Ego und Subjektivität steht für den Todestrieb.

Lokal – also in Deutschland – konnte man eine besondere Fassung dieses Themas erleben: der dauerbrennende RAF-Komplex. Der vor wie nach seiner Überhöhung zur großen

Ausstellung in den Berliner »KunstWerken« von den unterschiedlichsten Bildenden Künstlern immer wieder inszeniert wurde. Dabei interessiert die Betreffenden zweierlei, zum einen die politische Utopie und ihr Scheitern, zugleich aber die strukturelle Rolle des Utopischen im künstlerischen Prozess. Dies haben Johannes Wohnseiffer, Korpys & Löffler, Elke Marhöfer, Hans Peter Feldmann, Bettina Allamoda und viele andere, deren Arbeit man zum größten Teil in der Berliner Ausstellung sehen konnte, thematisiert. Das umraunte oder nachgefühlte oder weggeschobene oder analysierte Überschreiten der Grenze zur Gewalt wird oft zur Allegorie von den Grenzen der Kunst und ihrer Überschreitbarkeit. Der Einsatz von Gewalt oder der Verzicht darauf entspräche der künstlerischen Setzung des eigenen Wirklichkeitsbezugs. Wiederkehrendes Thema in vielen dieser Arbeiten sind zunächst historische und zeitgenössische Akteure, die ein prinzipiell anderes Leben anstreben, sodann die Schnittmenge von künstlerisch motivierten mit politisch motivierten Bemühungen dieser Art und schließlich die existenzielle Komponente: wie weit jemand sein Leben (oder auch das anderer) riskiert, den eigenen Körper einsetzt. Damit ist auch weniger die Kategorie des Opfers oder Opferung gemeint, die in der Geschichte politisch-existenzieller Gruppen sonst eine so große, unerträgliche Rolle spielt. Neben der allegorischen Lesart bietet sich auch an, in den vielen RAF-Geschichten ein Tertium Comparationis von politischen und der künstlerischen Aktion zu entdecken. Nämlich der Einsatz des eigenen Körpers, durchaus auch in der Tradition von Fluxus und Aktionskunst. Wie weit ist man bereit, ihn als Material oder Medium in die künstlerische Arbeit zu integrieren? Entspricht dieser Einsatz der Gewaltschranke in der Politik? Übertrete ich hier ein Verbot, das ich gerade deswegen übertreten muss, weil es die Rahmenbedingungen meiner Arbeit festlegt, mich definiert? Werde ich so – mit narzisstischem Trotz – die Autonomie los?

Immer sehen sich die Künstler und Künstlerinnen in ihrer beschränkenden Verwiesenheit auf rein symbolisches Handeln in einer analogen Situation zu (noch) nicht militanten politischen Akteuren. Die Geschichte und die Akteure der RAF stehen für Möglichkeit wie Unmöglichkeit der überschreitenden Lösung des Problems. Die RAF ist das Knirschen der seltsamen strukturellen Verpflichtung des Künstlers aufs Utopische, ein starkes Drama, das dessen Widersprüche vielleicht auszubuchstabieren hilft. Diese Verpflichtung ist dabei so etwas wie eine Verbindung zum Politischen, die dem genuin Künstlerischen, oft in Verfallsformen wie dem Traum, eine Funktion im Politischen zuweist. Zugleich ist sie das Gegenteil, nämlich das segregierende Abschieben der Künste in das Gebiet des Unwahrscheinlichen, wo sie dann allerdings auch den nüchterneren Formen radikaler Kritik begegnet, die sich ebenfalls mit ihrer Rolle in dieser Welt des Unwahrscheinlichen abgefunden haben. Unter diesem Aspekt würde der oben aufgemachte Gegensatz zwischen Utopie und Kritik sich verringern. Der gerade unter den besten radikalen Kritikern der Verhältnisse verbreitete Gedanke, dass unter den gegenwärtigen Bedingungen nur noch die nicht mehr auf Interventionsmöglichkeiten spekulierende, rücksichtslose und saubere Kritik im Recht sei, verkennt, dass diese Kritik geradewegs zum Komplizen genau jenes auf nichts verpflichtenden Utopismus der Gegenwartskunst wird.

Historisch kennt die Bildende Kunst drei unterschiedliche Utopie-Verbindungen. Zunächst stellt sie einem rein politisch verstandenen Utopismus gestalterische und künstlerische Mittel zur Verfügung, die sich dann oft in den Vordergrund schieben. Schließlich sind die Mittel real, die politische Idee ist es (noch) nicht. So leisten sie – von Monte Verita bis Monterrey – der Lesart Vorschub, die – in der Logik des Supplements – die künstlerische Darstellung für die utopische Sache selbst hält. Dann gibt es künstlerische Zusammenschlüsse, die zwar auch ein anderes Leben anstreben, aber dies gerade nicht als politisch verstehen. Sie nutzen die Autonomie der Kunst, gerade weil sie das Handeln einklammert und es ermöglicht, schon jetzt von einem ganz anderen Ort zu sprechen, dessen Realisierbarkeit in der Welt außerhalb der Kunst zweitrangig ist. Für eine dritte Richtung geht es schließlich nur um eine Utopie des Realwerdens der Kunst, ihrer Aufhebung in gesellschaftliches Handeln. Mit allen drei Strängen hat die Utopie in der Gegenwartskunst zu tun, oft mit mehreren zugleich – meist ist das ja eine Erfolgsgarantie für einen Slogan oder einen Begriff, dass er überdeterminiert ist.

Im 20. Jahrhundert wurde der Komplex der Utopie in der Kunst vor allem entlang eines Paradigmas diskutiert, das für den utopischen Moment der Kunst vor allem ihre (angebliche) Fähigkeit hält, Realität tatsächlich zu transformieren. Das war vor allem in der Bildenden Kunst ein wichtiger Einsatz. Begriffe wie »Soziale Plastik« oder »Happening« und auch »Event« (in seiner Originalbedeutung im Fluxus) und Lebensprojekte wie die von Robert Smithson oder Gordon Matta-Clark beziehen sich darauf, dass Bildende Kunst anders als Literatur und Musik nicht nur Symbole manipuliert und hin und her schiebt, sondern in Realität, verstanden als materielle Realität, wenigstens in beschränktem Rahmen, auch jenseits ihrer symbolischen Bedeutung eingreift. Natürlich ist auch diese *Materie* nur mittelbar mit den materiellen Grundlagen gesellschaftlichen Lebens verbunden: gerade dies ist das Thema von Smithson und Matta-Clark. Dennoch kommt der Bildenden Kunst hier eine Sonderstellung bei der »Passion des Realen« zu, wie Alain Badiou die Leidenschaft des 20. Jahrhunderts für das Eingreifen nennt. Hier begegnen sich gerade seit den 60er Jahren verschiedene der oben beschriebenen Utopie-Ideen. Der Kunst wird weniger die politisch technische Fähigkeit zugetraut, Verhältnisse zu verändern, sondern vor allem die Aufgabe erteilt, Modelle idealer Verhältnisse zu schaffen. Diese Modelle gelten aber wegen des speziellen Zugangs der Bildenden Kunst zum Materiellen auch jenseits der Zeichen als verlässlicher als rein literarische oder theoretische Vorschläge. Utopische Projekte werden im Zusammenhang mit den Avantgarden und ihren Realisierungsideen für Kunst, sei es durch Revolutionäre, sei es durch Architekten und angewandte Gestalter, erörtert und meist in die Kontinuität linker und sozialrevolutionärer utopischer Praxis einsortiert. Aber auch die aus den Avantgarden hervorgegangenen, neuerdings so genannten Lebenskunstwerke in jüngerer Vergangenheit (Beuys, Mühl, Nitsch etc.) gehören in diesen Zusammenhang.

Bringt man sie aber in Verbindung mit früheren Modellen der Versöhnung von Leben und Kunst, Symbol und Materie, wie man sie in der Gesamtkunst-Tradition des 19. Jahrhundert findet, und mit den literarischen Kreisen und Zirkeln des 20., wird klar, dass der linke Firniss oft dünn ist und viele dieser Modelle von rechts wie von links geentert werden konnten und initiiert worden sind.

Darum möchte ich die strukturelle Seite des Utopie-Komplexes etwas näher ansehen als die je spezifischen biographischen Realisierungen in Lebenskunstwerken. Zwei Typen, den Unternehmer-Künstler und Gesamtkunstwerkler, kann man, glaube ich, als Wegbereiter der Utopie-Struktur anführen. Wie verhält sich deren energetisches Modell, die Produktion von Kicks und Stimulanz, zu den Selbstbefeuerungstechniken der Künstler in der aufgeklärten Gegenwart? Sind beide – Unternehmer und Gesamtkunstwerkler – Modelle einer Produktivität durch Verkennung? Und vor allem: Wie stehen sich thematische und strukturelle Utopie heute gegenüber?

Zur strukturellen Utopie: Das Leben der Künstler gilt nach wie vor als erstrebenswert. Man verbindet es vor allem mit der Abwesenheit von Zwang. Natürlich ist dies der Mythos von der Boheme, an den, direkt angesprochen, niemand mehr im starken Sinne glaubt. Aber noch bestimmt er manches

Handeln, jüngst das Lancieren ihrer digitalen Variante. Das hat damit zu tun, dass die Abwesenheit von äußerlichem Zwang in der Kunst und das legendäre Ausschlafen oft nur als ein allgemein nachvollziehbarer Grund komplizierteren Motiven vorgeschoben wird.

Dabei wird, spricht man etwa mit Studierenden, die sich für ein künstlerisches Studium entschieden haben, ein anderes Moment meist viel höher bewertet: die Abwesenheit von intellektueller Fremdbestimmtheit. Es geht weniger darum, der Arbeit zu entkommen und zu Rotwein und Wohlleben zu flüchten. Viel wichtiger ist die Selbstständigkeit, einen Beruf zu ergreifen, bei dem ich Chef bin. Angehende Künstler und Künstlerinnen erklären einem z. B. auf die Nachfrage, was sie denn werden wollen, wenn es mit der freien Kunst oder der Spielfilmregie nicht klappt, oft pragmatisch: »Dann gehe ich eben in die Werbung ...«, um aber gleich hinzuzusetzen: »... und mache mich selbstständig!«

Man tut, so wird allgemein geglaubt, etwas Sinnvolles, wenn man für sich statt für den sogenannten Arbeitgeber arbeitet. Ein Künstler ist nicht mehr der Inbegriff des Verrückten, sondern der des Für-sich-Arbeitenden, und damit ist er, das haben in den letzten Jahrzehnten sowohl die linken Postfordismus-Kritiker als auch die Kunstabteilungen der Unternehmer-Organisationen und der großen Konzerne erkannt, das Modell eines freien Unternehmers. Um diese Parallelisierung zu verstehen und zu akzeptieren, muss man aber das – im Künstlerklischee gedacht – unbegründbare Ziel der verrückten Aktivität des Künstlers mit der Teleologie des Unternehmertums, dem Ziel, Geld zu machen, Profite zu erwirtschaften, gleichsetzen. In letzter Instanz ist dies ja auch ein ebenso verrücktes, unbegründbares Ziel, das man nur setzen kann, wie die Obsession eines Künstlers. Oder anders: Die Obsession ist nur eine unwichtige Einzelheit, die sich ändern kann, und nur eine reaktionäre Kunstkritik überschätzt die einzelne, konkrete Obsession. Viel wichtiger und auch für den einzelnen Künstler entscheidend ist das System der Obsessionsbearbeitung und -durchsetzung. Nur in den Unterschieden zwischen solchen Systemen lässt sich interessant und relevant von den individuellen Unterschieden zwischen Künstlern sprechen. Aber so wie Künstler eine gesellschaftlich akzeptierte Form von Verrücktheit war, so ist es der Unternehmer. Der ja ein im Grunde, also vom Blickwinkel einer an Gemeinnutz orientierten Vernunft völlig verrücktes Ziel erstrebt, nämlich das des Profits um seiner selbst willen.

Man könnte nun zwischen guter und schlechter Verrücktheit unterscheiden. Aber was diese beiden jenseits einer Bewertung ihres Tuns gemeinsam haben, ist, dass sie im landläufigen Sinne keinem kollektiven Ziel der Menschheit dienen: Der Unternehmer hat bekanntermaßen nicht das Ziel, das Wohl aller zu mehren, der (autonome) Künstler das Ziel, Schönheit und Intelligenz an seinen individuellen Produkten zu exemplifizieren, heute immer häufiger auch nur an seiner Person. Beide verfolgen ein individuelles Ziel. Die bürgerliche Gesellschaft schätzt individuelle Ziele, aber nur deren individuelle Form – darauf basiert schließlich ihre soziale Architektur. Was sie nicht schätzt, ist die Verbindung eines Ziels (das per definitionem vernünftig und für alle gut sein müsste) mit einem radikal individuellen Inhalt. Sie kann dies nur ertragen über die für den Fall des Unternehmers zurechtgestrickte Ideologie, dass der radikale Eigennutz irgendwann in Gemeinnutz umschlägt. Der Unternehmer, der die Konfrontation nicht braucht, übernimmt diese Ideologie. Der Künstler weist sie zurück, akzeptiert aber in der Regel, im Rahmen eines Kulturbegriffs rezipiert zu werden, der in letzter Instanz auch auf genau dies hinausläuft. Der radikale Individualismus des Künstlers dient auch einem gesellschaftlichen Ziel, einem Gut, das für alle da ist. *Kultur*. Der Wert der Kultur für alle ist ideologiearchitektonisch analog zum Gemeinnutz des Unternehmertums. Ihr zentraler Punkt aber ist, dass die Kultur utopisch vorwegnimmt, formuliert, was gesellschaftlich (noch) nicht möglich ist; dass sie, wie es die kritische Theorie ausdrückt, »kompensiert«. Kultur ist der ideologische Trick, der aus einer asozialen Produktion eine nützliche macht. Ideologischer Trick heißt nicht Lüge, man kann die Position innerhalb dessen, was Kunst in der bürgerlichen Gesellschaft bedeutet, vertreten und anderen Modellen vorziehen. Dennoch versucht der moderne Künstler diese Eingemeindung meist auszuhebeln. Utopie ist ein inhaltlicher Versuch, ihn zu versöhnen, ein gesellschaftlicher Sinn, der die allzu allgemeine Kultur mit Fleisch ausstattet. Zugleich harmoniert der Utopie-Begriff mit dem Energie-Modell des Künstlers: das ganz Andere suchen, die Grenze überschreiten und daran produktiv scheitern. Die strukturelle Verwiesenheit auf den anderen Ort und das konkrete Thema in Bezug auf reale Gesellschaft konvergieren.

Auch historisch ist die Genealogie künstlerischer Autonomie unmittelbar mit der Verwandlung des Künstlers aus einem von Auftraggebern abhängigen Handwerker in einen für den freien Markt produzierenden und mit einer gewissen Menge Angestellter arbeitenden Unternehmer verbunden. Autonom wurde die Kunst in dem Moment, in dem der Künstler nicht für den Geschmack und die Wünsche eines Einzelnen mehr arbeitet, sondern für jene Abstraktion des Auftraggebers, die der Markt darstellt.

Wie ist das, für eine Abstraktion zu arbeiten? Und wieso ist das so schön? Hängt das mit der viel beschworenen Freiheit des freien Unternehmers zusammen? Wäre das bloß der Machteffekt, dass man andere für sich arbeiten lässt – egal, was die dann für mich machen. Die arbeiten für mich, und ich arbeite für die Abstraktion vom Auftraggeber, für den Markt. Bestimmte, benannte, körperlich anwesende Abhängige sind unter meinem Befehl hier bei mir. Sie sind unter Kontrolle. Sie geben mir Sicherheit und eine Verankerung in einer bestimmten für mich günstigen Form von Kollektivität. Und vor mir, aber nur vor mir liegt so offen wie die See, über die wir zu fremden Kontinenten fahren, der Markt. Eine endlose und formlose, doch lebendige und bewegte Ebene mit sanften Dünungen und gekräuselten Wellen.

Nun setze ich etwas in diesen Ozean. Er umspült es. Bricht sich daran. Es geht unter, taucht wieder auf, verändert seine Form, behält sie, wird nass und saugt sich voll, bleibt trocken und schwimmt oben. Man weiß es nicht vorher, aber es kommt einem eigentlich alles wie ein Erfolg vor. Denn man hat nun Gestalt gesetzt in diesen großen, unübersichtlich-erhabenen Markt. Man hat einen konkreten Pflock gehauen in diese Abstraktionswüste. Langsam entsteht Territorium um unsere Taten herum: Schulen, Begriffe, historische Erzählungen, Bezugspunkte. Eine fruchtbare Marsch, dem Meer abgetrotzt. (Spätere Künstler hatten nicht mehr dieselben Erhabenheitsmomente.)

Ist also die Verbindung, die wir automatisch zwischen Selbstbestimmung, innerer Freiheit und sinnvoller Produktion zu ziehen gewöhnt sind, wenn es um den Beruf, ja die Lebensform des Freien Künstlers geht, nichts anderes als eben einfach nur die andere Seite abhängig beschäftigter Arbeit? Damit wäre das eben nicht eine utopische, sondern einfach nur unternehmerische Produktion, das geile, abenteuerliche, aber eben auch wohl unterstützte Segeln auf der großen, abstrakten ozeanischen Erhabenheit des Marktes, seiner Unübersichtlichkeit, der Massenhaftigkeit der an ihm Beteiligten etc.?

Oder gibt es noch andere Möglichkeiten, diesen utopischen Gehalt zu rekonstruieren? Es ist ja kein Wunder, dass die besondere Freiheit, die das eigenverantwortliche Produzieren »für den Markt« gegenüber dem fremdbestimmten »für den Auftraggeber« brachte, bald umschlug in ein enttäuschtes »nur für den Markt« – statt für ein höheres Ziel, das in der älteren Kunst eben an der religiösen und staatsmetaphysischen Legitimität des spezifischen Auftraggebers Kirche oder Hof hing. Der Markt hörte nun bald auf, die unüberschaubar gefährliche wie einladende Abstraktion zu verkörpern, sondern die Berechenbarkeit. Das Arbeiten für den Markt wurde billig, weil das das Prinzip des Marktes selber wurde, billig zu produzieren. Der Markt verlor den Nimbus der Unberechenbarkeit und der großen Aufgabe und schrumpfte auf genau dasjenige zurecht, das man kennt. Andere Aufgaben mussten her, für Künstler.

Künstler, die entschieden mehr sein wollten als Unternehmer, findet man unter den Gesamtkünstlern seit Wagner und Skrjabin. Ihr Einzugsgebiet ist die ganze Welt, sie wollen mindestens neue Staaten, sie wollen den Geltungsbereich der Kunst totalisieren. Dies ist nicht einfach eine Steigerung des alten Unternehmer-Künstlers zu einem Staats-Künstler, es handelt sich auch um die Erfindung einer neuen Sorte Kick für Künstler. Dieser Kick ist der Umschlag von einem Eroberungs- und Verfügungs-Spaß zu einem immersiven Diktator-Spaß.

Der klassische Unternehmer-Künstler ist ein patriarchaler Entdecker, so etwas wie Kolumbus. Er durchpflügt die Abstraktion von Markt, aber er ist klar von ihr getrennt. Er will bezwingen, nicht sich vereinigen oder gar verschmelzen mit dem, was zu durchpflügen wäre. Dieser Typus hat eher Angstphantasien, die von seiner Verschmelzung mit dem Markt handeln, mit dem Untergang ins Billige, ins Berechenbare, aber auch dem Ersaufen, Sichverschlucken und Geschlucktwerden von der unförmigen, abjekten Masse, auf der er segelt, der er sich aussetzt, aber die er in ihrer ganzen Alterität beherrscht, um sie sich vom Leibe zu halten. Viele Science-Fiction-Helden und -Eroberer sind diesem Typus nachempfunden. Die ewige Popularität des radikal individualistischen Gangsters, der am Ende doch gut für die Community ist, zwi-

schen Tony Soprano, Al Swearengem und Frank Lucas, dem
»American Gangster«, hat diese charismatischen Künstler-
Herrscher in die Gegenwart gerettet.

Die proto-modernen Gesamtkunstwerker funktionieren da
fast entgegengesetzt. Ihre totalen Staaten der Kunst sind zwar
auch phallische Beherrschungsphantasien, der Kick ist aber
der Untergang, nicht das Bestehen des Abenteuers. Dies ist
erwünscht, die Beteiligten thematisieren dies. 75 Prozent von
Wagner handelt von immersiven, todestriebigen Wünschen
nach Verschlungenwerden und Sterbenkönnen. Beim Ver-
schlucktwerden vom Gesamtkunstwerk geht es darum, dass
der Preis für die totale Kontrolle, den totalen Staat, die alle Le-
bensbereiche betreffende Sektenkultur in einem notwendigen
und tragischen Untergang dieser Sekte besteht. Und der wird
selber begehrt. Zugespitzt gesagt, kann man also diese beiden
bis hierhin erörterten Künstlermodelle auf die Modelle Unternehmer und Untergangs-Hitler bringen. Auf erfolgsorientier-
te Abenteuer und Todestriebe. Beide setzen Utopien, Nicht-
Orte gegen die Welt, die einen, indem sie abenteuerlich die
Ungewissheit der Welt negieren und sie kolonisieren, die anderen, indem sie dem Untergang geweihte Künstlerwelten gegen
die praktische Welt setzen.

Nun wäre dies nicht nur unbefriedigend für die konkreten
Künstler und Künstlerinnen, dass ihr Entwurf zwischen diesen
beiden Polen oszillieren müsste. Es wäre auch unzulässig, aus
der Erfüllung der imaginären Ziele eines Künstlermodells –
und es gibt natürlich auch noch ein paar andere – auf die
Subjektivität der konkreten Künstler und Künstlerinnen als
Künstler in einem wertenden Sinne zu schließen. Man kann
einiges gegen Wagner sagen: aber er war nicht Hitler. Und die
klassischen, frühen autonomen Künstler waren womöglich
tatsächlich auch wirklich Unternehmer, aber das Unterneh-
mer-Modell einer abenteuerlichen Reise auf dem Meer des
Abstrakten war lediglich eine – durchaus leitende –, aber eben

nur eine Vorstellung von Publikum, Wirkung und Gegenüber. Ist nicht der entscheidende Punkt bei der Vorstellung dieser beiden utopischen und energetischen Modelle für Künstlerproduktion und Künstlerwünsche vielmehr, dass sie nicht in Erfüllung gehen? Ja, dass sie nur deswegen so brutale und brachiale Bilder brauchen, weil es sich um Aktivitäten handelt, die eben – konstitutiv – nicht die Schranke übertreten, die die Künstler in ihrer Imagination als überwindbar sich vorstellen müssen. Sie verhandeln genau die Nichterfüllbarkeit, die Differenz zwischen dem Abenteuer und der Praxis, auf verschiedene Art und Weise. Dies haben sie durchaus gemeinsam mit einem großen Teil der vorhin erwähnten RAF-Kunst, in der die RAF als starkes Bild für die metakünstlerische Grenze zwischen Kunst und Leben auftritt – zuweilen begehrt, zuweilen verworfen.

Aber lässt sich dieses Energiemodell tatsächlich auf die Gegenwart übertragen? Was hat eine künstlerische Praxis, die in der Weise, wie ich es hier vorgeführt habe, über Künstlermodelle und ihr Funktionieren aufgeklärt ist, noch zu tun mit der gesamtkunstmäßig notwendigen Verkennung des symbolischen und Als-Ob-Charakters der Kunst oder dem permanenten Leiden an ihr? Muss auch eine solche Praxis sich energetisch nähren von der strukturellen Verwiesenheit der Künstler auf die unüberwindliche, aber produktiv verkannte Grenze zwischen Leben und Kunst? Bleibt das Energiemodell dieser gegen die Wand rennenden Kunst auch dann erhalten, wenn man einen Blick von oben auf sich als gegen die Wand rennenden Künstler werfen kann? Und gibt es keinen produktiveren Namen für diese Struktur als die Utopie?

Nun, eine Selbstaufklärung der Künstler und Künstlerinnen über den Künstlermythos ist spätestens seit genau den 60er Jahren im Gange, denen ich die Schuld an dem komischen Utopie-Begriff gegeben habe, der heute kursiert. Dieser Prozess war darauf gerichtet, in der Kunstpraxis selbst die unbewussten oder wenig bewussten Mechanismen aufzuspüren, die von der Abenteurer-, Unternehmer- und Diktatoren-Tradition des modernen Künstlers zurückgehen. Dabei gibt es allerdings zwei wichtige Inkonsistenzen. Zum einen ist oft nicht klar, ob die Kritik, die diesen Prozessen zugrunde lag, sich gegen das richtet, wovon die Künstler in dieser Tradition träumen. Oder ob sie sich gegen das konstitutive Eingeklammertsein der Kunst richtet und damit ja indirekt für die lebensweltliche Realisierung der Träume einträte? In der Atmosphäre von Emanzipation und entfremdungskritischer Unmittelbarkeitsforderung ging beides durcheinander. Man sollte seine Träume realisieren, nicht für Sublimierung und andere Energiemodelle missbrauchen. Zugleich entdeckte z. B. der Feminismus nach 68, dass die Realisierung bestimmter männlicher Wünsche, die sublimiert wurden, keineswegs immer wünschenswert wäre.

Die neuen aufgeklärten Praktiken, die nun entstanden, ließen auf den ersten Blick das klassische Energiemodell hinter sich. In dem Maße nämlich, in dem Künstler und Künstlerinnen sich der kommunikativen Institutionen und Kanäle bedienen, die nach den Gesetzen des Klartextes oder des Sprechaktes funktionieren (des Journalismus, der Wissenschaft, der politischen Öffentlichkeit etc.), in dem Maße überschreiten sie erstmals effektiv die Grenze, die schon Wagner'sches Gesamtkunstwerk und Rembrandt'sches Unternehmertum immer nur überschreiten wollten. Diese gelungene Überschreitung lässt aus der Produktion seltsamer Ich-Ideale ja die Luft heraus. Ihr gelingt sogar, was allen Vorläufern nicht gelungen ist. Allerdings verschmilzt sie nun ganz mit der gesellschaftlichen Institution, sie hört auf, Kunst zu sein. Sie wird die Kunst-interne Utopie verwirklichen, die Grenze zum Leben hin zu überschreiten, sie hat nichts mehr mit Kunst als einem Kraftzentrum zu tun, das hilft, Gegenposition einzunehmen (auch wenn diese Gegenpositionen oft nichts mit gesellschaftlichen Utopien zu tun hatten, sondern nur als Entwicklungsabteilungen des Bestehenden arbeiteten). Der strukturellen Verpflichtung der Kunst auf die Utopie wäre sie so entronnen. Damit ist sie ganz auf den konkreten Gehalt der je bestimmten gesellschaftlichen Utopie zurückgeworfen. Man müsste eine Partei gründen. In den RAF-Arbeiten klingt dieses Problem nach. Der Übertritt auf die Seite des Sprechakts und des Klartexts war ein irgendwie schaler und doch notwendiger Triumph. Er war wie Gewalt.

Das Problem ist heute nicht gelöst. Es hat keinen Sinn, zu glauben, man könne Kunst erweitern oder verbindlicher machen, indem man den ganzen Schritt aus dem ästhetischen Modus heraus in die praktische Arbeit macht. Das ist dann praktische Arbeit mit den entsprechenden Grenzen. Ebenso wenig kann man in dem alten sublimierenden Produktionsmodell aufgehen. Höchstens in dessen endloser und uferloser Karikatur wie in den Arbeiten etwa von Jonathan Meese. Gelungene aktuelle Kunst handelt oft vom Vorbeisein beider Möglichkeiten.

Heutzutage hat aber gerade die große arrivierte Biennalen-Kunst die Utopie nicht als fragwürdiges strukturelles Moment, sondern als Inhalt, als offen in den Mittelpunkt gestellten Slogan entdeckt. Projekte wie Utopia Station, unabhängig von der Qualität der einzelnen Beiträge, haben die Utopie als ein wenig verpflichtendes, aber sehr weitläufiges und beruhigend fortschrittliches Label für Kunst entdeckt. Vage dockt dieser Diskurs an einen aufs Gesellschaftliche übertragenen Innovations-Diskurs an. Künstler haben Ideen, daher sollen sie sich auch die gesellschaftliche Zukunft vorstellen können.

Damit wird die per Selbstaufklärung der Künstler allgemein bekannt gewordene Tatsache, dass die Utopie mit der Kunst strukturell verbunden ist, in eine Art Befehlsform gesetzt, um von Künstlern die Unterwerfung unter das strukturelle Missverständnis zu verlangen, dass diese Verpflichtung zur Utopie, die Verpflichtung zum geilen, intensiven anderen Leben sich bitte auch um anschlussfähige schicke Ideen kümmern möge. Sosehr unser Narzissmus und erst recht der künstlerische Narzissmus uns verpflichtet, utopisch zu leben, so sehr bedient er sich dabei der traditionellen Verpflichtung aufs Utopische, die in der Künstlerrolle steckt. Utopie ist der Name für den Umstand, dass Künstler, wenn sie politisch denken, sich möglichst nicht um konkrete Wirklichkeit und Realisierungsmöglichkeiten kümmern mögen.

Die Idee, sich durch maximale Selbstaufklärung über die inneren Energiemodelle von diesen zu befreien, hat nicht nur dazu geführt, dass man die Kunst als Kraftquell von Gegenposition ganz aufgeben musste. Sie hat auch dazu beigetragen, dass sich Kunst an der anschlussfähig narzisstischen Produktion von Glückszwang beteiligte, der ins Persönliche gewandten Utopie, der postfordistischen Verpflichtung, sein eigenes Glücklichsein verlässlich selbst zu produzieren, um sich besser, gesünder verkaufen zu können, und nicht den Staat (oder die Kunst) damit zu belästigen.

Man könnte aber auch die Bedingungen einer potenziell journalistisch gewordenen, nicht mehr *als ob* sprechenden Kunst aufgreifen und parallel, nicht strukturell verbunden, mit eben dem künstlerischen Utopismus arbeiten, der aus der besonderen Zwanglosigkeit und Unbestimmtheit der Lebens- und Arbeitsverhältnisse Übersprunghandlungen begeht, ja Größenwahn und Wagner'sches Begehren gewinnt. Doch auf der Ebene der Inhalte und der bewussten Entscheidungen kann man an diese Energien nicht mehr glauben. Man hält sie nicht mehr für etwas hierarchisch Höheres. Zugleich kann man nicht leugnen, dass es sie gibt. Ihre Existenz verdanken sie genau den Verhältnissen, die Utopie hinter sich lassen will, ihre Kraft aber der trotzdem aufgenommenen Produktion. Die könnte man Kunst nennen. Entscheidend wäre, dass man nicht aus dieser Produktion an sich, sondern aus dem, was man per Selbstaufklärung über sie gelernt hat, aus der journalistischen oder theoretischen Ebene sozusagen, ableitet, welche Ziele diese Produktion oder Kunst haben könnte. Energie kommt dann von ganz allein.

2 Gegenstand | Produktion | Zusammenhang

Neulich hatte ich mal wieder eine Idee für eine neue Zeitschrift, die natürlich wieder kein Mensch finanzieren wird. Diesmal sollte sie »Gegenstand« heißen, vielleicht um ein eingeheftetes englischsprachiges Insert auf hellblauem Papier erweitert, das man dann »Object« überschreiben könnte. Diese Zeitschrift würde sich – ganz ohne äußeren Anlass – als Gegenstand ausschließlich den kleinsten beschreibbaren und diskutierbaren Einheiten der Künste widmen: also der einzelnen Arbeit der Künstler, nicht der Ausstellung, Hängung oder dem kuratorischen Gedanken, dem Song, nicht dem Album, dem Satz, nicht der Symphonie, der Episode, nicht der Serie etc. – von Film und Theater abgesehen, gibt es nämlich überhaupt keine Kritik mehr, die sich mit den kleineren Sinneinheiten der Künste beschäftigt, und das hat verschiedene Gründe.

Denn wenn ich heute über den Werkbegriff, die Einzelleistung oder auch die kleinste Einheit von Kunst spreche, hat das auch mit einer Struktur aktueller Debatten und Diagnosen zu tun. Diese Struktur geht so: Wir schauen auf eine Entwicklung, die man sowohl als ein Ergebnis einer politischen Forderung, ja gar einer Befreiungsidee deuten kann wie auch als ein Ergebnis kapitalistischer Deterritorialisierung. Dabei kann man dann immer sehen: die größte Strafe für eine Forderung ist ihre isolierte Erfüllung, isoliert von ihrem historischen und gesellschaftlichen Kontext. Die Zahl solcher Entwicklungen ist groß: sexuelle Befreiung, flache Hierarchien, selbstverantwortliche Angestellte, Selbstverwirklichung und Selbstvermarktung, Flexibilität, unvorhersehbare Lebensläufe,

Lifelong-Learning. Jedes dieser Stichworte klingt in seiner ersten Fassung nach der Erfüllung einer Forderung, die Linke und Progressive noch bis in die 70er Jahre hinein gestellt haben, heute bezeichnet es eine grimmige Realität scheinbar unausweichlicher neoliberaler Zwänge.

Eine ähnliche Bewandtnis hat es – umgekehrt – mit dem Werkbegriff: Seine einst utopisch vorgestellte Abschaffung gehört heute, so meine These, zu der gleichen Sorte grimmiger Realitäten. Von ihm in seiner tradierten Form zu lassen, war eine Forderung linker und aufgeklärter Kunsttheorie. Zugleich war dies die Konsequenz werkloser oder die Werkform ad absurdum führender künstlerischer Entwicklungen der Avantgarden des 20. Jahrhunderts, vor allem der Neo-Avantgarden der Nachkriegszeit. Der Werkbegriff wurde in der künstlerischen Praxis vor allem negiert, indem Objekthaftigkeit bekämpft wurde: seien es mobile Objekte wegen ihrer warenförmigen Dekontextualisierbarkeit, seien es Objekte schlechthin wegen der falschen Identität, die sie schaffen. Oder wegen der Trennung vom Produzenten, die sie als Kunstobjekte mit jedem anderen Produkt gemeinsam hätten, das unter arbeitsteilig kapitalistischen Produktionsweisen zustande kommt. Die Kritik von Verdinglichung und Arbeitsteilung sollte in der (avantgardistischen) Kunst praktisch werden.

Heute sind es ganz andere Entwicklungen, die es abwegig erscheinen lassen, Werkanalysen in das Zentrum einer kritischen Kunstbetrachtung zu stellen: Entwicklungen der Technologie, der Aufmerksamkeitsökonomie und der kulturellen Öffentlichkeit, die eher der expansiven Dynamik des Kapitals zwangsläufig nachgefolgt sind, als dass sie sich irgendeine Avantgarde hätte ausdenken können. Ausstellungen sind heute eher Ereignisse, die eine kuratorische Legitimationsstrategie vorführen, wenn sie nicht ohnehin nur Bühnen für ein personenförmiges Gesamtkunstwerk sind; Alben und Filme haben komplexe Marketingkonzepte, die sich parergonal mit dem Werk verbinden, bis man sie nicht mehr auseinanderhalten kann. Künstler sind nun auch in der Bildenden Kunst vor allem personale Einheiten, die als solche wiedererkennbar sein müssen und mit denen man sich beschäftigt wie mit einer Serien- oder Soap-Figur. Einzelne Werke interessieren, zumindest in der Öffentlichkeit, niemanden, denn immer mehr Kunst, vor allem aber nahezu alle Massenkunst, drängt sich um das Fortlebende, das über den Kunstzusammenhang, das Objekt, die Serie hinaus existierende: hinaus in die Wirklichkeit, die nächste Episode, die nächste Künstlertat. Vielleicht habe ich OBJEKT eben auch deswegen gegründet, weil im Abschneiden selbst oder in der Anschauung des Abgeschnittenen ein Kern jeder ästhetischen Erfahrung steckt. Genau diese Erfahrung wird zusehends schwieriger, und sie wird gar nicht mehr diskutiert.

Mit anderen Worten: Der einbezogene Kontext, den Kritik und progressive Kuratoren lange gegen eine bürgerliche Werk-Ästhetik als Recht der Wirklichkeit gegen eine kunstideologische bis kunstreligiöse Kunst eingefordert haben, hat sich in den unwillkommenen Kontext verwandelt, der die Kunstrezeption in kulturindustrielle Großformate integriert. Er nimmt ihnen ihre Autonomie nicht, um eine vermeintliche Wirklichkeit ins Recht zu setzen, sondern treibt ihr den letzten Rest an Verbindung zu Wirklichkeit aus. Indem permanent Kontexte um die Werke herumgebaut sind und ihnen übergestülpt werden, die aber nichts mit der Herkunft oder den realen Bedingungen der Werke zu tun haben, sondern eine weitere artifizielle Welt bilden, wird ein zweiter Kontext geschaffen, der mit dem Kontext der kritischen Diskussion nichts zu tun hat. Die dominanten Module der Kunstrezeption sind nun das Kontinuum der Künstlerfresse, die Eingliederung in die Celebrity-Welt, das Kalkül von Auslastung und Stadtmarketing der Institutionen, der Pop- und Soap-Anschluss und die kindgerechte Mitspiel-Interaktivität.

Der Zusammenhang, den man eingeklagt hat, um einer unmaterialistischen und geschichtsvergessenen Anbetung von genialem Geist entgegenzuwirken, ist nun einfach durch eine Illusion zweiter Ordnung ersetzt worden; eine andere Kontextualisierung. Diese Illusion ist aber zugleich das Interface realer Umgangsformen in der Welt da draußen. Personen haben Sachen in weiten Teilen des gesellschaftlichen Austauschs ersetzt. Biographien, Klatsch, Personalisierung ersetzen Argumente und Begriffe. Die persönliche Begegnung, das von standardisierten Routinen ratifizierte Vertrauensverhältnis ersetzt die inhaltliche Verständigung, das persönliche Netzwerk den Blick auf einen Argumentationsstand – in Kultur, Politik, Wissenschaft. Diese Kommunikationskultur entspricht der erzwungenen persönlichen Identifikation mit modernen Arbeitsverhältnissen und harmoniert mit der obligatorischen alltäglichen Peformance der persönlichen Überzeugtheit von dem, was man tut. Zu dieser omnipräsenten Installation von Spontaneität, individueller Überzeugtheit und institutionalisiertem Charme gehört auch die Verdrängung von Objekten durch Atmosphären, Dingen durch Prozesse – also einmal mehr die warenförmige Durchsetzung von Forderungen, die einst aus der Kritik der Waren entstanden sind. Auf dieses Regime von Biographismus und Narzissmus, Dienstleistungs-Prozessualismus und Service-Authentizität kann die Kunst nicht reagieren, indem sie weiterhin das Werk bekämpft, das schließlich so etwas wie der Statthalter der Sache im künstlerischen Feld wäre. Vor allem dann nicht, wenn der Zusammenhang, der gegen die isolierte Sache und das isolierte Werk alltäglich in Anschlag gebracht wird, der Zusammenhang einer neuen herrschenden Ordnung ist, der sich nicht einmal mehr durch die symbolische Einklammerung von Kunst, die die Autonomie-Konvention einst leisten konnte, unterbrechen lässt. Natürlich, davon wird noch die Rede sein, kann es auch nicht einfach ein Zurück zu Werk und Sache geben, die ja zu

Recht als falsche Abstraktionen kritisiert wurden. Aber eine Kunst, die noch eine Kraft der Unterbrechung sein will, kann sich nicht mit dem Biographismus und Emotionalismus gemeinmachen, die den zeitgenössischen Verblendungszusammenhang regeln.

Die personalisierte Kultur wird gerne optimistisch eingetragen in die Diagnose oder das Ideal einer allgemeinen Zugänglichkeit. Deren Voraussetzungen werden gern als egalitäre Vernetzung und flache Welt verklärt, der eh nicht zu entkommen sei. Damit dass man sich abfinden müsse, beginnen Gegenwartsdiagnosen ja immer wieder. Aber das muss man gar nicht, auch ohne sich in heroische Widerstandsvisionen zu flüchten. Man muss nur manchmal die Verbindung kappen, das Netzwerk zerschneiden.

Die Konvention der nicht endenden Verweise und Zusammenhangsandeutungen in der einerseits biographischen und andererseits vernetzten Welt ist eine Kultur des Aufschubs. Alles Wichtige ist einen Link weiter. Der versprochene Zusammenhang ist nicht die Rekonstruktion der vollen, realen Szene, die der Anlass der Entstehung des fraglichen Kunstwerks einst war – wäre das möglich, hätte man die Kunst ohnehin längst überwunden. Warum war man denn gegen die falsche Zusammenhangslosigkeit von White Cube und bürgerlichem Konzerterlebnis in the first place? Weil in ihnen das »Als ob« künstlerischer Gegenmacht nicht mehr funktionierte, weil in ihnen Kunst Bestandteil einer als Natur maskierten Realität geworden war, als deren Gegenseite die folgenlose Phantasie in ihrem Bunker gehalten wurde. Das Gegenmittel gegen falsche Realität kann aber nicht in einem Ausblenden der Eigengesetzlichkeit künstlerischer Objekte bestehen, zugunsten der bürokratischen Phantasie einer durch endlose Zusammenhangsbildung erzwungenen Abschaffung des notwendig Schroffen jeder satisfaktionsfähigen künstlerischen Äußerung.

III

Das theoretische Äquivalent zu der eben beschriebenen Entwicklung der künstlerischen Praxis und ihrer zeitgenössischen Interpretationen wäre die langsame Abschaffung der Werkästhetik. Auch die Geschichte ihrer Bekämpfung ist zunächst eine Fortschrittsgeschichte. Der Blick aufs Werk und nur auf dieses war die Domäne einer reaktionären Handwerkskunst, die Dinge herstellen wollte, die sich in ihrer Objekthaftigkeit als Waren eignen. Die eingangs beschriebenen Zweifel bezüglich der Leistungsfähigkeit der traditionellen Ästhetik galten ja für die Beschreibung der neuen Ereignisse ebenso wie für normatives Sprechen über sie. Werke gibt es nicht nur nicht mehr, sie sind auch nicht mehr wünschenswert. Diese Zweifel sprachen sich irgendwann herum, und daraufhin separierte man die Ästhetik zunächst in mehrere Teildisziplinen oder wenigstens Perspektiven, man zerschlug sie wie ein ehemaliges Staatsunternehmen der DDR: Produktionsästhetik untersuchte Arbeitsweise, Methoden, Absichten, Arbeitsbedingungen und Psychologie der Künstler und versuchte gelegentlich auf diese Weise auch künstlerische von nichtkünstlerischen Arbeitsweisen normativ zu scheiden. Rezeptionsästhetik hingegen erklärte das Kunstwerk über eine besondere Rezeptionsstruktur, das ästhetische Erlebnis oder die ästhetische Erfahrung, die sich prinzipiell von anderen Erfahrungsmodi unterscheide. Sie hat ihren Ursprung bei Künsten, die sehr stark von Vermittlungs- und Mitwirkungsleistungen leben, allen voran die Literatur. Der Rezeptionsstil der Literatur ist aber einer, der heute im Zeitalter von immer mehr vermittelten Kunsterfahrungssituationen nicht ganz zu Unrecht zusehends häufiger als Modell anderer Rezeptionserfahrungen oder Rezeptionserfahrungen generell verstanden wird. Der Satz »Ich lese Dein Gemälde aber anders als Du« ist daher nicht nur als Anwendung einer bestimmten Theoriemodesprache abzutun. Die Leute laufen durch die Welt und lesen sie. Und werden gelesen.

Produktionsästhetik hatte ursprünglich oft ein marxistisches Motiv. Sie sollte dem Sein nachspüren, das für das Bewusstsein des Künstlers verantwortlich war, oder auch weniger vulgärmarxistisch den materiellen und ideologischen Bedingungen ihrer künstlerischen und scheinbar freien Einfälle. Ihrem Interesse. In der Bildenden Kunst wurde dieser Ansatz vor allem vom anglo-amerikanischen Ansatz der »Social History« verfolgt. Der Nachteil dieser, zunächst sehr verteidigenswerten Perspektive war nicht, dass die künstlerischen Unterschiede zweier unter den gleichen »Produktionsbedingungen« entstandenen Arbeiten zu kurz kamen. Was man marxistisch inspirierten Ästhetiken ja gerne vorwirft. Aber die Feinheiten, in denen Produktionsbedingungen sozusagen ihre Spuren des Materiellen, der Verhältnisse in den Werken hinterließen, ließ sich nur schwer von einer bildbeschreibenden in eine politisch-ideologiekritische Sprache übersetzen, vor allem da, wo das Material eben nicht nur aus Stein und Farbe, sondern aus Medienarchitekturen bestand. Eine politisch-produktionsästhetische Kritik der YBA, also der Young British Artists der 90er z. B., bleibt meist den Arbeiten äußerlich und schildert nur deren Sammlerfreundlichkeit und Repräsentationsschauwert, aber selten das, was den anderen, den Szene-Erfolg dieser Kunst erklärt. Die Stärke solcher produktionsästhetischer Ansätze war, von Arnold Hauser bis T. J. Clarke, die Arbeit am historischen Material. Sie hat weniger zu aktuellen Praktiken und deren Bewertung zu sagen.

Interessanterweise hat sich, eher still und nur zum internen Gebrauch gedacht, eine andere Produktionsästhetik entwickelt. Das ist die Produktionsästhetik der Kunstakademien. Dort ist eine implizite ästhetische Theorie zwischen Lehrenden und Studierenden der künstlerischen Berufe entstanden, die wie eine richtige Theorie ein situationsunabhängiges, wiederverwendbares Wissen herausgebildet hat. Doch es wird selten sprachlich. Nach wie vor gilt in den meisten Kunstakademien im deutschsprachigen Raum das Meisterklassenprinzip. Das heißt, dass die Studierenden während des größten Teils ihres Studiums mit einem einzelnen Künstler zusammenarbeiten. Dieser Künstler und seine Studierenden reden in einer nahe an der Produktion und ihren Schwierigkeiten angesiedelten Sprache, die davon lebt, dass man auf das zeigen kann, was man meint. Man braucht nicht zu abstrahieren, allenfalls, wenn es um Begründungen geht. Dabei sind einige verbreitete Ausdrücke entstanden, die typisch für dieses Denken in nahen, anwesenden künstlerischen Entwürfen und Resultaten sind. Wiederkehrende und schwer rationalisierbare Formeln wie »Position«, »Behauptung« und »Haltung«, »Witz«, die so etwas meinen wie ein Programm, das man verfolgen muss, und seine Ausnahmen, seine Abweichungen. Diese begifflose Begrifflichkeit der Künstler bildet gemeinsam mit der marxistisch inspirierten Analyse der Produktionsbedingungen eine merkwürdige Einheit der Gegensätze aus Objektivität ohne Intention und reiner Intention ohne Weltbezug.

Zwar ist diese Produktionsästhetik der Kunstakademien also nur eine implizite Theorie. Aber im auf Rezeptionsästhetik festgelegten Bereich der Kunstphilosophie, Kunstpublizistik und Kunstwissenschaft sind nahezu ausschließlich Theoretiker und akademisch gebildete Künstler involviert. Das hat dazu geführt, dass die zeitgenössische Kunsttheorie so rezeptionsästhetisch grundiert ist, dass das Wissen und die Kriterien der Künstler dort gar keine Rolle spielen. Das hat auch darin einen guten Grund, dass alle klassischen Unterscheidungen zwischen Kunst und Nichtkunst, also Kunstgewerbe etc., sich aus der Kunsterfahrung und damit aus den Urformen der Rezeptionsästhetik bei Kant ableiten. Das gibt nun wiederum den Vertretern einer Produktionsästhetik, namentlich den Künstlern, das Gefühl, minoritär zu sein, und dadurch werden sie umso trotziger. Ihr nicht theoretisch anschlussfähiges Künstlerwissen und dessen implizite theoretische Grundlagen werden so nach und nach zu magischen Kenntnissen marginalisiert und mystifiziert. Die Betroffenen reagieren mit Antiintellektualismus und einer Metaphysik des Künstlertums. Die Antwort der Rezeptionsästhetiker: überlegenes Lächeln, kunstsoziologische Fakten, ein Bourdieu-Zitat.

Rezeptionsästhetik hat auch zwei Seiten. Genau wie bei ihrem Gegenüber gibt es die nun allerdings theoretisch philosophisch aus der Verständigung über Kunsterfahrungen gewachsene subjektive Seite und eine kunstsoziologische, die die Erlebnisse und Erfahrungen in Bezug auf ihre objektive gesellschaftliche Seite betrachtet. Wir haben also im Kunstfeld insgesamt vier Positionen, 1.) eine Rezeptionsästhetik des Subjektiven, und eine daraus abgeleitete ästhetische Theorie, 2.) eine Kultursoziologie als objektivistische Theorie der Rezeption, 3.) eine objektivistische bis marxistische Produktionsästhetik der Ideologien und Bedingungen und 4.) eine unausgesprochen subjektivistische Theorie der Kreativität, jenes nur implizit theoretische Künstlerwissen – das Erfahren durch Subjekte (1), das Erfahren durch Institutionen und objektive Bedingungen (2), das Machen durch Institutionen und objektive Bedingungen (3) und das Machen durch Subjekte (4). Alle vier aber haben eines gemeinsam, sie handeln von Personen, von Subjekten, je zweimal aus der Innenperspektive, je zweimal aus der Außenperspektive. Die Theorien und Denkschulen, die sich noch auf das konzentrieren, was zwischen den Personen und den Verhältnissen existiert – und was man konventionellerweise Werke oder Objekte nennen könnte –, sind Medientheorien und Linguistiken. Die haben aber keine Kategorie und auch kein Interesse für den Unterschied zwischen Kunstwerken und anderen Medien oder Mitteln oder Gegenständen.

Warum fehlt in dieser Matrix, die um den bürgerlichen Gegensatz von Subjekt und Sozialität herumgebaut ist, also das Dritte (oder wenn man so will, das Fünfte)? Und kann man nur aus diesem Fehlen die Wichtigkeit des Dinges dazwischen ableiten? Aber Werke sind ja nicht abwesend, sie bilden nur keine Diskurse; denn die könnten einen Ausgangspunkt nehmen, dem Subjekte erst mal egal sind. Und es wäre nicht das Schlechteste in der gegenwärtigen Situation, dem gemeinsamen Interesse von Boulevard und Biographismus, Celebrity-Culture zu widersprechen, das Wissen zu ignorieren, das heute alles nichtnaturwissenschaftliche Denken zu strukturieren scheint, das Lebenslaufwissen. Die CV-Narration-Biopic-Verblödung. Aber ist es nicht ein traditioneller Fehler undialektischer Oppositionen, nach dem Gegenteil der je auffälligsten aktuellen, konkreten Ausprägung einer viel komplizierteren Struktur zu verlangen?

Werkästhetik habe ich auch eingeführt, weil das Werk in einem Alltagsverständnis den ganzen Prozess zusammenhält, also dem generellen Trend zur blinden Desintegration etwas entgegenhalten könnte. Interessanterweise war es ja nicht nur die Kunst selbst mit ihren offenen und nicht mehr begrenzbaren Werken in Fluxus, neuer Musik und den immer wieder aufflackernden Spektren des Gesamtkunstwerkgedankens, die die Werkästhetik beerdigten, sondern auch ein interner Prozess der ästhetischen Theorie. Mit relativ unaufwendigen Tricks wäre nämlich der Werkbegriff auch für solche Werke zu retten, die keine mehr sein wollten, die sich in ihrer Umgebung auflösen wollten oder jede Differenz zwischen dem einklammernden künstlerischen Sprechakt und dem pragmatischen Sprechakt der Alltagssprache ignorieren wollten. Denn all diese rahmenden, relevanten Voraussetzungen der Anti-Werke waren zweifellos Bestandteile von einer Intervention, einer geplanten und beabsichtigten Aktion, die man ohne Probleme in einen Werkbegriff hätte integrieren können. Für diejenigen, die sich ohnehin erboten haben, mit einem erweiterten Kunstbegriff zu arbeiten, stand ein erweiterter Werkbegriff auch gleich bereit.

Aber die ästhetische Theorie war nicht mehr damit zufrieden, sich solch vermeintlicher Wieder-Verdinglichung zu beugen. Kunst als objektive Dinge zu betrachten hieß nicht nur, etwas falsch zu machen, was schon in der Anwendung auf Alltagsgegenstände ein Symptom abzulehnender gesellschaftlicher Verhältnisse wäre. Erst recht wäre solch fixierendes Kunstdenken das Gegenteil jedes lebendigen Anschlusses ästhetischer Erfahrungen an einen emanzipierten oder gegenkulturellen Alltag; an Welten, in denen Erfahrungen noch möglich wären. Das war richtig insofern, als es das Leben mit Kunsterfahrungen beschrieb. Aber der antifetischistische, antiobjektive Impuls verkannte, dass erst in der Reibung von fixem Objekt und subjektivem oder kollektivem Prozess der Funken schlug. Wusste man also um diese Spannung und wollte aus ihr Energie gewinnen, lohnte es sich auch über das Objekt zu sprechen; darüber, wie überhaupt etwas Objekt werden konnte, gerade bei fragilen, ephemeren, prozessualen Kunstwerken, wie es zum glorreichen Moment kommen konnte.

Es gab und gibt verschiedene Argumente gegen die Werkkategorie, die heute populär sind und sich aus den Ideen verschiedener kritischer und poststrukturalistischer ästhetischer Theorien speisen. Ein Einsatz etwa fand im Werkbegriff eben die falsche Normativität: wenn man das, was sein soll, im Zusammenhang mit dem denkt, was es schon gibt, blockiert man. Wer von Werken redet, so fand ein anderer, redet von toten Desideraten lebendiger Prozesse. Die mögen aus technischen Gründen notwendig sein oder ermittelbar – aber es geht nicht um sie. Ein Dritter lehnte das Normative nicht ab, wenn es um das Neue und den Materialstand ging, und gerade deswegen aber das Werk – denn das hatten wir schon. Ein vierter, und vielleicht klügerer Einwand, wies dem Werkbegriff einen historischen Entstehungszusammenhang zu (die bürgerliche Kultur), dessen Voraussetzungen passé sind. Schließlich aber laufen die meisten Einwände darauf hinaus, dass es so etwas wie Kunstwerke ontologisch nicht gibt. Alles, was uns an ihnen interessiert, fällt an die beiden Seiten Produktion und Rezeption, an je zweimal Soziologie und Psychologie, der Rest verbleibt im Code oder im Medium, vielleicht im Material, welcher unbedeutende Rest wäre da noch Kunstwerk?

Mein Ansatz unterscheidet sich von den hier zusammengefassten Argumenten darin, dass er pragmatisch ist, weniger nach der ontologischen Wahrheit über Kunst sucht. Mein Problem ist die abnehmende Diskutierbarkeit künstlerischer Produktion durch sowohl die beiden Seiten der Rezeptionsperspektive, die auf reine Subjektivität oder soziologischen Objektivismus sich zu beschränken tendiert, als auch die Produktionsperspektive. Das Gemeinsame aller Perspektiven, die Orientierung an Subjekten und Lebensläufen, verbietet jede Bewertung – und öffnet damit sowohl der Spekulationskultur des Marktes wie der Betulichkeit von Künstlerverehrung oder Nützlichkeitsideen wie Familienbespaßung Tür und Tor. Um den neuen Stand ästhetischer Probleme zu markieren, hilft weder die Perspektive der Personen noch der Rückzug auf die Ontologie der Kunstobjekte. Welche Fragestellung wäre nun geeignet, die Diskussion über Kunst wiederzubeleben? Und zwar eine Diskussion über Kunst, an der Vertreter aller vier Perspektiven teilnehmen können, ohne weiter von Einzelpersonen zu handeln. Lawrence Weiner hat einmal als einen Grund für die Entwicklung konzeptueller Praktiken in der Kunst der 60er Jahre »die Langeweile subjektiver Existenz« genannt: Subjektivität mit ihrem vorhersehbaren Gequengel gegen Urteile ist nämlich tatsächlich wahnsinnig langweilig, fast noch langweiliger als ihr oft als langweilig gebrandmarktes Gegenteil, sterile Akademikerträume.

Dass ich etwas richtig oder falsch finde, ist eine Funktion meines künstlerischen Entwurfs, meiner impliziten Theorie von Kunst und den mit ihr zusammenhängenden Gelungenheitsbedingungen, die wiederum in aller Regel mit den Wahrheitsbedingungen meiner implizit theoretischen Sätze als Künstler oder Konsument korrespondieren – oder mit den explizit theoretischen, wenn ich ein Theoretiker bin. Die verbreitete Tendenz zur Entkoppelung von Überzeugungen, Meinungen und deren Konsequenz ist übel. Diskussionen, deren Grundlage ist, dass meine künstlerischen Projekte implizit Meinungen zu Fragen der Welt enthalten, haben die Aufgabe, diese implizite Meinung explizit zu machen und die Bedingungen ihrer Implizierung zu bewerten. Das kann die Diskussion aber nur erreichen, wenn sie sich auf ein Drittes, einen Gegenstand jenseits der impliziten Meinungen und ihrer Explizierung in der Diskussion bezieht. Etwas, das auch für begrenzte Zeit, einen begrenzten Ort und womöglich auch nur unter bestimmten Spielregeln der Gegenstand ist, der Cluster aus Zeichen und Material, in dem diese Meinungen impliziert sind.

Damit streitet man aber nicht nur mit Künstlern und Kunsttheoretikern, mit dem Markt und den Tiefenstrukturen heutiger ästhetischer Geschmacksprägung. Ein weiterer Faktor, der den Werkbegriff unterminiert hat, indem er ihm seine Evidenz genommen hat, liegt natürlich in der Konvergenz von neuen Technologien und neuen Rezeptionsstilen, wie sie vor allem die Unterhaltungsindustrie hervorgebracht hat. Diese Konvergenz betrifft nicht nur Unterhaltungskünste, sondern trifft sich mit den sozusagen seriösen und avantgardistischen Schlägen gegen die Werkästhetik. Nur ein paar Beispiele.

– Die Unabschließbarkeit der Rezeption war ein Argument der Rezeptionsästhetiker gegen eine starre Orientierung am Werkbegriff. Unabschließbarkeit war auch eine ästhetische Idee von Künstlern der Mail Art, der Netzkunst, von Lebenskunstwerk-Künstlern wie On Kawara und Roman Opalka. Unabschließbarkeit ist schließlich aber auch medienmaterialistisch eine Tatsache: Digitale Files können geändert werden, ohne dass diese Änderungen Spuren hinterlassen. Schließlich sind unabgeschlossene Fernsehformate auch ein sich zusehends immer größerer Beliebtheit erfreuender Markt der Unterhaltungsindustrie.

– Große Dauer, Riesenformate, Endlosigkeit. Formate, die nicht zu überblicken sind, funktionieren ja noch einmal anders. Sie sollen schon ein Ende und eine Form haben, der Rezipient soll nur in dem Erhabenheitsgefühl sich ergehen können, dass das Ganze nie zu überblicken ist. Hier wäre eine Reflexion der Werkgestalt zwar möglich und auch nötig – denn es geht ja gerade darum, das Werk jenseits aller Maßstäbe noch als Begriff und Maxime zu wissen, um die spezifische Erfahrung zu machen, es in der sinnlichen Rezeption nicht erfassen zu können. Dennoch hat es entlang des unübersichtlichen Werkes eine weitere gegen die Relevanz des Werkbegriffs gerichtete Entwicklung gegeben. Von den Duration Pieces, die seit Andy Warhol und La Monte Young ein eigenes Genre der Kunst begründet haben – Zeitkunst, die zu Raumkunst wird –, über Rivette-Filme und die Endlosinszenierungen des deutschen Regietheaters zwischen Schleef, Castorf und Stein schließlich zu den mehrtägigen Panorama-Veranstaltungen mit ihrer Mischung aus Kunst- und Festivalcharakter, die im gegenwärtigen Kulturbetrieb in Mode gekommen sind, ist am endlosen Werk eine Rezeption, die ohne Werke auskommt und nur noch in Zeit und Raum verstreute Anlasskoordinaten sucht, einigermaßen irreversibel geworden. Dazu kommen kombinatorische Arbeiten wiederum einzelner Künstler, von der Tradition aleatorischer Komposition bis zu den Zufallsgeneratorfilm-Installationen von Stan Douglas.

– Viel entscheidender allerdings als diese beiden noch auf Kunst und Massenkultur zu beschränkenden Beispiele sind

Phänomene, die man eher als generelle gesellschaftliche Entwicklungen beschreiben muss und die es – im Zusammenhang mit dem vorhin behandelten Biographismus – auf einer tiefer liegenden Ebene heutzutage erschweren, überhaupt noch so etwas wie Gegenstandsbezug zu denken. Dass Objekte heutzutage subjektiv überformt werden, habe ich eingangs erwähnt. Dass Subjektivität zu einem – der Mediendiskurs würde sagen – Interface aller Objektbeziehungen zu werden droht. War der Objektcharakter, die Verdinglichung früher das große Problem der Gesellschaftskritik, weil im Objekthaften die Leugnung steckte, dass die Dinge dieser Welt von Menschen gemachte Dinge, Ergebnisse von Subjektivität sind, so hat sich das Problem nun verlagert. Gegenstände – Milchreis, Kunstwerke, politische Programme – werden nicht nur von Subjektförmigkeit dekoriert und überformt. Als Maxime kulturellen Designs setzt sich generell durch, Objekte subjektförmig zu gestalten, also ihnen ein Gesicht oder Intentionalität, sexuelle Attraktivität oder Kindchenschema zu verleihen. Gleichzeitig sind es merkwürdig tote und schlafende Subjekte, als die die Objekte verkleidet sind, Schneewittchen-artige Gegenstände, die jenseits unserer Projektion keine Widerworte geben. Während jeder richtige Gegenstand, jedes Ding wenigstens unmissverständlich zu verstehen gibt, von seinem Urheber getrennt zu sein.

Verschiedenen Entwicklungen wie die hochkulturelle Entgrenzung der Künste, die digitale Unabschließbarkeit, die unterhaltungsindustrielle Privilegierung des Endlosen, Unüberschaubaren und Lebensähnlichen, der Sieg der personenorientierten Pop-Kultur, infolgedessen die Subjektivierung des Objekthaften in Werbung und Massenkommunikation und schließlich der Zwang zu individueller Identifikation und authentischer Performance im Arbeitsleben ergeben zusammen einen gegenwartskulturellen Raum, ein Paradigma, von dem man sagen könnte, dass das Werk, ganz unabhängig davon, ob man will oder nicht, gar nicht mehr zu haben ist, wie beklagenswert auch immer wir das finden. Und damit auch das Ende der Diskussion über Kunstwerke, ihre Bewertung, ihre Überwindung, ihren Genuss.

Ich will aber nicht das Rad der Geschichte oder des Niedergangs zurückdrehen. Ich liebe Werke eben nicht aus absoluten Gründen, sondern ich möchte im buchstäblichen Sinne einen Gesprächsgegenstand oder besser einen Diskussionsgegenstand etablieren. Ich sympathisiere mit genau diesem Punkt in der Kant'schen Ästhetik: dass die Kunsterfahrung einen reden macht, einen zwingt, eine nicht objektivierbare subjektive Erfahrung in verständlichen, nachvollziehbaren Worten zu äußern. Das Abschneiden des Werkes von der Lebenswelt und ihre Rekonstruktion in der Diskussion ist also der entscheidende soziale Wert des Ästhetischen. Der jenseits der produktiven Subjektivität der Künstler und jenseits der subjektiven Rezeptionserfahrungen des Publikums steht. Der also aus der tautologischen Multiplikation der Subjektivitäten entkommt und damit auch die Definition von Objekt nicht dem Produkt und damit dem Markt überlässt, was aber ja die Regel ist.

Bei einem solchen Gesprächsgegenstand ginge es nicht um eine ontologische Behauptung über den Status von Kunstwerken. Es ginge nicht darum, einen dinghaften Widerstand im Strom der Subjektivierung mit einer Behauptung zu untermauern, die sich auf dessen Faktizität, dessen größere Härte beruft. Solche Grenzen grenzenloser Subjektivierung mögen auf einer anderen Ebene als auf der einer Werkbehauptung zu suchen sein. Die harten Fakten, die die künstlerische und rezeptive Subjektivierung beschränken, sind in der Tat der Code, die Medien und der Markt.

Es geht also nicht um eine höhere oder tiefere Seinsschicht des Kunstwerkes, sondern um eine Vereinbarung. Eine Vereinbarung, die zunächst im pragmatischen Sinne quasi willkürlich Anfang, Ende und generell Grenzen von Kunstwerken festlegt, Geltungsbereiche. Eine solche rein pragmatische Festlegung wird sich aber schnell als weniger weich und beliebig herausstellen, als es meine undramatische Herleitung vermuten lässt. Sie ist nicht zu verwechseln mit etwa populärkulturellen Konventionen wie dem Song oder der Narration, die auch oft nur aufrechterhalten werden, um einen Rahmen für Soundeffekte oder Verfolgungsjagden zu liefern, zu dem aber kein Rezipient mehr ein empathisches Verhältnis entwickelt.

Ich denke, dass gerade in der Entscheidung für Grenzen und Geltungsbereiche das ästhetische Moment wirksam wird. Die Entscheidung über die Grenze ist oft – und vielleicht grundsätzlich – die eigentliche ästhetische Entscheidung. Von ihr geht nämlich nicht nur ein zentrales Signal der Produktion oder der Rezeption aus – hier soll die Grenze sein, hier hätte ich aber lieber die Grenze –, sondern auch der zentrale Eingriff in Code und Medium. Das wäre nämlich das Abschneiden von potenzieller Unendlichkeit ebenso wie die Entscheidung, ob der Code im Sprechaktmodus gelesen werden soll, als Alltagssprache, oder ob dieser Modus ästhetisch suspendiert wird.

In der Gegenwartskunst ist genau dieser Aspekt – wie in einigen Beispielen vorhin schon klar geworden sein könnte – von den meisten Avantgarden bearbeitet worden, und er ist in den letzten Jahren noch wichtiger geworden, wie man etwa an Rodney Grahams 39 Billionen Jahre währender Arbeit über Wagner, der Aufführung von Cages sechshundertjährigem Orgel-Stück in Halberstadt oder dem Ausstellungstitel »Le Socle du Monde« sehen kann. Der verweist ja auf Piero Manzonis Klassiker der Geltungsbereich-Diskussion, einen umgekehrt aufgestellten Sockel, der den ganz darauf ruhenden Planeten zur Arbeit erklärt. Gerade an Manzonis Werk ist die Differenz zwischen die ganze Welt Bedeuten und die ganze Welt Sein sehr schön formuliert.

Schließlich betrifft das Problem der Definition und der Definierbarkeit des Gegenstandes der Diskussion und des künstlerischen Werkes die sogenannten Medienkünste, insbesondere die Netzkunst. Endlos kopierbare Files, Seiten, die man spiegeln kann, die immens wichtige Gegnerschaft gegen traditionelle Copyright-Festlegungen – all das scheint nicht gerade eine Rekonstruktion des Werkbegriffs zwingend werden zu lassen. Zumal immer mehr Aktive in diesem Bereich glauben, es sei besser für ihre Aktivitäten, wenn sie die Fallstricke einer Kunstdiskussion umgehen und ganz auf den Kunstanspruch verzichten.

Aber aus drei Gründen kann gerade diese Situation nur über solche Festlegungen gewonnen werden. Erstens: Die pragmatische Entscheidung, grundsätzlich überhaupt von Werkbegriffen auszugehen, wäre ja in der Tat noch eine reine Vereinbarung. Sie wäre ja nicht aus der ästhetischen Überzeugungskraft einzelner solcher Entscheidungen bei einzelnen Werken abgeleitet. Ich argumentiere für sie gerade nicht aufgrund harter Unterscheidbarkeiten, sondern plädiere für sie als die eingeführte Unterscheidung in einem subjektiven Strom. Ohne Werk aber gibt es keine Kritik. Und zwar nicht nur keine Kritik von Kunstwerken, sondern auch keine Kritik von Kulturpolitik: keine Kritik der Flick-Collection, kein Ekelanfall vor Frieder-Burda-Katalogen ohne Bezugnahme auf den Charakter der Werke vor, nach und während ihrer Instrumentalisierung.

Und damit kommen wir zum zweiten Grund. Denn in den ästhetischen Gegenständen selbst, in den Kunstwerken, ist der Schnitt und das Ende, die Werkgestalt etwas Anderes als nur eine pragmatische Vereinbarung, um Subjektivität in objektive Formen hinübergleiten zu lassen. Hier wird auch jede kleine Entscheidung und gerade auch jede sich nur zufällig und nicht zwingend einstellende Entwicklung überhaupt erst beobachtbar, wenn sie von einem Punkt aus betrachtet werden kann, der einen absoluten Horizont markiert. Dabei ist es – für mein Argument – egal, ob dieser vom Künstler oder vom Rezipienten oder von einem Zufallsgenerator gesetzt wird. Das ergäbe allenfalls unterschiedliche Kunstauffassungen, vielleicht auch unterschiedliche Genres. Aber allen gemeinsam ist, dass sie auch als das nur erkannt und beobachtet werden können, wenn die Aufmerksamkeit ein Ende und einen Anfang setzt.

Früher war dieser Schnitt, dieses Setzen des Stopp-Befehls ein Zeichen für Anfang und Ende der Konzentration der Rezipienten. Jetzt seid still, es geht los. Der Rezipient war zuvor zerstreut oder auch angespannt von einer Arbeit, dann wendet er seine Aufmerksamkeit von dieser anderen Arbeit ab oder rekonzentriert seine zerstreute Aufmerksamkeit und wendet sich dem Werk zu. Heute ist an die Stelle der Dualität aus Zerstreuung und Arbeit die von Anspannung und Entspannung getreten. Die Subjekte sind weniger – wie bei Zerstreuung und Arbeit – von ihrem jeweiligen Aufmerksamkeitsgegenstand her zu beschreiben als von der inneren Elektrizität ihres Körpers und ihrer Sinne, ihres Spannungszustands. Das Werk, dieses schwach und pragmatisch definierte und doch unverzichtbare Werk, würde die Unterbrechung der Entspannung setzen. Es würde einen anderen Körperzustand erfordern. Vielleicht hätte es dabei den fragwürdigen Erfolg, alte Konzentrations- oder Anspannungsreflexe zu mobilisieren. Sein Ziel allerdings wäre es, jenseits der alltäglichen Körperlichkeiten zu gelangen. Das ist die einzige Chance von Kunstwerken, das beabsichtigen zu hoffen – und auch dazu brauchen sie einen Werkcharakter als Markierung der Unterbrechung.

Wie funktioniert, und das wäre der dritte Punkt, aber so eine Kritik, die von Werken ausgeht, statt von Geschmack oder Absichten. Nun, diese Kritik muss, um die implizite Politik des Kunstwerks erkennen zu können, eine Reihe Fragen stellen, die auch unabhängig sind von der Subjektivität des

Künstlers oder der Rezipienten. Eine solche Kritik fragt: Was soll es sein? Also was soll es unter Einsatz meiner und aller möglichen erreichbaren Vorstellungen sein? Nicht welche Ontologie hat es, sondern welche strebt es an, und wie verhält die sich zu der, die es hat? Welche Reaktionen plant es ein, welche kann es kriegen etc.? Am Ende dieser ersten Reihe von Fragen fügen wir die nächste an: Ist es gut, dass es das sein soll? Also: Sind wir mit seinen impliziten Voraussetzungen einverstanden? Teilen wir seine impliziten Annahmen über es selbst, für es selbst oder für Kunstwerke schlechthin oder für eine bestimmte Klasse von Kunstwerken? Sind wir am Ende dieser zweiten Reihe von Fragen angekommen, landen wir bei der letzten Reihe: Ist es das, was es sein soll? Der Unterschied zwischen der Beantwortung der letzten und der vorletzten Frage wäre die ästhetische Differenz, also so was wie das Kerngebiet der Kunst. Von da aus dann können wir dann nicht nur dieses Werk, sondern versuchsweise auch den Werkcharakter an sich wieder infrage stellen: wir können soziologisch fragen, wer denn überhaupt das Privileg hat, so zu diskutieren. Wir können fragen, welche Gegenstände überhaupt mit dem ästhetischen Gegenstand zu tun haben und auch ob die ästhetische Unterbrechung der Entspannung nicht zwangsläufig nur unangenehmere Figuren hervorruft – man kann das aber nur vom Horizont, den das Werk setzt, fragen, nicht von einem unübersichtlichen Kunstbetrieb oder dem pseudosoziologisch sogenannten Betriebssystem Kunst aus. Wir haben das Modell des Werkes gebraucht.

Von diesem Punkt aus könnte man darüber nachdenken, ob das Modell des Einzelwerks in all seinem nicht zuletzt auf der Schroffheit des Singulären aufbauenden kathartischen Anspruch, ob also die Tragödie mit der Zwangsverkontextung, dem Inslebenhineinmäandern und dem Partizipationsterrorismus nicht doch in ein Gespräch kommen könnte. Wer die Sopranos kennt, weiß, dass das möglich ist.

3 Kunst und Nichtkunst

Ein starker Kunstbegriff ist heute aus verschiedenen Gründen kaum noch im Gebrauch. Das hat nicht unbedingt mit einem Niedergang zu tun. Solange die Moderne in der Defensive gegenüber einer Tradition stand, musste sie sich mit Begriffen helfen, um den Anspruch Bildender Kunst, etwas anderes als eine hergebrachte Praxis zu verlängern, zu untermauern. Dazu brauchte sie einen starken Begriff von Kunst. Seit sie sich damit durchsetzen konnte, tendiert man dazu, die Kunst wieder aus der Praxis abzuleiten. In gewisser Weise will ich das auch tun. Aber aus diesem deskriptiven Vorgehen soll mehr werden als nur eine Bestandaufnahme. Dabei wird das zentrale Motiv ein topologisches sein. Ich gehe davon aus, dass Bildende Kunst immer ein Verhältnis von Innen und Außen bearbeitet. Sie handelt davon, wie etwas im Innenbereich zugelassen wird, das von draußen kommt. Dass dieses Objekt von außen innen existieren kann, ist normalerweise nicht möglich: aus praktischen Gründen (zu groß, zu weit weg, nur in der Imagination existent) oder aufgrund eines Verbots, Ausschlusses oder Tabus. Dieses Objekt von außen wird nun entweder repräsentiert oder anderweitig symbolisch nach innen gebracht. Wann und wie das möglich ist, regeln Genres, Konventionen und technische Bedingungen, die sich zuweilen ändern. Diese Topologie lässt sich, das ist ihr Vorteil, nicht nur auf klassische Bild-Gegenstands-Relation beziehen, sondern auch auf die heutigen Veranstaltungen, die als Bildende Kunst gelten. In einer Zuspitzung dieses Modells wird es dann aber darum gehen, ob man diese ganze Innen-Außen-Relation als ein Innen beschreiben kann, das Innen der Kunst. In einer

Zeit, in der die Bildende Kunst die Rolle der Meta-Kunst übernommen hat, die alle ästhetischen Relation regelt, ergibt sich nämlich eine weitere Frage. Kann man sagen, dass nach der Concept-Art das Innen-Außen-Verhältnis nicht mehr nur hergestellt und von Markt, Diskursen und Institutionen reguliert wird, sondern dass nun dessen Topographie als Ganzes angesehen und zum Gegenstand künstlerischer Arbeit wird? Wenn das so wäre, dann würde sich das ursprüngliche Innen-Außen-Verhältnis, dessen Praxis man Kunst nennt, in seiner Gesamtheit in Beziehung zu einem Außen setzen; nicht zuletzt, um die ursprüngliche Spannung, die das alte Verhältnis einst hatte, zu rekonstruieren. Was aber ist dieses Außen der Kunst? Welches Verhältnis zu diesem Außen wäre erstrebenswert?

Um ein Außen der Kunst zu entwerfen und nicht nur von einer spezifischen Umwelt oder einer Unkunst zu sprechen, muss man Kunst eher als Begriff denn als soziale oder ästhetische Realität denken. Von der soziologischen Empirie des Kunstkontexts oder der rezeptionsästhetischen Empirie der Kunsterfahrung kann anders als von einem starken Kunstbegriff kein Außen abgeleitet werden. Sie bilden eher Ränder oder Schnittmengen – mit anderen ästhetischen und angenehmen Erlebnissen im zweiten Fall, mit anderen Zonen von Kulturbetrieb und Unterhaltungsindustrie im ersten.

Kunstbegriff in der Defensive Worin bestand nun die Überholtheit eines starken Kunstbegriffes in der Gegenwart? Die Debatte wird entlang von technischen und gesellschaftlichen Umbrüchen geführt, schließlich orientiert sie sich an den Projekten, die ohne diesen Begriff auszukommen scheinen. Zunächst hängt dem Kunstbegriff das Stigma des Elitären an. Alltagssprachlich ist Kunst eine Auszeichnung, die besonders anspruchsvollen Tätigkeiten zuerkannt wird wie Kunstglaserei. Dem Kunstbegriff wurde vorgehalten, Voraussetzungen zu errichten und die Absonderung gesellschaftlicher Eliten zu unterstützen. Demokratischer sei es, wenn man sie als »kulturelle Produktion« niedriger hängen würde. Dabei geht es in der Bildenden Kunst spätestens seit Readymade, Fotografie und Montage nicht mehr um eine Auszeichnung und voraussetzungsreiches Handwerk, sondern um eine ontologische Differenz, wenn man einen Unterschied zwischen Kunst und Nichtkunst behauptet. Ähnlich funktioniert die modernere Version dieser Kritik, die sich auf Pierre Bourdieu beruft. Sie argumentiert, dass die ästhetische Einstellung, mithin die Fähigkeit, sich mit einer Sache jenseits einer alltäglichen Funktion zu beschäftigen, ein Kennzeichen der herrschenden Klassen sei. Das spricht aber, wie auch bei anderen Privilegien der herrschenden Klassen, zumindest nicht zwingend gegen den Inhalt des Privilegs, sondern gegen seine ungerechte Verteilung.

Technisch und gesellschaftlich sei der Begriff überholt, so argumentiert eine andere Kritik, weil die technologisch-gestützten kulturellen Produktionen der Gegenwart einen kollaborativen, kooperativen und kollektiven Begriff von Produzent und Produktion bräuchten. Kunst sei die auf handwerkliche Fähigkeit zurückgehende prä-arbeitsteilige, subjektzentrierte Arbeitsweise, die heute nur Romantiker und Ideologen rekonstruieren wollen. Eine neokonservative Handwerksfixierung bei der Beliebtheit einer bestimmten neudeutschen Malerei sei dabei ein besonders auffälliges und in seiner geschichtsvergessenen Ignoranz auch besonders ekliges Symptom. Der alte starke Kunstbegriff, den das an dieser Kunst interessierte Bürgertum liebt, sei durch die Kunst, die er rechtfertigt, hinlänglich disqualifiziert.

Gegen eine Wiedereinführung einer starken Unterscheidung sprach auch, dass sie in der Praxis nicht analytischen Zwecken dient, sondern der Stabilisierung hegemonialer Positionen im Kunstdiskurs – oder den klassischen antimodernen Ressentiments außerhalb desselben. Sie etablierte Kunstrichter, stärkte eine Orientierung an Genie-Kult, Einmaligkeits- und Leistungsmythen und bediente Steuerzahlerstumpfsinn.

Zumindest war das bis vor Kurzem so. Zunehmend verschwimmt indes die neue Hegemonie der Eventkultur, die eher nicht mit einem starken Kunstbegriff operiert, mit der kritisch-fortschrittlichen Vermeidung des Kunstbegriffs. Wer sich heute von einer institutionellen Machtposition aus eine bestimmte Sorte Kunst vom Halse schaffen will, denunziert sie nicht mehr als Nicht-Kunst, sondern weist ihr eine Nische in einem anderen Segment des in zahllose Segmente zerfurchten Marktes zu.

Der expandierende Kunstmarkt arbeitet mit einem naturgemäß wenig reflektierten Begriff vom Kunstobjekt, der aber grundsätzlich notwendig für seine Ökonomie ist. In dem Maße aber, wie der Wert der gehandelten Kunstwerke vom Markt alleine und nicht mehr in der klassischen Interaktion aus Marktbewertung, Kritikerurteil und Politik der Institutionen bestimmt wird, kann dieser naive Kunstbegriff auch von jeder Begrifflichkeit getrennt werden: Er entscheidet nicht mehr über den ontologischen Status Kunstwerk, sondern nur noch über die Rarität – und damit den Preis – irgendeines auratischen Objekts, das gar nicht mehr zwingend mit irgendeinem Anspruch verbunden sein muss, um diesen zu rechtfertigen. Die Kategorie der Sammlung und des Sammelns hat womöglich mehr zur Abschleifung der Kunst/Nichtkunst-Unterscheidung beigetragen als noch so stürmische avantgardistische Jahrzehnte. Denn die *final destination* Sammlung teilen Kunstwerke ja mit einer Reihe anderer Objekte, mit denen sie in der Regel nur gemein haben, über keinen aktuellen Gebrauchswert zu verfügen. Zugleich ist das Bedürfnis, sich in einer Sammlung zu verewigen, zu einem Standard bürgerlich-individualistischer Todesangst geworden, der ebenfalls keinen Unterschied über den Status und die objektiven Eigenschaften der gesammelten Objekte macht, sondern sie nur nach ihrer Beziehung zum Leben des Sammlers befragt.

Bevor der starke Kunstbegriff in die Defensive geriet, hatten sich gerade die Vertreter der neuen visuellen, künstlerischen, ökonomischen und technologischen Entwicklungen noch aktiv um die Auszeichnung bemüht, im Range der Kunst zu agieren. Der Avantgardist hatte den Anspruch, die gesellschaftliche Institution der Kunst besser auszufüllen als sein akademischer Vorläufer; Vertreter und Verwender neuer Technologien, die keine Originale mehr hervorbrachten, von Fotografen bis zu Videokünstlern, bemühten sich um Verfahren, um dennoch auratisierbare und singuläre Objekte hervorzubringen, um den Kriterien des Kunstanspruchs zu genügen. Neue Medien oder Kulturmilieus spalteten sich meist recht schnell in einen Kunst- und einen Kommerzflügel. Beide Seiten wussten meist sehr genau, was das je andere war. Zumindest die stratifizierende gesellschaftliche Dynamik einer von einer starken Definition gestützten Kunst schien noch recht lange zu funktionieren. Noch in den späten 80er Jahren wollte die Werbung Kunst sein.

Zwar gab es im Zeitalter der Avantgarden auch immer eine Menge Rhetorik gegen die Kunst an sich und ihre Institutionen. Es gab Bemühungen um Erweiterungen und Einschließungen von bisher Ausgeschlossenen, doch geschah dies meist, um das Leben zur Kunst zu führen. Später wollte man den White Cube oder andere symbolische Architekturen der Kunst/Nichtkunstgrenze durch andere Rahmenbedingungen ersetzen. Sie sollten aber dafür sorgen, die Kunst zu verbessern, nicht, sie abzuschaffen. Avantgardistische Aggressionen gegen symbolische wie ideologische Fixierungen des Kunstanspruchs wurden im Namen einer angemessener geregelten und installierten Kunst laut. Angriffe gegen die Kunst betrafen ihr je falsches Verhältnis zu Leben und Welt, nicht die Institution einer per se anderen Aussageweise. Wer Leben und Kunst vereinen wollte – vom Monte Verità bis zur Eiskellerstraße –, hatte seltener vor, die Kunst auszunüchtern, sondern die privilegierte Rede der Kunst, die besondere Aufmerksamkeit, die ihr zuteilwird, ihre Ekstasen und Intensitäten auf das ganze Leben auszudehnen.

Heute fällt dagegen auf, dass die visuellen, kommunikativen und distributiven Entwicklungen der digitalen Bildkultur zunächst mal recht gut ohne eine solche gesellschaftliche Institution der Kunst auszukommen scheinen. Dabei wird der Kunst – als einem qualifizierenden oder zumindest ontologisch unterscheidenden Begriff – nicht mehr so sehr Aggression, sondern eher Gleichgültigkeit entgegengebracht. Der Versuch, wieder eine Differenzierung zwischen Kunst und Nichtkunst etwa in der Netzkunst einzuführen, wurde zunächst auch dort eher als abwegig, schrullig, nostalgisch und eher selten als Verrat an den großen egalitären Möglichkeiten des Netzes betrachtet. Erst mit dessen Kommerzialisierung wuchs Verständnis für eine Kunstbehauptung aus wenigstens taktischen Gründen.

Vor allem das technologisch avancierte Bild, die neue Visualität braucht heute keine Legitimität mehr aus dem Kunstbegriff, um sich Gehör und Prestige zu verschaffen. Die neuen Kommunikationsformen brauchen keine mehr aus den Kunstinstitutionen abgeleitete gesellschaftliche Legitimität, um aus eigener Kraft ihr eigenes Erhabenes hervorzubringen oder auch um ihre eigene Besonderheit zu benennen. Zunehmend gibt es Bilderkulturen und visuelle Gebrauchsformen, die nicht funktional (oder »angewandt«) sind und dennoch ganz ohne die konventionellen Kunstinstitutionen und -kategorien auskommen. In Massen- und Subkulturen entstehen neue visuelle Routinen und Gebräuche in Mode, Starkultur, Graffiti, Werbung, die sich unabhängig von deren jeweils primären kommunikativen Zwecken entwickelt haben, also nicht mehr angewandt genannt werden können, und dennoch kaum etwas mit dem Selbstverständnis autonomer Kunst im herkömmlichen Sinne gemein haben.

Der starke Kunstbegriff ist so schwach, dass selbst auf seinem eigenen Terrain die technologische Avanciertheit von Kunst als Argument für deren Förderungswürdigkeit herhalten muss. Der immer schwerer auch gegenüber öffentlichen Geldvergebern aufrechtzuerhaltende Kunstanspruch bedient sich dann eher des immer jedem Büro-, Techno- und Plutokraten einsichtigen Technologie-Arguments, um sich zu legitimieren, als umgekehrt ein avancierter technologischer Produzent des Kunst-Arguments.

Kunst aus der Fülle der Willkür – Kunst und Macht Wem könnte ein starker Kunstbegriff in dieser Situation noch nutzen? Wem garantiert er welche gesellschaftlichen Möglichkeiten? Warum konnte er sich so lange in säkularisierten Welten halten, die ihn nach konventioneller Auslegung gar nicht mehr gebraucht hätten? Wenn weder das Bauhaus noch Lenin sich durchsetzen konnten und Ästhetik weder in Gestaltung aufging noch zur Ethik der Zukunft wurde, was kann man dann mit ihren Resten noch anfangen?

Nicht beeindruckende Fähigkeiten, überwältigende Objekte oder rührende Geschichten, auch nicht formale Regeln, sondern das Fundament der Bildenden Kunst, im Gegensatz zur allgemeinen visuellen Produktion, ist die zunächst willkürliche, erklärungs- und legitimationsbedürftige Behauptung: Das ist Kunst. Unabhängig davon, ob Institutionen diese symbolisch garantieren oder exponierte Einzelne sich über diese Behauptung an prekärer oder abwegiger Stelle profilieren, bedarf es der Willkür, um überhaupt einen ästhetischen Prozess in Gang zu setzen. Wenn immer schon geklärt wäre, was Kunst wäre, oder egal, könnte man auch nichts mit ihr anfangen. Der von einer Reihe Einzelentscheidungen und deren Regeln abstrahierte Kunstbegriff funktioniert nur, wenn er als Nachhall einer zunächst abwegigen oder eben begründungsbedürftigen Behauptung zu erkennen ist. Wenn diese Begründungsgeschichte eine Diskussion hervorgebracht hat, die mit den legitimierten Werken und Akten in Verbindung steht, erhöht das seine Elastizität und Spannkraft. Kunst, deren Kunstcharakter nicht begründungsbedürftig ist, kann man paradox sagen, verdient diesen Namen nicht. Die Begründungsbedürftigkeit und die Produktivität der ihr nachfolgenden Diskurse ist ein Teil der Qualität von Kunst.

Und natürlich gilt das auch für das Gegenteil, für den Satz: Das ist keine Kunst. Wesentlich an beiden Sprechakten ist, dass sie sich zu einem gewissen Grade als willkürlich zu erkennen geben und so den, der sie performt, im Falle des Erfolges mit Machtfülle ausstatten. Dieser Sprecher hat gezaubert. Anders als der Richter, der kraft seiner vorher verliehenen Amtswürde entscheidet, erhält er diese erst im Nachhinein. Aus der Willkür leitet sich aber auch ein hohes Maß an Verbindlichkeit ab. Denn nur Willkür ist wirklich frei und unkorrupt. Er wird so zur klassischen autoritären Geste, die durch ihren bloßen Vollzug beide Seiten der Setzung legitimiert, den Sprecher, weil er aus Nichts etwas macht (Kunst), und die Kunst, denn eben war sie noch nichts, nun ist sie etwas.

In dieser gegenseitigen, fast archaischen Bedürftigkeit aber entsteht der argumentierende Legitimationsdiskurs als Mittel sowohl der Kunst gegen die Abhängigkeit von der Willkür des mächtigen Entscheiders, aber auch dieses Entscheiders selbst für die Gestaltung und Expansion dieser Willkür.

Priester und Preise – Kunst und Ökonomie So wie dieser Sprechakt (»Das ist Kunst«) den Werken etwas gibt, eine priesterlich-auktoriale oder institutionelle Garantie, so nimmt er ihnen auch etwas. Er verschleiert den außerkünstlerischen

Gebrauchswert von Kunstwerken, ihre soziale und historische Herkunft oder die ihrer ästhetischen Kategorien aus Gebrauchs- und Alltagsgegenständen und verlegt ihn in eine kategorial andere, nichtökonomische Sphäre: Er sei nun ein immaterieller oder ein geistiger oder auch ein politischer Wert – und steigert damit natürlich den Tauschwert dieser Werke, gleichzeitig aber auch ihren gesellschaftlichen Einfluss.

Jede Wertbildung braucht bekanntlich das Unbezahlbare, das Preislose, oft verkörpert als das Immaterielle, als ein konstitutives Außen. Die Grenze zu diesem Außen, dem Unbezahlbaren, markiert die Idee der Kunst. Ihre Institutionen managen dieses besondere Warenversprechen, nämlich zu verkaufen, dass man mit dem Unverkäuflichen, Preislosen in Verbindung steht. Der Handel mit Kunst muss sich vom gewöhnlichen Handel unterscheiden. Das sonst von ideologischen Konstruktionen vermittelte und gestaltete Verhältnis zwischen dem Käuflichen und dem Preislosen, zwischen Sex und Liebe etwa, wird in der Kunst auf engstem Raum ausgetragen und ist von ständigen Manövern, die diese Grenze überschreiten, aber gleichzeitig als konstitutiv bestätigen müssen, gekennzeichnet, aber auch gefährdet.

Der Priester oder die Institution, das charismatische Malschwein, der idiosynkratische Kurator oder der öffentlich finanzierte White Cube managen also eine gesellschaftlich in verschiedener Hinsicht prekäre Grenze: An ihr treffen sich sowohl die geheime oder unausgesprochene Konstruktion von Wert als auch die Willkür als eine Figur der Macht und mit ihr die Schwierigkeit der Legitimation von Macht. Dieses Treffen findet zwar im vergleichsweise entschärften Bereich symbolischer Akte und Objekte statt, aber noch in großer Nähe der wirklichen Einzugsgebiete von Autorität und Kapital. Diese Nähe ist oft thematisiert worden und als hervorragendes Resonanzverhältnis für politische Themen in der Kunst nicht zu Unrecht erkannt worden. Wenn sie strukturell thematisiert wurde, so aber meistens als ein Symptom allgemeiner Machtverhältnisse und ökonomischer Lagen, als ein Indikator, an dem exemplarisch demonstriert werden konnte, wie Gesellschaft funktioniert: als das für Künstler am nächsten liegende Beispiel, diese Themen aufzugreifen.

Nichts war je in einem harten Sinne mit dem System der Käuflichkeit inkompatibel. Dass man sich dies meist nur von einzelnen Personen und den heroischen Akten untergehender Kollektive erzählt, gehört zum bürgerlich-protestantischen Selbstverständnis, dass das, worauf der eigene Wohlstand beruht, falsch und böse ist. Tatsächlich basiert der Kunstbegriff auf der situativen und oft nur momentanen Fähigkeit von Werken, ihre Käuflichkeit sekundär werden zu lassen. Oder sie machten erkennbar, dass der Kaufpreis für eine erhaben unmessbare Idee ausgegeben wurde. Heute besteht die Gefahr, dass im selben Maße, wie sich der gesamte Planet den globalen Geldströmen öffnet, auch das Konzept den Bach runtergeht, in den einzelnen symbolischen Akten eines virtuosen Spiels noch Zonen des Nichtkäuflichen zu errichten. Wenn kein Sozialismus oder eine andere dem Kapitalismus und seinen Wertvorstellungen gegenüber distanzierte Werteordnung überlebt, kann es auch keine Kunst mehr geben. Deren Spiel funktioniert nicht mehr, wenn der Ideen- und Werteschein abschmilzt und sie in Materialwerte schrumpft. In der besseren Kunstmarktkunst von heute wird das durchaus schon thematisiert. Sie hat generell etwas Kokettes, Verspieltes, nicht in ihrem künstlerischen Gehalt selbst, sondern in der Art und Weise, wie der sich als Luxus, als überflüssige zweite Ebene konfiguriert – wie die Gangsterbraut, die, wenn sie sich unbeobachtet wähnt, Marx-Texte liest. Damien Hirsts Totenschädel spielt ja schon mit dem Gedanken, dass sein Wert sich ausschließlich vom Materialwert herleitet. Dass er dann dennoch sich Gedanken über das Image des Objektes macht, eines wählt, das in dieser Gestalt in Biker- und Gothic-

Kultur eine Rolle spielt, ohne auf die krumme und in diesem Fall ja auch ganz überflüssige Idee zu verfallen, von denen irgendwie Legitimität borgen zu wollen, erinnert an ambitionierte T-Shirt-Beschriftungen.

Vertretung und Inklusion Eine wesentliche und oft thematisierte Dimension von Kunstwerken ist ihre Funktion der Vertretung von einem oder etwas Abwesendem. Es ist die Relation zur Wirklichkeit des modernen Bildes, im Unterschied zum Spiegel auf der einen Seite und zur Ikone oder der magisch aufgeladenen Skulptur, dem Grabstein auf der anderen. Diese Funktion hat ein entweder Struktur-analoges oder illustratives Verhältnis zur Relation zwischen dem käuflichen Objekt und der Preislosigkeit. Links oben in der Matrix wäre das Bild, rechts oben sein Gegenstand, links unten der Preis, rechts unten das Preislose, das Unbezahlbare. Neuzeitliche Kunstwerke vertreten also das Abwesende in einem Innenraum durch Abbildung, Nachbildung, generell Ähnlichkeit oder andere Formen des Verweisens. Dies ist selbstverständlich eine schon sehr alte Funktion von Kunst und klassischerweise Bildern. In neueren Kunstwerken und -projekten wird das Abbilden und mimetische Ähnlichmachen durch ein soziales Importieren ersetzt, durch exemplarische Inklusion in einen Innenraum, der dem Inkludierten bisher verboten war. Statt die technische Unmöglichkeit, etwas bei sich zu haben, zu überwinden, wird nun eher die soziale Unmöglichkeit überwunden. Der buchstäbliche Innenraum einer Wohnung oder eines Museums lässt um den Preis des Erstarrens und der Käuflichkeit das Leben selbst oder – historisch später – ein Stück normalerweise verbotenes oder ausgeschlossenes Leben zu sich herein. Das geschützte Innen begehrt diese Vertretung eines ohnehin unerreichbaren oder gar geächteten Lebens und bewertet das vertretende Objekt je höher, desto stärker es das Leben spüren lässt, das es vertritt. Im Zeitalter der Avantgarden verschärft sich diese Aufgabenstellung. Es geht nicht mehr darum, ein Abwesendes lediglich darzustellen oder zu simulieren, sondern vielmehr darum, ausgeblendete Bereiche der Welt in den geschützten institutionellen Innenraum der Kunst hereinzuholen. Von den Readymades Duchamps reicht diese Form bis zu den von Christoph Schlingensief vor ein paar Jahren künstlerisch in die Veranstaltungen des Steirischen Herbstes hereingeholten Obdachlosen, die zuvor politisch aus der Grazer Innenstadt vertrieben worden waren, oder weniger politisch gezielt, zu den 1001 chinesischen Staatsbürgern, die Ai Wei Wei zur diesjährigen documenta einreisen lässt. Immer ging es darum, Objekte (und neuerdings verstärkt: Subjekte), Produktionsverfahren aus der außerkünstlerischen Wirklichkeit oder auch immaterielle oder industriell gefertigte Objekte, verfemte Teile des Alltags, blasphemische oder obszöne etwa, in den Innenraum einzuführen, der von gesellschaftlichen Vereinbarungen getragen ist, die diese Objekte und Verfahren normalerweise ablehnen und ausschließen. Manchmal wurde nur ein Verbot des Geschmacks oder der Verdrängungskultur übertreten, dann wieder das politische Ausgeschlossene symbolisch inkludiert.

Bild oder Skulptur verhalten sich in der klassischen Konstellation zur abgebildeten Außenwelt so, wie die im Innenraum zur Wirkung gebrachte gesellschaftliche Dynamik sich in der neuen Konstellation zu den blinden Flecken der hegemonialen Kultur verhält. Mittlerweile herrscht eine gewisse Abgeklärtheit in Bezug auf die spezifische Organisation der Durchlässigkeit, sodass die relativ unmarkiert bleibt und man sich nicht jedes Mal mit dem Inklusions- oder Import-Vorgang selbst beschäftigen muss, sondern sich auf den Inhalt, also das je Inkludierte oder Importierte, konzentrieren kann. Es ist infantile Hilflosigkeit oder neuerdings auch die Rechte, die den Tabubruch selbst noch für die entscheidende Komponente des Verfahrens halten. Gerät dieses zur bürgerlichen Öffentlichkeit gehörende Modell aber selbst in eine Krise – etwa durch Zensur, totalitäre Machthaber etc. –, dann muss der Vorgang thematisiert werden. Für das Symptom einer solchen Krise halte ich etwa die Arbeiten Santiago Sierras und anderer Künstler, die man Indexikalisten nennen könnte, weil sie sich geradezu fetischistisch auf die sozusagen technische Seite der Vertretung konzentrieren (eben auf die Indexikalität des Ausgeschlossenen, der Tatsache, dass es real physisch Spuren hinterlässt), nicht auf dessen strukturelle Probleme, die sie ja nicht zu lösen versuchen, sondern indem sie sich auf die buchstäblich fleischliche Spur der äußeren Wirklichkeit im Kunstraum fixieren. Indem sie den Außenraum der Kunst mit dem bloßen Leben identifizieren statt mit gesellschaftlichen Verhältnissen, die bloßes Leben – jenseits von Recht – entstehen lassen.

Zone des Neuen Doch gibt es noch ein weiteres Territorium, bei dem sich der Innenraum der Kunst bedient, den er sich als Außen hält. Dies wäre ein vage als »avanciert« definierter gesellschaftlicher Raum, eine Zone des Neuen, dessen, was kommt und noch nicht da ist – von futuristischer Technologie-Begeisterung bis zu neuen Lebensformen, ganz unabhängig davon, ob diese politisch fortschrittlich oder dekadent oder symptomatisch für irgendeinen gesellschaftlichen Zustand sind. Oft ist es einfach eine vitalistische Idee von Jugend an sich oder auch Leben an sich – wie man es vom Ausdruck »Porträt nach dem Leben« kennt. Biologisches Außen, Geschichte und Zukunft als mächtig herandrängende andere Welt. Zuweilen steht das gesellschaftlich Ausgeschlossene, Verbotene, Ausgegrenzte und Verachtete in einem engen Verhältnis zu dem Neuen, Lebendigen, Kommenden. Sicher in den 60er Jahren. Zuweilen stehen sie sich antagonistisch gegenüber. In der Gegenwart gibt es ein fasziniert-phobisches Verhältnis zu einerseits rechtlosem reinem Leben, andererseits dem artifiziellen Bio-Komplex. Beide stehen aber auch als sowohl neu wie in besonderer Weise ungestaltet lebendig dem Maximum an Gestaltung und Kontrolle gegenüber, für das Kunst steht. Doch auch das Neue ist nicht nur preislos und unbezahlbar, es hat auch noch keine normale gesellschaftliche Legitimität, keine institutionellen Ressourcen und konnte diese auch oft im Umweg über die Kunst beziehen.

Ästhetischer Alltag Etwas Illegitimes wird zwar nicht legitim, aber legitimer Gegenstand von Kunst oder sogar legitim als Kunst. Kunst legitimiert sich durch Zuständigkeit für das Illegitime oder durch Legitimierungsprozesse. Künstler beziehen ihr Charisma aus der freien Entscheidung für die Legitimierung von etwas Illegitimen. Das Illegitime macht Schritte auf dem Wege zur Legitimität. Das Charisma geht heute vielfach auf Kuratoren über, die Kunst und Nichtkunst mischen und gemeinsam in thematischen Ausstellungen in die Zone der Legitimität ziehen oder illegitime Personen und Praktiken inkludieren. Die Institutionen sind hingegen eher an der Diffusion so gewonnener neuer legitimer und semilegitimer Gegenstände und Verfahren in den gesellschaftlichen Mainstream interessiert. Doch gehen künstlerische Prozesse nicht in diesen Tauschprozessen von Legitimität gegen Charisma oder Aura auf. Trotz der Lancierung sensationeller Tabubrüche oder politischer Ambitionen gibt es einen anders gearteten Alltag der Kunst.

Es wird nicht unausgesetzt aus der Welt der Nichtkunst importiert. Der Innenraum öffnet nicht immer und vor allem nicht überall seine Schleusen. Mit Formalismus bewaffnet sich der Innenraum gegen die durchschaubare Banalität einer zwischen gesellschaftlichen Teilsystemen als Durchlauferhitzer oder Verschiebebahnhof installierten Kunst. Die meiste Zeit verbringt die Kunst daher damit, (im Innenraum) an den ästhetischen Symptomen vorangegangener Öffnungen oder tabuverletzender Repräsentationen oder neuartiger Verfahren zu arbeiten. Das, was einmal im Innenraum gelandet ist, wird nun, unabhängig von seinem Bezug (oder bei stetig abnehmendem Bezug) zu seiner Herkunft, dem Außen, das es einst vertrat, symbolisch oder politisch oder wie auch immer, verfeinert und als zunehmend rein ästhetische Substanz angesehen, die nun mit den immanenten Verfahren der Kunst behandelt werden kann. Diese immanenten Bearbeitungen sind nicht nur als reine Rückzugs- oder Hermetik-Phasen zu beschreiben. Ihr ästhetischer Blick legt oft neue Inhaltsschichten frei, erlaubt Neubewertungen und damit neue Bezugnahmen zu einem Außen. Ja, die immanenten Perioden bereiten oft die Spezifik der nächsten Öffnung vor. Zuvor machen sie den Business-as-usual, dasjenige, was die Innenansicht des Kunstsystems bestimmt. Ästhetischer Alltag sozusagen. Erst in ihm kommt das Schönfinden zum Tragen. Im Modus des Schönfindens stellen Subjekte Verbindungen her zu Repräsentation und Repräsentierten. Sie freuen sich etwa an der stabilisierenden Wirkung, die eine exotistische Repräsentation hat, aber auch eine schockierend authentische kann einen ähnlichen Effekt haben und Außenwelt stillstellen. Oder sie genießen die Nähe zur Welt, die ihnen die Repräsentation gewährt. Auch dieses Gefühl kann auf unterschiedliche Weise zustande kommen.

Von allen Seiten gegen den Bürger: Adel, Boheme, Neues Geld
Diese »alltäglichen« formalen und – auf den ersten Blick – besonders gebrauchswertfernen ästhetischen Operationen der Kunst sind aber auch besonders legitimationsbedürftig, wenn man sie von einer auch politischen Dringlichkeit des Inhalts her betrachtet. Diese besondere Nutzlosigkeit ist wie ein Residuum feudalen Lebensstils in bürgerlichen Zeiten und als solche in gleicher Weise hoch angesehen wie verachtet – natürlich hat sie auch ein utopisches Moment. Dieses legitimiert sich nun auf sozialer Ebene, indem es sich zur Gewohnheit

gemacht hat, ein anderes, am gesellschaftlich anderen Ende angesiedeltes nichtbürgerliches Milieu, die Boheme oder die Politik oder auch das Asoziale, von Zeit zu Zeit zu integrieren und als Quelle von Wahrhaftigkeit zu romantisieren. Dies ist der genealogische Ursprung des oben beschriebenen Legitimitätstauschs: ein Tauschgeschäft von zwei nur unvollständig legitimen, aber entgegengesetzten Praktiken, nämlich restfeudal-nichtbürgerlich und radikal-antibürgerlich. Dieses soziale Umfeld, mit dem die ästhetische Praxis und das ästhetische Milieu sich umgibt, ist aber eben kein abgegrenztes Außen, sondern eine fluide Umgebung, eine symbiotische Nährlösung, ein Netz, das Schnittmengen und Überschneidungen bildet, während die Realität im System der Kunst ontologisch tatsächlich ein Außen darstellt.

Die beiden antibürgerlichen Orientierungen unterscheiden sich in einem entscheidenden Punkt. Zumindest klassischerweise begehrt der Bürger das Leben des Aristokraten und verachtet das des asozialen Bohemiens. Auch für das jeweilige Verhältnis zum jeweiligen Außen ist die soziale Bedeutung derjenigen wichtig, die zu Kunst erklären können. Die selbstständigen Kuratoren, Künstlerinnen und Galeristen, die ex nihilo in priesterlicher Machtfülle legitimieren können, müssen sich – im Gegensatz zu bestellten Verantwortlichen staatlicher Institutionen und documenten – weniger durch inhaltliche Erfolge, Quoten, Resonanz rechtfertigen als eben durch unbegründbare Akte. Diese ähneln ästhetisch sowohl den prä- oder extrademokratischen Anmaßungen der Aristokratie als auch den Widerstandsgesten der Lumpenaristokratie der Boheme. Zugleich werden beide von der bürgerlichen Mitte des Kunstsystems begehrt. Beide begründen das unbezahlbare Außen der stets mit schlechtem Gewissen zahlenden bürgerlichen Subjektivität, beide sind Quellen der Preislosigkeit. Die politisch-utopische, anti-ökonomische Radikalität (die Tradition der Boheme) und die ästhetisch begründete, aristokratische Gebrauchswertverweigerung (das feudale Ideal des Bürgers) verlieren in der bürgerlichen Kultur ihren eigenen Antagonismus und werden als je passende Außenwelten von den sich in unterschiedliche Richtungen innerhalb des sozialen Gefüges beweglichen Fraktionen definiert. Als neuer Feind des Bürgers kommt das neue Geld hinzu. Sein Problem ist nicht, dass es seinen Besitzer am Sinn für die Kunst gebricht. Sie halten sich nur nicht an die Spielregeln; denn sie haben kein Gewissen, weil entweder sie oder ihr Geld zu jung ist. Für sie ist daher nicht die Negation des Innenraums, das Hereintragen von Objekten von außen attraktiv, denn sie selbst kommen von außen. Vielmehr sind es von den Tauschvorgängen abgelöste, fetischisierte Wert-Merkmale, die sie begeistern. Früher das sprichwörtlich glänzende Ornament, das irgendwann als Rest des Imports üppiger und sexualisierter Sinnlichkeit übrig geblieben war, heute eine Fülle von Ornament- und Pracht-Äquivalenten, die natürlich auch gerade aus Trash-Fetischen bestehen dürfen.

Nur ein Spiel Im Verlauf dieser Tauschvorgänge sind gewisse Begleitgeräusche unvermeidlich. Stets muss jemand schreien, das soll noch Kunst sein, stets muss jemand eine Norm, was Kunst sei, hochhalten. Stets stehen sich dabei Anhänger formaler und Anhänger inhaltlicher Bestimmungen gegenüber. Stets wurde ein Ausgleich dadurch erzielt, dass sich immanente und transzendente, esoterische und exoterische Phasen abwechseln. Man könnte meinen, dies Geräusch nehme ab. Doch muss man die Ohren nicht allzu sehr spitzen, um immer wieder die Gesänge klassisch-antimoderner Ressentiments, den vermeintlich aufklärerischen Kitsch von des Kaisers neuen Kleidern zu hören. Gerade jetzt, wo »Kunst« wegen veränderter technologischer Stände ebenso wie eines sich von den kritischen und reflexiven Diskursen der Intellektuellen zunehmend abkoppelnden Marktes neu ausgehandelt wird,

wird mit bewunderungswürdiger Vorhersehbarkeit immer auch wieder und zuerst gutes altes antimodernes Ressentiment laut.

Im Rückblick beschriebene Strukturen erscheinen leicht als immer schon abgekartete Spiele. Dieser Eindruck trügt. Diese Kämpfe um Inklusion und Exklusion, auch die Arbeit an ästhetischen Symptomen und ihre Ergebnisse waren nie von vornherein entschieden – so wie es eine rückblickende Teleologie und Geschichtsphilosophie behaupten könnte. Auch ihre nun im Rückblick wie natürlich wirkende Grenze, die bürgerliche Gesellschaft, war nicht immer als Grenze ausgemacht, »Künstler (waren) auf den Barrikaden« (Ludwig Rubiner). Bedeutende gesellschaftliche Entwicklungen, deren Ausgang nicht immer von vornherein so klar war, wie er sich retrospektiv darbietet, sind an diesen Tauschvorgängen beteiligt gewesen. Der Kampf darum, wer oder was wann und wo eingeschlossen wurde und wer nicht, ist nicht unblutig abgegangen. Es war nicht unwichtig, welche Legitimierungen wann und wo funktioniert haben und wann und wo nicht. Die formale und distanzierte Beschreibung ist nur nötig geworden, um in den Blick zu bekommen, was heute anders oder neu sein könnte. Aber, daher dieser Einschub: ich glaube generell, dass es sich lohnt, dieses Spiel zu spielen. Oder anders: dass es sich nicht lohnen könnte, liegt nicht daran, dass es ein Spiel ist – sondern dass man schlechte Karten hat.

Das technologisch-visuelle Außen der Kunst Nun gibt es heute noch ein weiteres, ein zweites Außen, keine soziale Realität oder andere Welt, sondern eine konkurrente Praxisform. Dieses neue Außen sind neue, digitale Bild- und Medientechnologien. Nicht ein unerreichbares wahres Leben oder verbotene, ausgeschlossene Lebensformen, sondern ein anderer Weg, Bilder zu gewinnen, der mit dem Spiel der Kunst nichts zu tun haben will und sie oft zu ersetzen scheint, macht dieses neue Außen aus. Denn es bietet, von neuen Bildtechnologien gestützt, naturalistische, visuelle Evidenz; Bilder, die viel wirklicher sind als die Wirklichkeit. Aber es bietet auch die unfassbarsten Phantasiewelten und outriertesten Imaginationsräume. Und es braucht dafür als sozio-kulturellen Rahmen nicht das komplizierte, hochdifferenzierte Spiel der Kunst, sondern kommt mit dem kapitalistischen Egalitarismus der Massenkultur aus. Diese industrielle Praxis wird zwar als Konkurrenz empfunden, vor allem aber bildet sie selber ein Außen der Kunst, mit dem sie umgeht wie den anderen Außen: erschrocken, ängstlich und begehrlich.

Im Gegensatz zur Kunst fungiert die Vertretung durch die elektronischen Bilderfluten des Alltags nicht durch den Übertritt einer absoluten Grenze zwischen Kunst und Leben, Innen und Außen, sondern ist konstitutiv dadurch bestimmt, dass die Grenze zwischen Darstellung und Dargestellten/m ständig überschritten und verwischt wird. Das Verhältnis der Kunst zu dieser sie umgebenden visuellen Kultur ist als ein Verhältnis überhaupt nur aufrechtzuerhalten, wenn sie die vom früher ja immens wichtigen Kriterium der visuellen Innovation her immer willkürlicher werdende Grenze mit außervisuellen Argumenten verteidigt. Denn technisch und formal lassen sich die im Innenraum der Kunst produzierten Bilder von diesem Außenraum nicht prinzipiell unterscheiden, nur in ihrem Anspruch auf eine besondere Aufmerksamkeit und einen symbolisch-rituellen Rahmen.

Nun ist es aber nicht so sehr das Problem, wie man technischmateriell einen Unterschied zwischen Kunst und Nichtkunst aufrechterhalten kann. Dass Bilder innerhalb und außerhalb in gleichem Sinne identisch sein können wie vorher schon Readymades, deutet lediglich eine Umkehrung der Richtung an: War es früher ausschließlich eine attraktive Strategie, eindeutig als nichtzugehörig erkennbare Objekte in den Kunstinnenraum zu introjizieren, so kann es jetzt auch darum gehen, dass der Innenraum sich mit dem Problem herumschlagen muss, dass draußen dasselbe passiert wie drinnen – zumindest wenn man klassische ästhetische Parameter anlegt: Reichtum der Entscheidungen, Avanciertheit, Komplexität. Zudem holt sich der Innenraum Kompetenzbeweise aus dem Außen, wenn es etwa höchste Ehre für Kunstfotografen ist, in Modemagazinen zu publizieren und für Werbeagenturen zu produzieren. Kunst will zwar immer noch nicht Werbung sein, aber sie holt sich hin und wieder von der Werbung altmodische Kompetenz-Beweise für das Handwerk der Kommunikation.

Gemeinsam mit dem vorhin eingeführten neuen Leben als Außen, den Investments in Zukunft als ideologisches Leitmotiv bilden die neuen visuellen Technologien einen Komplex des Kommenden, der Tendenz, der aus sich heraus im Recht zu sein scheint. Dieser Komplex, so kommt es einem vor, braucht die Kunst weniger als die Kunst ihn braucht. Das Neue ist schon angekommen, die ganze Gesellschaft ist schon futuristisch geworden. Auch aus diesem Grunde ist das öffentliche Interesse an der Kunst/Nichtkunst-Unterscheidung stark gesunken. Zugleich eröffnet sich aber eine ganz andere Möglichkeit, auf die Mittel der Kunst zu achten. Sie sind eben keine reinen Mittel mehr, sondern sie sind mit einer bestimmten externen Praxis von Kulturindustrie und Bilderpolitik verbunden oder nicht verbunden. Sie können als Mittel, nicht mehr nur als Gegenstand importiert, infrage gestellt, begehrt, überhöht etc. werden.

Ästhetischer Status und Aufmerksamkeit Der im Zuge der Legitimitätstauschvorgänge und von Institutionen und Charisma-Trägern ermittelte Status einer Äußerung als Kunstwerk garantiert dieser eine besondere Form von Aufmerksamkeit. Die ist immer sehr viel höher als die, die man der Urheberin, ihren Themen und Gestaltungsvorschlägen unter »normalen« Umständen schenken würde. Es ist interessant, dass im Zusammenhang mit Aufmerksamkeit immer vom Schenken die Rede war, in letzter Zeit aber von der »Ressource Aufmerksamkeit« oder der »Ökonomie der Aufmerksamkeit« gesprochen wird. Es geht aber bei dem vom Kunstanspruch immer noch erfolgreich eingeklagten Aufmerksamkeitsplus nicht nur um ein Mehr an Aufmerksamkeit, es geht auch und gerade um die Unterbrechung des üblichen Aufmerksamkeitsmanagements der Einzelnen – es geht um die nur dem entbotene Aufmerksamkeit, der einem nichts andrehen will, nichts verkaufen. Während andere Künste als die Bildende Kunst viel enger an die Warenästhetik gebunden sind (Tonträger, DVDs etc.) oder unmittelbar befriedigen müssen (Live-Auftritte, performative Künste), hat die Bildende Kunst den Vorteil, dass ihre Objekte in der Regel rezipiert werden können, ohne gekauft werden zu müssen. Sie können so leichter solche Momente des Nichtverkaufens herstellen. Erkauft ist dieses Privileg mit dem potenziellen Verschwinden des Werkes aus der öffentlichen Verfügung, was bei reproduzierten und reproduzierbaren Objekten nicht so leicht passiert.

Im Aufmerksamkeitsmanagement arbeitet Kunst oder das unter Kunstanspruch Auftretende also mit derselben Struktur wie bei der Wertermittlung: So wie es etwas ist, das man nicht kaufen kann, aber trotzdem kaufen kann, ist es etwas, das einem nichts mitteilen will und von dem man sich daher gerne etwas mitteilen lässt.

Die Einzelnen lernen unter den Imperativen des postfordistischen Kapitalismus zunehmend auch mit ihrer Aufmerksamkeit ökonomisch umzugehen: Was bringt mir das, entweder, mich so lange damit aufzuhalten, oder aber, was bringt es mir, für etwas in einen anderen Aufnahmemodus, etwa einen feierlichen oder emotionalen, zu schalten, nützt es mir in weiterem Sinne und paradox formuliert, mich dafür zu verschwenden, zu binden (was mit emotionaler Anteilnahme ja immer verknüpft ist und wogegen sich zu wehren ja jeder professionelle Medien-User gelernt hat)? Was nützt es vor allem mir, der ich doch gelernt habe, mich in all meinem Tun möglichst autonom zu fühlen, die Unterwerfung unter dieses doch offenkundig auf auktorialer Willkür basierende Regime der Kunst?

Aufmerksamkeit für schwache Stimmen – Ego und Engagement

Kunst arbeitet mit dem Grad an Vermitteltheit des Vorteils, den ich durch meine Aufmerksamkeit zu erzielen verlange, den ich – als hier maximal »egoistisch« und »ungeduldig« gedachter Konsument – gerade noch akzeptieren kann. Den versucht sie idealiter hochzutreiben und so das Kalkül ökonomischen Ego-Managements zu unterlaufen. Unter dem Begriff Kunst, das weiß ich, bekomme ich nichts, was mir einen direkten Vorteil bietet, und wenn, dann in dem vagen Bereich des Emotionalen, Ambivalenten, dem direkte Übersetzung und Umsetzung weit mehr widerstrebt als andere kulturelle Medienangebote in ihrer zunehmenden Tendenz, ihre Funktion gleich mitzubenennen. Zwar bietet Kunst Prestige, aber eines, das nur mittelbar sich in Vorteile übersetzen lässt. Diese anderen sozialen Relais-Stationen müssen in der Nähe sein, wenn das klappen soll: Talk-Möglichkeiten, Fashion-Zeige-Gelegenheit, Sozialisierungsraum. Abgesehen davon ist Kunst der einzige gesellschaftlich garantierte Bereich, in dem ich noch bereit bin, mir das anzuhören, dessen Stimme normalerweise zu schwach ist und die Filter meines Ego-Managements nicht passiert. Und es geht darum, diesen zu vergrößern und seine Resonanz zu verstärken. Dieser Bereich für schwache Stimmen ist ein Erbe früherer Herrschaftsformen: der besondere Bereich, an dem die allgemeine Logik einer Gesellschaftsform nicht gilt (Narrenfreiheit). Nicht einmal die ökonomische gilt in derselben Weise. Darin ist die Kunst sozusagen prädestiniert, alternative politische Forschung zu betreiben und öffentlich zu machen – und das ist sie – wieder einmal: paradoxerweise – genau deswegen, weil es die Willkür der Herrschaft ihr gestattet. Die Spur des Willkürlichen und der speziell »gute« Effekt, den sein Regime hier hat, prägt hintergründig weite Teile des Feldes der Kunst.

Hier greift wieder die Doppelzange aus feudaler und anarchistischer Nichtbürgerlichkeit. Unter den Akteuren, die in der Lage sind, etwas zur Kunst zu erklären, ist derjenige Teil, der eher institutionell ermächtigt ist und demokratisch verfasst und legitimiert, meist gut sozialdemokratisch am technologisch-futurischen Leben als Außen interessiert. Er muss an die Zukunft denken und ist von Nützlichkeitserwägungen geprägt. Während am politischen Außen und dessen oft aggressiven Selbstermächtigungsversuchen qua Kunst eher der willkürlich-charismatische und strukturell undemokratische Priesterkurator und Galeristenspekulant interessiert ist. Sein performativer Akt ex nihilo, etwas zu Kunst und zu guter Kunst zu erklären, ist dem notwendig revoltehaften Charakter des politischen Außen der Kunst und seiner Vertretung strukturell-psychologisch näher. Das institutionelle Agieren, das an Rechtfertigungen über eine auf Zukunft und Entwicklung verpflichtete Rhetorik politischer Vernunft gewöhnt ist, fühlt sich beim Legitimationsaustausch mit dem Neuen und dem technisch Neuen wohler. Die radikale Linke konnte daher in der Kunst oft besser mit einer patriarchalen Rechten als mit einer progressiven Sozialdemokratie auskommen.

Gleichwohl ist auch ein Tausch dieser Präferenzen unter den unterschiedlichen Typen der Funktionäre und Institutionen möglich, die nur ihren jeweiligen präferierten Typus des Handelns (allein, autoritär, charismatisch oder institutionell, politisch, bürokratisch) jeweils mit den strukturell notwendigen Versäumnissen des anderen rechtfertigen.

Die politische Ermächtigung einer außen stehenden Aktivität, Gruppe oder Person durch Institutionen oder Personen aus dem Inneren des Kunstraums kann sehr unterschiedlich ausfallen. Es kann sich um eine von innen aus vorgenommene »koloniale« Zuschreibung oder Projektion handeln. Oder die Selbstermächtigung hat außen begonnen und Terrain reklamiert und zwingt so den Innenraum zu reagieren, wenn er nicht dieses Terrain verlieren will. Es geht beim Legitimitätstausch nicht ausschließlich um Vorgänge gegenseitiger Instrumentalisierung. Das Handeln der Betreffenden kann sich nicht nur auf diesen Aspekt richten, selbst wenn sie ausschließlich strategisch denken würden. Es liegt in ihrem Interesse, das System und seinen ästhetischen Alltag zu erhalten, also das, was ich als die lange Arbeit an den Symptomen des Einschlusses beschrieben habe, zu ermöglichen.

Ermächtigung: Ethik versus Ästhetik Das Konzept von Kunst als Ort politischer Ermächtigung und Selbstermächtigung hat natürlich generell einige Schwächen: Zum einen steht eine Begründung dafür aus, warum und welche schwachen Stimmen gehört werden müssen. Diese Begründung ist vielleicht möglich, lässt sich aber nicht künstlerisch herleiten. Es müsste sozusagen im künstlerischen Feld per nichtkünstlerische Argumentation geklärt werden, wer Rederecht hat. Das läuft meistens darauf hinaus, dass nur eine Kombination des außerkünstlerisch politischen mit einem innerkünstlerischen Attraktivitätsargument obsiegen kann. Zum anderen müsste geklärt werden, welches Verhältnis die ästhetische Arbeit, jene Bearbeitung der Symptome der Inklusion, dabei für eine Rolle spielt. Nicht nur wer soll sprechen, also, sondern auch wie soll das Kunst sein? Drittens aber, wie kann ein solches Sprechen tatsächlich ein politisch anderes Sprechen sein, wenn es doch nur wieder systemimmanent als Funktionsträger des Unbezahlbaren und Preislosen auftritt, das sodann einen Preis erhalten wird?

Neue Machtverhältnisse Diesen nicht neuen Einwänden muss sich heute ein weiterer hinzugesellen: Wenn Macht früher über ein Spiel des Unterbindens und Zulassens codiert war, so scheint es heute – nicht total und überall – zunehmend einen Typus von Macht zu geben, der nur ermöglicht und das Ermöglichte – für sich – produktiv macht.

Diese postbürgerliche Macht bringt nicht mehr die kulturellen Traditionen der herrschenden Klassen, noch weniger die ihrer glanzvoll-charismatischen, feudalen Vorgänger zum Ausdruck, sondern die Interessen einer – von oben – kämpfenden Klasse ohne inneren kulturellen Zusammenhang. Diese von Fall zu Fall und ohne kulturelles Konzept mal repressive, dann adaptive Herrschaftsform produziert einen äußerlich kontingenten, aber strukturell durchökonomisierten öffentlichen Raum. Dessen Anarchie nimmt dem alten bürgerlichen Angebot des Sonderfalls Kunst die Brisanz und die Relevanz, da tendenziell überall vorübergehend Regeln außer Kraft gesetzt werden, die gleichwohl auch überall umso stärker wieder greifen, wenn es nötig ist. Dass man mit Souverän-Nachfolgern und Institutionen Legitimitätstauschbörsen ausrichtet, wird noch einmal schaler, wenn ein neuer Typus Macht im Prinzip bereit ist, alle möglichen Nischen und Schutzräume einzurichten, die funktionieren wie Kunst im Unterschied zu Nichtkunst, den aber gleichzeitig – qua Inflation der Ausnahmen – ihre Macht über die Aufmerksamkeitsressourcen beschneidet und darüber hinaus auch deren Arbeit notwendig durchökonomisiert.

Ästhetische Gerechtigkeit durch formale Strenge Nun, ein Vorschlag einer verbindenden Antwort auf all diese Probleme wäre: Es soll sprechen, wer aus politischen – also außerkünstlerischen – Gründen sprechen soll. Damit ist nicht notwendig eine Person gemeint, ebenso ein Anliegen, ein Thema, ein Bezirk der Welt oder des Geistes. Die Form des Sprechens, die ästhetische Arbeit also, hat aber die Aufgabe, dieses politisch Begründete auf seinem Wege zur Umformung in Bezahlbares so zu begleiten, dass ästhetisch eine Uneinholbarkeit erzeugt wird: Uneinholbarkeit durch die übliche Kommunikationskultur mit ihren Themenkonjunkturen. Das heißt, sie soll vertreten, bearbeiten, aber weder als Kompensation für anderweitig verweigerten Einfluss noch als Ersatz für Kommunikation oder Repräsentanz – obwohl das natürlich ein Gegenstand sein kann, nicht aber das Ergebnis der Bearbeitung. Diese muss zwar über das Zugestandene oder nicht einmal mehr Zugestandene hinaus mit ästhetischen Mittel dafür sorgen, dass dem Thema, der Stimme, der Position zumindest punktuell Gerechtigkeit widerfährt – aber in einem anderen Modus, nicht in bloßer Kompensation politischer Ungerechtigkeit. Die formale Darstellung muss dabei in Negation der sie legitimierenden Willkür aus der Strenge selbst gegebener Formgesetze operieren und darstellen. Diese ästhetische Gerechtigkeit ist weder eine Übersetzung oder Heroisierung, sondern einfach die genauest mögliche Anwendung formal begründeter Verfahren auf einen nicht formal begründbaren Sachverhalt. Dabei ist es dann paradoxerweise auch und gerade ästhetisch gerecht, wenn eine politische Eindeutigkeit sich in eine schillernde Ambivalenz verwandelt.

Die Verfahren müssen noch aus einem anderen Grunde formal begründet sein. Die formale Ästhetik ist in der bürgerlichen Idee von Kunst an der Lösung eines Problems beteiligt. Sie hilft das Verhältnis der Einzelnen zur Außenwelt zu stabilisieren und dennoch individuell zu halten. Es gibt ein grundsätzliches Verfahren – schön finden, ästhetische Erfahrungen machen –, um dieses Verhältnis in der ganzen bürgerlichen Welt, die viel größer als die gleichnamige Klasse ist, zu regeln. Was ich aber schön finde, regele ich individuell. In einer zugleich antibürgerlichen und postbürgerlichen Situation, in der sich avancierte Kunst heute befindet, gibt es ein ganz anderes

Problem zu lösen. Die Sichtbarkeit der verstreuten und instabilen Individualitäten in einem riesigen Außen ohne Zentrum bzw. im Verhältnis zu einem zerfallenden Zentrum. Hier kann es nicht mehr ein Allgemeines Verfahren geben, von dem es dann individuelle Fälle gibt. Hier muss es individuelle, formale, nur immanent erklärte Verfahren geben, an denen ein Allgemeines erkennbar wird: politische Forderungen, Aufmerksamkeitsrechte jenseits von Repräsentation, Lesbarkeit und Kompensation.

In der klassischen Ästhetik gilt es als gelungen, wenn die formalen Verfahren und der Gegenstand einander entsprechen. In der heutigen Situation müssen sie einander fremd sein. Sie müssen z. B. in hohem Maße drastisch, sichtbar, aber unverständlich sein, oder transparent, aber auf nichts. Dennoch muss dieses Missverhältnis aus dem grundsätzlichen Missverhältnis zwischen einer künstlerischen Vorgehensweise im starken Sinne und einem aus ganz anderen Gründen behandelten Gegenstand erkennbar hervorgehen. Diese Kunst kann gegenüber ihrem Gegenstand nur ästhetisch »gerecht« sein, wenn sie nicht verhehlt, ihm fremd zu sein.

Es gibt die bürgerliche Kultur nicht mehr, die sich konstitutiv das Paradox von der köstlichen Ware, die man nicht kaufen konnte, vorspielen musste. Es gibt aber auch die Kunst nicht mehr, die im Stile eines politischen Subjekts sich an die Spitze gesellschaftlicher und technischer Repräsentationsverfahren setzen konnte und von da aus lukrative Tauschgeschäfte mit dem Rest der Welt initiieren konnte.

Heute ist viel gewonnen, wenn ein um ein oder mehrere Außen konstruierter Kunstbegriff eine Praxis leiten oder Orientierung bieten könnte, die sich den Zweifrontenkrieg leistet, einerseits die der Kunst technisch weit überlegene und oft auch an Sophistication gleichrangige Kommunikations- und Werbekultur zu kritisieren und andererseits den auf Legitimationsdiskurse pfeifenden Kunstmarkt zu attackieren. Dieser

Angriff kann nicht im Namen protestantischer Moral erfolgen, sondern im Namen der – politischen – Gegenstände, denen Kunst zwar nicht ähnlich oder angemessen sein kann, wie es ein naiver Enthusiasmus politischer Kunst einst glaubte, aber denen gegenüber sie in einem erkennbar fremden Sinne ästhetisch gerecht sein kann. Ja, mit denen sie die Notwendigkeit teilt, in jedem Werk aufs Neue die Grundlage des ganzen Projekts erkennbar werden zu lassen. In jeder singulären und individuellen Idiosynkrasie wird das Gemeinsame der radikalen Unterschiedlichkeit klar. So ist der Begriff des Ästhetischen in der bürgerlichen Philosophie einst entworfen worden, von dieser Konstellation aus muss man ihn auch unter den veränderten Bedingungen, im Hinblick auf Unterschiede jenseits der alten individuellen Differenzen, rekonstruieren.

4 Sound | Ideologie | Identität

»Klingeltöne sind kulturell«, sagte gestern eine amerikanische Freundin zu mir. In Los Angeles, wo sie lebe, dienten sie in erster Linie der Angeberei, oft wären sie so dezent, dass man sie überhöre, dann wieder zwar offenkundig und laut, aber nicht um eine musikalische Präferenz auszuplaudern, eine kulturelle Solidarität, sondern eine bestimmte technische Avanciertheit, die eher mit dem Gerät als mit etwaigen kulturellen Bedeutungen des Sounds verbunden sei. Deutsche Klingeltöne hätten bei aller kultureller Selbstmarkierung immer etwas von Weckern, und japanische seien immer hoch und nie beunruhigend, wie dagegen oft die deutschen.

Natürlich sind Klingeltöne eine Sorte Sounds, die im hohen Maße mit dem Selbstbild der sie benutzenden Person verbunden sind, wie sie aber zugleich eine technisch kommunikative Funktion innehaben, die die Geschlossenheit und Integrität der Person gerade nicht respektiert, sondern sie abrupt in eine kommunikative Umgebung stößt und nach außen gerichtete Reaktion erwartet. In gewisser Weise sagen sie: So möchte ich gestört werden, dies ist der spezielle Weg, mich zu stören. Damit werden sie von einem Pol der Selbstbestimmung, des individuellen Geschmacks aus gesteuert, um etwas zu regeln, was am entgegengesetzten Pol geschieht: Fremdbestimmung, Kommunikation und, damit notwendig verbunden, Einschränkung des Selbst.

Ich möchte dieses Paradox in – vielleicht genealogische – Verbindung mit dem allgemeinen Phänomen der Signature Sounds der Pop-Musik bringen, insbesondere mit dem speziellen Unter-Phänomen, das ich in früheren Texten »Totem-

Sounds« genannt habe. Von diesem Begriff ausgehend möchte ich die Frage nach der ideologischen Natur von Klang-Identitäten stellen und mich dabei, wenn auch aus einer gewissen Distanz, auf den Ideologiebegriff von Louis Althusser beziehen.

Signature Sounds sind generell auffällige und meist dem Wiedererkennen eines Künstlers, eines Labels oder eines Stils dienende Klänge – meist jenseits der im engeren Sinne musikalischen Klangbildung. Der Begriff des Totem-Sounds bildet dazu eine Unter-Kategorie und meint ein Phänomen, das man nicht nur vor allem in der Pop-Musik beobachten kann, sondern das für Pop-Musik konstitutiv ist: es geht nicht ohne sie. Dabei handelt es sich um einzelne Sounds und Sound-Effekte in relativ konventionellen musikalischen Umgebungen, die diesen Umgebungen weitgehend äußerlich bleiben. Sie verhalten sich nicht musikalisch zu ihrer Umgebung. Sie sind nicht gestimmt, sie ergänzen nicht einen Akkord, sie sind oft geräuschartig, während ihre Umgebung nach den Gesetzen der Funktionsharmonik gebaut ist. Entweder sind dies einzelne markante technische Effekte oder auch Umweltgeräusche oder – ungewöhnliche, oft technisch neuartig erzeugte – Klangfarben, die für ein ganzes Lied oder einen längeren Teil hörbar bleiben und erkannt werden können. Auch diese Sounds greifen nicht in die musikalische Organisation des Materials ein.

Das Funktionieren dieser Totem-Sounds könnte nur von einem Typus musikalischer Formen gestört werden: demjenigen, der keine Elemente oder Ebenen hat, die sich von selbst verstehen. Mit anderen Worten, von ganz posttraditioneller neuer Musik, die von einem zentralen Ort und einer zentralen künstlerischen Absicht aus geführt wird. Jede, auf welcher Ebene auch immer, konventionelle Musik hat Abläufe, die sich von selbst verstehen, die nicht markiert sind. Nur die hochmodernistische Kunstmusik wollte komplett vermeiden, dass ihre Werke in verschiedene Ontologien, in variable und konstante, selbstverständliche und erklärungsbedürftige Ebenen zerfallen. Es gibt auch Musik, die nur konventionell ist. Hier gibt es auch keine Ebenen, weil alles unmarkiert ist. Das wären Folklore, Schlager und andere komplett festgelegte Genres. Totem-Sounds funktionieren aber nur in einer Musik, die, wie Pop-Musik, aus sowohl unmarkierten, konventionell-musikalischen als auch aus markierten, dem Rest der Musik äußerlichen Teilen besteht.

Warum nun Totem-Sounds? Meine These wäre, dass solche der Musik äußerlichen Soundeffekte es sind, die zu einem großen Teil zu der sozialen Identifikation einer bestimmten Pop-Musik-Richtung beitragen. Sie sind auffällig, aber vorderhand funktions- und bedeutungslos und lassen sich daher leicht mit starken sozialen Bedeutungen durch die Rezipienten versehen. Natürlich bedeuten sie nicht stabil. Sie sind abhängig von Verabredungen, die typisch sind für kleine exklusive, aber eben auch große, tendenziell eher inklusive Gruppen, Subkulturen und Communities. Nicht der Beat entscheidet, sondern mit welchem Sound er geschlagen oder erzeugt wird. Das kleine, aber auffällige Nebengeräusch hat eine wichtigere diskriminierende Rolle als Komposition und Rest des Arrangements. Am Gitarrensound erkenne ich das, von meiner Gruppenidentität her verstanden, Richtige oder Falsche an einer Musik. Wie um ein Totem schart sich die Gruppe um einen Sound, der so zu einem mobilen Totemmodul wird, vielfältig einsetzbar, transportabel und am Ende, nach einer Phase des Erfolges und der Gültigkeit, entwertet und einer unspezifischen Mainstream-Musik überlassen zurückbleibt. Bis sich die Nostalgie-Industrie seiner erbarmt und nach einer gewissen Zeit mit genau diesen, dann meist auch technisch veralteten und daher noch in einem anderen Sinne effektiven Klängen Erinnerungen verkaufen kann. Den Index des eigenen Lebens.

Es ist interessant, sich in diesem Zusammenhang die Verfahrensweisen von zeitgenössischen Vorhaben wie dem »Music Genome Project« anzusehen. Man versucht dort den Usern, die ein Musikstück oder einen Künstler eingeben, andere, ähnliche und möglicherweise deren Geschmack entsprechende Musikstücke vorzuschlagen, die diese wiederum bewerten. Dabei benutzt das Project ebenso wie die User, wenn sie wollen, gewisse Tags, die die angenehmen oder unangenehmen Elemente beschreiben. Dabei ist eine wahnsinnige Dürftigkeit der Benennungen musikalischer Eigenschaften zu beobachten, die komplett nichtssagend irgendetwas mit »interesting« oder »unique« verbinden. Während es für Sounds genaue Namen gibt, meist auf die spezifische Verursachung bezogen oder konventionell festgelegt: »Leslie-Drums«, »Hiccup-Vocals«, »Sägezahn«. Diese sind wie Eigennamen und werden offensichtlich verstanden. Auch Eigennamen haben natürlich keine analytischen Eigenschaften, aber sie sind präzise. Man kann davon ausgehen, dass die Rezeption des größten Teils von Pop-Musik tatsächlich nur »interesting« oder »unique« registriert, aber Sounds individuell wiedererkennt, wie Personen oder markante Orte.

In seiner »Picture Theory« stellt der US-amerikanische Kunsthistoriker W. J. T. Mitchell die jeweiligen Eingangssequenzen aus Panofskys »Ikonologie« und Althussers »Ideologie und ideologische Staatsapparate« einander gegenüber. Sein Erkenntnisziel bei dieser Operation benennt Mitchell als den Versuch, die beiden Theorien miteinander ins Gespräch zu bringen: Kann die Ikonologie die Ideologietheorie bereichern, ihr zeigen, wie sehr sie in Bildern denkt, kann die Ikonologie von der Ideologiekritik als Ideologie kritisiert werden etc.? Mitchell weist auf eine Ähnlichkeit der beiden Positionen hin, beide beginnen mit einer Begrüßungsszene, um ihren theoretischen Gegenstand zu benennen.

Panofsky erzählt, dass er, wenn er auf der Straße von einem Bekannten erkannt werde, dieser den Hut lüpfe und durch eine visuell nicht besonders drastisch das Blickfeld verändernde Maßnahme einen komplexen sozialen Vorgang einleite und auslöse: Erkennen, Anerkennen vs. Nichtgrüßen, Zurückgrüßen etc. Mit minimalen Gesten und Verschiebungen wird im Blickfeld agiert und die wesentlichen Kategorien des Sozialen reproduziert: Identität, Anerkennung, Hierarchie. Althusser erzählt zwei andere Geschichten. Zum einen die vom Freund, der anklopft und auf die Frage »Wer da?« antwortet: »Ich bin's.«

Man kennt die Geschichte heute vom Telefon. Das Zeichen »Ich« ist ein klassisches Beispiel für die Sorte Zeichen, die Roman Jakobson Shifter benannt hat. Ein Shifter kann nur kontextspezifisch etwas bezeichnen. »Ich« ist immer nur der, der sich gerade meint. Es wird in dieser Szene, das ist ihre Pointe, aber so benutzt, als würde es stabil etwas bezeichnen, als könne es seine minimale kontextuelle Voraussetzung, dass nämlich der Sprechende bereits erkannt, bereits begrüßt worden ist, als mobile Eigenschaft mit sich herumschleppen, als könne jemand als immer schon Gegrüßter durch die Welt laufen und »ich« sein. Natürlich wissen wir, dass der so unachtsam mit dem Shifter verfahrende Sprecher sich darauf verlässt, dass sein Gegenüber hinter der Tür im Moment des Aussprechens von »Ich« ihn an der Stimme erkennt. Die Stimme scheint also der Garant für die Stabilität, ja die magische Fähigkeit, die noch zu erfüllenden kontextuellen Gegebenheiten schon in der Gegenwart, sozusagen in Echtzeit zu produzieren.

Die andere Geschichte, die Althusser erzählt, handelt von dem Verkehrsteilnehmer oder auch nur Fußgänger, dem ein Polizist zuruft »He, Sie da!« und der darauf reagiert, der sich angesprochen fühlt, obwohl weder sein Name genannt wird noch eine andere nähere Bestimmung seiner Person erfolgt. In diesen Beispielen beschreibt Althusser das, was er die ideologische Anrufung nennt, im Original »Interpellation«, in Englisch auch »Interpellation«. Das lateinische »interpellatio« ist noch die störende Unterbrechung, »interpellare« heißt jemandem in die Rede fallen. Die französische »Interpellation« meint dagegen die Anfrage, auch im parlamentarischen Sinne. Das seltene, aber durchaus gebräuchliche deutsche Fremdwort Interpellation hat ebenfalls als rein parlamentarischer *terminus technicus* einen Bedeutungswandel durchgemacht: früher meinte es den parlamentarischen Einspruch, also eine Unterbrechung, heute die parlamentarische Anfrage. Also eine die Regierenden womöglich störende, aber offizielle Zwischenfrage, Anfrage. Die deutsche Übersetzung Anrufung enthält zu Recht das unausweichliche und offizielle Element des Telefonklingelns, nämlich des Anrufes, und auch einen Anklang an die Berufung, also die durch eine höhere Stimme zugewiesene Lebensaufgabe. Denn Althusser hält ja diese Szene der Anrufung für die Urszene der Subjektbildung: Das Subjekt als einer höheren Stimme verantwortliche, unterworfene Instanz ist die Voraussetzung für Ideologiebildung und damit für das Funktionieren von Gesellschaften, die darauf aufbauen, dass sich Menschen mit einem ihnen zuwiderlaufenden, nicht ihren Interessen entsprechenden Leben zufriedengeben, ja es ausdrücklich wünschen und das Gefühl haben, es selber gewählt zu haben.

Nun hat Mitchell die beiden Szenen verglichen, um das Bild und die Subjektivität, hier die visuellen Regimes und dort die psychologisch-subjektivierenden Sprechakte und Einschreibungen, einander gegenüberzustellen. Er will wissen, ob es eine Kritik der Ideologie geben kann, die von beiden Fragestellungen lernen kann. Was Mitchell, der ja dafür berühmt geworden ist, einen *pictorial turn* gegen den *linguistic turn* proklamiert zu haben, vor lauter Gegenüberstellung von Text und Bild interessanterweise entgangen ist, ist, dass Althussers Ideologietheorie ausschließlich mit Beispielen arbeitet, bei der das Subjekt über akustische Interpellationen konstituiert wird, während die Panofsky-Beispiele, wie von ihm ja auch betont, im Gesichtsfeld der Akteure sich abspielen. Also neben dem Bild/Text-Gegensatz, der vielleicht metatheoretisch interessant bleibt, gibt es einen anderen, der primärer und medientheoretischer angesehen werden kann und der sich unter anderem auf den auch nicht ganz neuen Topos des Ohrs als Organ der Einflüsterung, der Ideologisierung bezieht. Diese Rolle hat das Ohr ja schon seit den antiken Sirenen, bleibt aber hier offensichtlich ohne jede medien- und wahrnehmungstheoretische, ja ohne Konsequenz auf die körperliche Dimension des Ideologischen. Was umso mehr erstaunt, als Althusser ja durchaus an einer Idee der Inkorporierung des Ideologischen im Subjekt gelegen war.

Lassen wir Althusser also erst mal beiseite, aber übernehmen wir die Interpellation oder Anrufung und die zu ihr gehörige Szene: »He, Sie da!« – »Wer da?« »Ich bin's.« Das Subjekt, das sich für »Ich« hält und das auf »He, Sie« reagiert, ist vollständig formiert. Es hat das ursprünglich reine Shifter-Zeichen als Eigenname akzeptiert. Dagegen gilt als primitiv und kindisch, von sich selbst in der dritten Person und mit dem Eigennamen zu reden. Vielleicht ist es auch nicht einmal wirklich angemessen, Althusser darin zu folgen, dass diese Szene und die in ihr initiierte Fähigkeit »Subjektbildung« genannt werden muss. Aber was sich in ihr abspielt, ist dem entscheidenden Moment von Ideologie sehr ähnlich. Man hält für selbst gemacht und frei entschieden, ja für gewollt, was man sowieso tut oder tun muss. Das »Ich«, das man für sein eigen hält, obwohl es eine Funktion ist, eilt den zu erwartenden Befehlen voraus.

Von Donald Duck wissen wir, dass er auf das Klingeln seines Weckers mit den Worten reagiert: »Wer bin ich? Wo bin ich? Welcher Tag ist heute?« Das träumende, instabile Subjekt wird von dem störend unterbrechenden Klang zur Ordnung gerufen. Es stellt als Erstes klar, dass es wieder die Ich-Funktion repariert, danach werden die Raum- und Zeit-Koordinaten wiederhergestellt. Jetzt kann es an die Kommandozentrale durchgeben, dass alle drei Apriori laufen. Eine Anrufung, die Ich und Sie benannte, war gar nicht nötig, oder anders gesagt: deren Wirkungen konnten vorausgesetzt werden, Donald Duck können wir uns als vollständig subjektiviert vorstellen. Es reichte ein schriller Laut, und er rekapituliert die fürs Uploaden der Subjektivität wichtigen Fragen: wer, wo, wann?

Es ist also kein Wort mit einer Bedeutung nötig, das man durch das Anwerfen der eigenen Subjektivität mit Bedeutung zu versehen hätte, es reicht ein Laut. Der noch relativ nachvollziehbare Akt, aus einem Shifter einen Namen zu machen, nämlich mit dem »Ich«, das auf so viele zutreffen kann, mich zu meinen, und das »Sie«, das jeden anderen auf dem Boulevard genauso meinen könnte, auf mich zu beziehen, bleibt eine Urszene. Im Alltag genügt ein interpellativer Sound, der uns aus unseren Träumen reißt. In der Regel will er zwei Dinge von uns, dass wir aufstehen und arbeiten gehen oder uns anderweitig vergesellschaften oder dass wir das Schweigen brechen und reden, kommunizieren, also schon wieder, dass wir uns vergesellschaften.

Das Problem des interpellierenden störenden, anrufenden Lautes ist aber, dass genau das, was uns träumen, schweifen und kosmische Gefühle entwickeln lässt, auch aus Tönen besteht und sich desselben Organes bedient wie der Wecker und der Polizist. Das ist heute insofern bedeutsam, als eine kulturelle Entwicklung und ein künstlerischer Enthusiasmus zu beobachten sind, die im Sound eine sinnliche Praxis vermuten, die aus einer mit toten Bildern zugestellten totalen Kulturindustrialisierung hinausführt. Auch wenn niemand so naiv ist, diese Kulturindustrialisierung auf die feuilletonistische Rede von der »Bilderflut« zu reduzieren, ist doch die Idealisierung der indexikalen Sinnlichkeit von Sound einerseits, seiner ozeanisch erhabenen Bilderlosigkeit andererseits oft taub gegen die ideologische Seite seiner Imprägnierungen. (Dass meinen Signature Sound gefunden und benannt zu haben, nicht nur einen ideologischen, sondern auch einen ermächtigenden Moment hat, soll unbestritten bleiben. Aber auch die Selbstverständlichkeit, mit der in unseren kulturwissenschaftlichen Kreisen Ermächtigung als Ultima Ratio unkritisch durchgewunken wird, verdient ein Fragezeichen: Ermächtigung zu was?)

In der Pop-Musik ist die vorhin beschriebene Konstellation mit einem konstanten, meist traditionellen Klangbild auf der einen Seite und einzelnen meist äußerlichen Totem-Sounds auf der anderen scheinbar schon zu einer stabilen kulturellen Form geworden. Die Totem-Sounds bilden die Punkte interpellierender Ideologisierung, der Fluss traditioneller Klanglichkeit, den Ort des Traumes, der Reverie, der A-Subjektivität. Das würde heißen, dass die totemistische Identifikation, die in der Pop-Musik über die Signature Sounds verläuft, immer eine ideologische und in letzter Instanz unterwerfende Identifikation sei, auf deren anderer Seite der traditionell musikalische Fluss einen Fluchtweg bildet. Eine ästhetische Rechtfertigung der Pop-Musik hingegen könnte in einer Beschreibung liegen, die ihr zugutehält, diese beiden Elemente nebeneinander und zuweilen recht unverbunden nebeneinander stehen zu lassen oder gar aufeinanderprallen zu lassen.

Klingt logisch, ist aber auch immer noch ein bisschen falsch, meine ich. Denn Althusser hat zwar recht, dass das Interpellierende stets zu einer Art Unterwerfung, Fixierung, ja Gestaltung und am Ende Subjektivierung eines vorher sozusagen nicht formatierten psychisch mentalen Materials führe, aber er hat unrecht, wenn er diesen Prozess grundsätzlich als Effekt von Machtverhältnissen beschreibt. Gestaltung und Formatierung von Subjektivität denkt er grundsätzlich als Entmachtung und Verlust. Was ja einen früheren Zustand impliziert. Althussers formatierende Subjektivierung war zwar als eine subjektkritische Beschreibung ein notwendiges Korrektiv zu einem subjektoptimistischen Altmarxismus. Aber als totalisierte Subjektfeindlichkeit, in ihrer restlosen Identifikation von Subjektivität mit Unterworfenheit unter kapitalistische Konditionen und Ideologiebildung, tendieren er und vor allem seine Schüler auch dazu, das subjektkritische Kind mit dem strukturalistischen Bade auszuschütten. Heute erweist sich ja gerade oft die der Anrufung gegenüber taube »Frechheit« der »schlechten Subjekte«, wie Althusser sie nennt, nicht mehr als Ressource von Widerstand, sondern als eine der Ursachen der Unmöglichkeit, Gegenpositionen zu entwickeln. Die oft in der strukturalistischen Linken idealisierten »schlechten Subjekte« sind natürlich unpolitisch geworden. Ihr Widerstand gegen die Subjektivierung hat einen politischen Effekt nur solange, wie es einen politischen Widerstand als Kontext gibt.

Zurück zu einem durch ältere kritisch-dialektische Position ergänzten Althusser: Drehen wir also die Pop-Musik-Formel um. Nicht die traditionelle Musikalität, die Songform, A-A-B-A, Funktionsharmonik etc. stellen den ideologiefrei träumenden Teil der Pop-Musik dar. Vielmehr träumt dieser Teil zwar, aber eben nicht asubjektiv, sondern – und hier wechseln wir das terminologische Register zu einer altemanzipatorischen Sprache – unbewusst, ohne Bewusstsein, ohne Erkenntnis seiner historischen Lage und so auch wieder asubjektiv, aber in einem schlechten Sinne. Was hier geträumt wird, ist eine Art unmarkierter reiner Traum konventioneller Bewegung und Pflanzlichkeit, den die funktionsharmonisch traditionelle und meist auch sehr einfache Musik organisch vor sich her treibt.

Die Totem-Sounds dienen tatsächlich auch in diesem Bild dem Aufwecken: nur nicht indem sie uns zur Arbeit schicken, uns funktionsfähig machen, sondern uns wach im Sinne von kritikfähig machen und uns aus dem falschen Traum erwecken, in dem wir unmündig und unemanzipiert sind. Traum und Wachsein sind – wie wir sehen – in zwei gegensätzlichen, aber dennoch linken Erzählungen, der subjektkritischen, strukturalistischen Erzählung Althussers und der emanzipatorischen, geschichtsoptimistischen Erzählung der Aufklärung, unterschiedlich bewertete Zustände. In ihrer Gegenüberstellung von im guten Sinne träumend (sich der Verwertung als schlechtes Subjekt entziehend im Sinne Althussers) und im schlechten Sinne wach (ideologisiert und funktionsfähig) oder im schlechten Sinne träumend (unaufgeklärt dämmernd) und im guten Sinne wach (emanzipiert und in der Lage, sich die Welt anzueignen) enthält die Pop-Musik in ihrer zweiteiligen Form beide Deutungsmöglichkeiten, beide Perspektiven und schillert tatsächlich zwischen ihnen. Es gibt beide Rollenverteilungen, und sie können sich auch noch mal im einzelnen Song verschieben.

Nun ist aber die Entwicklung der Pop-Musik und der Soundkultur selbst in den letzten zwei Jahrzehnten von zweierlei Makroentwicklungen geprägt: erstens ist der isolierte Sound in die Welt getragen worden, der im guten wie im schlechten Sinne weckende, zur Kollektivität wie zur Anpassung. Dieser störende, interpellierende Sound ist überall. Nicht nur rufen Beeper, Handys, Armbanduhren, Fahrstuhlanzeiger, Sicherheitsgurte, Küchengeräte, TV- und Radiojingles und Soundlogos uns ständig etwas zu – und zwar stets etwas Bestimmtes, was durch Direktheit und Unmittelbarkeit besonders nervt. Entscheidend ist aber, dass im Verhältnis zu der diesen Sounds geschenkten Aufmerksamkeit und deren Funktionen us der Rest unseres Lebens tatsächlich zu einem Traum wird. Unsere andere, unsere subjektivierte Wachheit, unser Funktionieren ist der eigentliche Traum. Aus ihm werden wir aber weder zur politisch emanzipierten noch zur stumpf angepassten Handlungsfähigkeit geweckt, sondern nur noch zu einer spezialisierten Unterfunktion des Funktionierens: dem Kommunizieren, dem Verwiesenwerden auf unsere Vernetztheit, auf unsere Verabredungen und unsere Verpflichtungen.

Zweitens aber hat sich der isolierte, dem Rest der Musik äußerliche Sound zur Hauptsache entwickelt, zumindest in sogenannter elektronischer Pop-Musik und auch in der Sound-Virtuosität anderer Pop-Musik-Gattungen. Techno war die erste Musik, in der es strukturell nur noch darum ging, auf einen körperlich angemessenen Beat wenn nötig nur noch einen einzigen Totem-Sound zu legen. Der Körper wurde an die Funktionalität, an den Beat oder den Groove übergeben. Der isolierbare Sound, der so viel Bedeutung hatte, an dem die Gruppe und die soziale Identifikation hing, Unterwerfung oder Emanzipation, wurde im Angesicht seiner totalen Dominanz, seines ästhetischen Siegeszuges wieder zugleich leer und ganz voll. Er bedeutete zum einen nur noch den Moment seines Aufscheinens, wurde zum Signifikanten der Präsenz und wurde so nahezu selbstbedeutend, zum Eigennamen des aktuellen Moments. Zum anderen wurde er zum für alles geeigneten Zeichen, das außerhalb eines bestimmten Rave-Kontexts für jede denkbare Bedeutung eingesetzt werden konnte. Er hatte die Allgemeinheit von Körperlichkeit an sich.

Im Rest der Musik war indes auch keine Gelegenheit zum Träumen mehr, weder im guten noch im schlechten Sinne. Die Körperlichkeit der Musik universalisierte die totale Wachheit oder die totale Unterwerfung. In der sogenannten elektronischen, digitalen Musik nach Techno wurden die beiden Seiten des Pop-Songs an unterschiedliche Formate delegiert: Reverie und Ambient hier, Techno und totale Anwesenheit dort. Das Potenzial beider Genres oder auch des ganzen Komplexes bestand darin, dass sie über ihre Hundertprozentigkeit, ihre Totalität in ihr Gegenteil kippen konnten. Und das ist etwas, was ein körperlich nicht beteiligter Hörer (z. B. Kulturkritiker) nie versteht, dass gerade die Totalität der Unterwerfung unter einen Klang und ein Prinzip aus jeder Unterwerfung und aus jeder Fixierung von Klängen zu Zeichen auch wieder ganz herausführen kann.

Im Zuge dieser beiden Entwicklungen wurden Sounds und Praktiken des Umgangs mit einzelnen und isolierten Sounds gewonnen, die hochgradig kipplig sind. Singuläre und isolierbare Sounds haben sich als maximal genau erwiesen. Sie haben gezeigt, dass sie präzise auf bestimmte soziale Gruppen zeigen und Identifikationen übernehmen können, die sogar auf eine bestimmte soziale Realität treffen. Und doch können sie diese tatsächliche Genauigkeit sofort wieder verlieren, ohne die Aura der potenziellen Genauigkeit einzubüßen. Sie werden begehrt, weil sie dem Heranwachsenden Subjektivität – und zwar beide Sorten, die wir hier beschrieben haben – versprechen. Er oder sie übernimmt den isolierten Klang aus der Musik und trägt ihn in die Welt als individuellen Handy-Klingelton, der komplett unterwirft und unter das Prinzip der Subjektivität zwingt – und zugleich mit der Illusion des Lieblingsliedes, hier Lieblingstones, arbeitet. Das war schon immer die blödeste kulturindustrielle Selbstbeschreibung: die Rede von der Wahlfreiheit.

Bekanntlich sollen Klingeltöne vermarktet werden wie Singles und umgekehrt Singles als Klingeltöne und andere individuelle und korporative Erkennungszeichen. Man kann sagen, dass die kulturellen Akte – wiedererkennen, zuordnen etc. –, die so zur Weckfunktion, zur Interpellation hinzukommen, diese unterbrechen und in aufmerksame, gar reflexive Alltagsmomente verwandeln. Naheliegender ist es indes, hier einen Fall von jugendlichem Begehren nach erwachsener subjektiver Vollständigkeit zu vermuten. Es fetischisiert die Sounds der Anrufung und geht irgendwann in einen vorauseilenden Gehorsam über. Der teilt mit, schon Subjekt, schon fertig, schon standardisiert individuell zu sein, bevor irgendjemand danach gefragt hat.

Dass die gegenwärtige Popkultur mehr denn je eine der Unterwerfung im schlechten Sinne geworden ist, ist kein Geheimnis. Im Zentrum einer nahtlosen und repressiven Verdinglichung steht das Individuum-mit-Geschmack-und-Fetisch. Auch in dieser Situation ist ihr Gegenteil mit angelegt: Es stehen so viele Sounds und Praktiken technisch, virtuell zur Verfügung, so viele Möglichkeiten, entweder über Geheimsprachen oder über physische und psychedelische Effekte diese Subjektivierungsmaschinen zu unterlaufen und zu umgehen. Eine kulturpessimistisch spitz zulaufende Diagnose ist genauso wenig möglich wie die dumme Entwarnung, dass man auf Ideologiekritik verzichten kann.

Wenn aber heute irgendwo ein Handy klingelt und auf diese Weise nicht nur ein meist ohnehin schon ziemlich wacher junger Mensch noch etwas wacher wird, passiert noch etwas Anderes: Wir hören einen für eineinhalb Dollar erworbenen neuen Eminem-Song als Klingelzeichen, der junge Mann wird zum Radio, zu einer Komponente unserer üblichen Beschallung mit populären Ideen und Bewegungen. Der Klingelton weckt also nicht ihn, sondern uns. Wer sich früher – und heute – per Outfit, Frisur, Habitus, Gang und Geruch mitgeteilt hat, also lauter weitgehend visuellen, kontinuierlichen und tendenziell unaufdringlichen, den Tagtraum nicht unterbrechenden Zeichen öffentlich ausgedrückt hat, tut dies heute, indem er diesen Traum ständig unterbricht – und durch das Ständige dann auch nicht unterbricht. So wie das uns betreffende Klingeln auch immer nur eine neue Funktion unserer Person eröffnet oder abruft, die ohnehin schon die ganze Zeit funktionalisiert ist, sagt der Klingelsound auch die ganze Zeit nur das, was die anderen Zeichen auf sanftere Weise auch schon gesagt haben, das Lieblingswort aller Mittags-Talkshows: I-den-ti-tät. Dabei klingen – und das ist dramatisch – der Weckruf an das Subjekt und der Ruf, mit dem es sich zu behaupten und auf sich aufmerksam zu machen versucht, genau gleich. Es gibt, was sich schon in den neuen Musikformen ankündigte, den Unterschied zwischen Wachen und Träumen nicht mehr. Beide hören sich gleich an, und nur noch der Modus der Unterbrechung ist geblieben, um uns vorzutäuschen, dass es den Unterschied noch gibt, dass es das Glück noch gibt, aus dem einen eine kalte Welt wecken will. Dabei ist man die ganze Zeit wach – potenziell im guten wie im schlechten Sinne. Aber draußen klingelt die ganze Zeit die Pseudoindividualität. Lass uns doch mal zurückrufen.

5 Partizipation und Lebendigkeit

Beim Arzt Die meisten Diagnosen über Gegenwartskunst laufen auf Analysen des Marktes hinaus. Alle wesentlichen Veränderungen der letzten zehn Jahre seien über die Explosion des Marktes zu erklären. Die Kontingenz des Preises und vor allem seiner Beziehung zu jeder anderen Bestimmung der Qualität eines Kunstwerkes gibt vielen Denkern Rätsel auf. Aber sind denn Tausch- und Gebrauchswert im Rest des ökonomischen Beziehungsgeflechts neuerdings transparent, gerecht und berechenbar geworden? Dass der Preis und überhaupt die Käuflichkeit von Kunst zum Teil künstlerischer Reflexion werden oder eben einfach ausgeblendet, haben sie mit anderen institutionellen Rahmenbedingungen gemeinsam. Eine vollständig neue Lage ist nicht erkennbar.

Dann gibt es eine Reihe von Debatten, die sich weniger auf die Marktkunst als auf sogenannte Institutionskunst beziehen; also auf oft projektorientierte, von öffentlichen Institutionen geförderte Kunst und vor allem deren Vermittlung, bei auktorial kuratierten Großausstellungen und Biennalen. Trotz einerseits großer Überschneidung, andererseits funktionaler Abhängigkeit der einen Sorte Kunst von der anderen werden sie in diesen Diagnosen selten aufeinander bezogen: Der Institutionskunst wird meist vorhersehbar zu große Theorielastigkeit vorgeworfen. Die einschlägigen, ressentimentgeplagten Journalisten ergreifen die Stimme des Steuerzahlers, so wie sie bei der Marktbetrachtung die des Moralisten ergriffen haben. Der Steuerzahler ist in diesem Diskurs immer ein etwas beschränkter, aber sehr sinnlicher Hedonist, der gerne von überwältigendem Formenreichtum, wilden Düften und barocker Pracht eingenommen werden will, die ihm von spröden Diskursdespoten verweigert wird. Und die es wiederum auch wirklich gibt, aber das sagt in diesem Zusammenhang nie einer, nämlich auf dem Markt, keine Frage. Der Steuerzahler hat sein Geld nun aber schon ausgegeben. Immer wird er nur mit dem Legitimen abgespeist, statt mal prassen zu dürfen. Das ist die Kehrseite der protestantischen Verwerfung der Verschwendung, deren Vorzug eben die Sicherheit des ebenso simplen Ekels vor der Kunstmarktskunst ist. Das eigentliche Problem ist die unausgesprochene Verwiesenheit beider aufeinander.

Das Argument, die falsche, nichtsinnliche Kunst bebildere lediglich Theorie, ist dabei ein ganz besonders hartnäckiges und ganz besonders beknacktes Ideologem. Es ist der Nachhall bestimmter kommunikativer Situationen und ihres Jargons einer an Laien gerichteten Explikation zeitgenössischer Kunst. Die Laien verwechseln die Vermittlung mit der Sache selbst. Klar, denn didaktische Kommunikation ist uns ja immer schon vertraut. Gute Kunst ist hingegen eigentlich immer etwas unvertraut (sonst wär's ja langweilig) und unkommunikativ (denn Kommunikation hat ja einen alltäglichen Zweck). Im Verhältnis zu dieser Sache selbst erscheinen dann die Arbeiten als sekundär und insofern als Bebilderung der vermittelnden Rede. Dieses Problem ist nicht nur dem mausgrauen Missverständnis geschuldet, zeitgenössische Kunst müsse sich – wie das alltagskommunikative Gespräch – unmittelbar erschließen lassen. Das erwartet von Teilchenphysik und Meteorologie ja auch keiner. Verantwortlich ist vor allem der verwandte Irrtum, bei Steuerzahlerkunst gäbe es eine öffentlich-rechtliche Verpflichtung, diesen Effekt gewaltsam herzustellen. Während sich Marktkunstkonsumenten gerade das Privileg in die Wohnung holen, die eigene Ahnungslosigkeit symbolisch einhegen zu dürfen. Dass der immer so heftig als Gegenleistung eingeforderte Kunstgenuss immer auch mit der Unendlichkeit des

Nichtverstehens zu tun hat (von einem verstehenden Subjekt überblickte unübersehbare Felder des Nochnichtverstandenen), lässt sich leicht mit der Erhabenheit der Dummheit verwechseln und in einem einzigen Objekt zusammensperren.

Aber all dies ist nicht wirklich neu. Es gibt diese Arbeitsteilung und ihre Epiphänomene als Rahmenbedingung in der Bildenden Kunst seit den 50er Jahren. Daher aber beschäftigt sich ein dritter Typus Diagnosearbeiter mit dem, was er für die wahren Variablen des Ganzen hält: Inhalte und ihre Konjunkturen. Auch ich rechne mich am ehesten diesem Typen zu, dem die Häufung von Themen und Stimmungen in der Gegenwartskunst auffällt, der diese abgleicht mit den Zuständen in anderen Künsten und davon eine Gegenwartsdiagnose ableitet. Aber auch mit diesem Diagnostiker-Typus kann man nicht mehr ganz zufrieden sein. Er betreibt seine Hermeneutik der Gegenwart, als hätte sich an der strukturellen Konfiguration von Gegenwart und Gegenwärtigkeit nichts geändert.

Über diese will ich nicht die üblichen Ungenauigkeiten ausschütten, wie dass es mehrere Gegenwarten gibt (kulturelle, ökonomische etc.), die sich nicht mehr in einem Tempo und in einer engen Aufeinanderbezogenheit, sondern strukturell lockerer verbunden entwickeln. Auch dass darüber hinaus durch die Co-Präsenz anderer globaler Zonen auch deren anders strukturierte Gegenwart andere Öffentlichkeiten erzeugt, berücksichtigen die schlaueren unter den Gegenwartskuratoren seit ein paar Jahren. Aber schon das viel beschworene 68, an dessen Deutung sich, je länger es zurückliegt, desto lauter knirschend die Zuständigen sich verbeißen, lässt sich nicht verstehen, ohne nachholende und vorauseilende Diskurse und gesellschaftliche Entwicklungen zu unterscheiden: sich ankündigende Massenbohemisierung und Kreativitätsindustrie einerseits, nachholende Entspannung und Lockerung von Unterwerfungs- und Disziplinierungskörpern andererseits.

Beide lassen die gleichen Erfahrungen und Intensitätsszenarien zugleich als – überspitzt gesagt – Befreiung und Dressur erleben, Entkoppelung und Autonomisierung der Einzelnen und ihrer Eigenheiten, aber auch als Integration und Entwertung derselben Eigenheiten als entweder billige Rohstoffe der Stimulanzindustrie oder inflationierte Ununterscheidbarkeit des erzwungenen Massenindividualismus.

Vielleicht ist nämlich dieses Auffinden von Inhalten dann doch zu optimistisch in Bezug auf deren Bedeutung für das Gewebe der Gegenwart. Geht es tatsächlich um sie im traditionellen Sinne, dass die Leute noch für oder gegen etwas waren, als Ideologiekritik und Psychoanalyse noch an Zielen und Motiven orientiert forschen konnten? Intention und Interesse werden unauffindbar und auch bedeutungslos, wo Subjekte als Affektkörper ohne Geschichte, Herkunft und Teleologie in den immer gleichen narzisstischen Vergewisserungs-Narrationen baden. Geht es heute nicht vor allem um ganz unterschiedlich besetzte Projektionskomplexe wie das Kind, das Opfer, die Nackte, der bärtige Mann, der Nazi, und weniger um die Diskurse, die um diese Komplexe und ihre Bilder aus verschiedenen Richtungen konvergieren und sich auf ganz unterschiedliche Weise und scheinbar ganz unterschiedlich motiviert zu diesen Gegenständen verhalten? Ob jemand Kinder schänden oder ihnen helfen will, macht in der Wirklichkeit den Unterschied ums Ganze. Aber die Frequenz und Präsenz eines bestimmten Motivs samt jedem denkbaren Affekt ist charakteristisch für die mediale Öffentlichkeit der Gegenwart und ihre Verarbeitung. Die Gegenwartskunst hat Obsessionen und Symptome wie früher nur die Massenkultur. Die überließ sie anderen zur Lektüre und Interpretation. Die alte High Art musste wissen, was sie tat und warum. Die heutige High Art benimmt sich im Theater wie bei der Bildenden Kunst wie früher die Massenkultur, mit dem Unterschied, dass sie direkt Leute wie unsereinen beauftragt, die Symptome im Katalog in die individuelle Krankengeschichte des einzelnen Künstlers und seine Wahl-Kontexts einzutragen.

In diesem Sinne geht es mir heute nicht um eine emergente Intention, Ideologie oder Subjektivität der Bildenden Künstler, sondern um einen solchen obsessiven Komplex. Es gibt eine Art neues Medium oder auch ein neues Genre, das sich quer durch alle möglichen Praktiken zieht – auch etwa seit zehn Jahren –, aber mit Vorläufern in den Neoavantgarden und der Kulturindustrie.

Ein neues Genre? Grundsätzlich unterscheiden wir ja zwischen drei Möglichkeiten, einen Performer auf die Bühne oder in den Kunstraum zu bringen. Erstens, er oder sie spielt eine Rolle, die durch ein Skript festgelegt sein kann oder auch als Improvisation spontan entsteht. Zweitens, er oder sie tritt im Rahmen einer künstlerischen Performance auf. Meistens ist das ein Auftritt als man selbst, oft auch über einen selbst, oder man stellt seinem Körper Ideen und Konstellationen zur Verfügung, der aber auch darin als der eigene Körper auftaucht. Es gibt bei der Performance keine notwendige Genre-Konvention, die Voraussetzung zu ihrem Verständnis ist. Deswegen wird die einzige verbliebene Konvention ständig herausgefordert, nämlich dass das Ganze ein künstlerischer Akt ist. Dass das, was Ulay und Abramowicz sich gerade wieder antun, kein Grund sei, die Polizei zu holen. Dass irgendwann dann doch mal einer kommen musste, um Marina Abramowicz vor Gewalt zu retten, ist die Ausnahme, die den Kunstvorbehalt als Schutzraum der radikalen Selbstdarstellung bestätigt. Schließlich gibt es, drittens, all die Künste, in denen jemand etwas vorführt, weil er es so gut kann: Virtuosität, Akrobatik, Selbstbeherrschung. Rolle, Selbst und Kompetenz wären also die drei Performance-Kulturen.

In der Gegenwartskunst kann man jenseits von Themen und Thesen eine gesteigerte Anwesenheit von Menschen in künstlerischen Arbeiten beobachten, die alle gemeinsam haben, weder eindeutig als Performer oder als Darsteller in der oben beschriebenen Weise identifizierbar zu sein noch wegen der Vorführung bestimmter Kompetenzen anwesend zu sein. Vielleicht hilft der Begriff der Statisten, aber auch da wären Einwände zu erheben. Statisten vervollständigen meist nur eine Szene, eine Idee, sie sind selten die zentrale Attraktion. Das aber ist es, womit wir es hier zu tun haben: Statisten als zentrale Attraktion. Die sind also weder Rollenträger noch Selbstdarsteller oder Kompetenzvorführer. Sie haben dies gemeinsam mit etwa Menschen, die als Exotika auf Weltausstellungen und sogenannten Völkerschauen Ende des 19. Jahrhunderts ausgestellt worden sind. Oder mit Freaks in Freak-Shows, die körperliche Alterität ausstellen mussten. In beiden Versionen der Vorführung kann man die klassischen Machtregime der Normalität und seines Komplements, des Rassismus, bei der Arbeit sehen.

Da aber heutige Statisten immer vor allem durch einen bestimmten Grad von Unbeteiligtsein sich auszeichnen, der dem des coolen Publikums nicht unähnlich ist, ergeben sich Überschneidungen zwischen beiden. Bei einigen der Arbeiten, von denen ich rede, etwa die von Vanessa Beecroft, Candice Breitz, aber auch einem großen Teil der Reality-TV-Shows, sind die Statisten und sonst wie Mitwirkenden sehr oft auch diejenigen, die primär eine Erfahrung machen sollen, während das – eigentliche – Publikum nur denen beim Erfahrungenmachen zuschauen soll. Dies ist ein Gedanke aus der Brecht'schen Schauspielerführung im Zusammenhang der Lehrstücke, der meist in einem ganz anderen Sinne bei diesen Arbeiten wiederkehrt. Bei Brecht ging es darum, dass ein Schauspieler eine Erfahrung mit der Anwendung von Wissen auf eine Situation machen sollte. Dies sei ein Gemeinsames von gesellschaftlicher Arbeit und Bühnenarbeit. Macht er diese Erfahrung in erkennbarer Weise, macht sie das Publikum auch: als Erfahrung mit der Welt, nicht nur in der Illusion. Die Statisten-Akteuren von heute machen eher Erfahrungen mit ihrer Individualität im Verhältnis zu anderen, vielen, oft Massen. Sie treten nicht heraus, um die Erfahrung der subjektiven Bearbeitung der Welt von dieser Welt auf die Kunst zu übertragen, sondern sie verschwinden in der erhabenen Unvermeidlichkeit des Massenhaften, des Unterworfenen, des Gehorchenden. Dies geschieht aber nicht als Modus von herumscheuchender Unterdrückung, wie bei den Statistenmassen im frühen Hollywood oder im italienischen Monumentalfilm. Auf seltsame Weise (und bei den einzelnen Arbeiten auf je unterschiedliche Weise) bleibt die Massenerfahrung verklammert mit dem Modus der Individualität und des Kicks. Statisten sind doch etwas anderes.

Als was wären aber die Darsteller von Santiago Sierras Tätowierungsarbeiten oder die Mitwirkenden in seiner Ausstellung TRABAJADORES QUE NO PUEDEN SER PAGADOS, REMUNERADOS PARA PERMANECER EN EL INTERIOR DE CAJAS DE CARTÓN vor ein paar Jahren in den Berliner Kunstwerken zu beschreiben? Tschetschenische Asylbewerber, die in Kartons saßen, unsichtbar für das Publikum, aber wirklich da drinnen. Was ist mit den anderen, die bezahlt wurden, öffentlich zu masturbieren oder nur sich zu versammeln? Was sind die mal nackten, mal Strumpfhosen tragenden, mal mit gefärbtem Haupt- und Schamhaar, dann in Marinekostümen auftretenden Mitwirkenden einer Vanessa-Beecroft-Performance? Man denke aber auch an die 100 in Formation aufgestellten Personen chinesischer Abstammung, die Paola Pivi auftreten ließ (angeblich um zu zeigen, wie verschieden sie seien), übertroffen nun von 1001 chinesischen Staatsbürgern, die Ai Wei Wei zur documenta anreisen lässt? Was genau sind die Karaoke-SängerInnen und -TänzerInnen in den Arbeiten von Candice Breitz, die zu Tracks von Madonna, John Lennon, Bob Marley und Michael Jackson singen, auf dass nur ihre Stimme, synchronisiert mit Dutzenden anderen Mitwirkenden, als eine Art Chor der Fan-Dilettanten zu hören und ihre begeistert tanzenden Körper auf Dutzenden von Monitoren nebeneinander zu sehen sind? Und wo wir bei Chor sind: Tällervo Kalleinen und Oliver Kochta Kalleinen sammeln in europäischen Hauptstädten von der Bevölkerung Beschwerden ein, die sie dann in einen Songtext einarbeiten und von einem ortsansässigen Komponisten vertonen lassen, den dabei entstandenen Song singen dann wiederum die Beschwerdeführer: jeder die seine und alle den Kehrreim.

Weitere Lokalkulturprojekte mit Chor gab es von Annika Erickson, Artur Zmijewski und Jeremy Dellar und zahllose andere ohne Chor. Denn der Chor bietet ja dem neuen Statistentum noch einen ehrwürdigen kulturellen Rahmen. Erkennbarer werden die Ansammlungen, wenn sie sich eben auch nicht mehr als Chor formieren. Besonders prominent dürften die von Thomas Hirschhorn sein, der schon zweimal sogenannte soziale Brennpunkte bespielte, indem er deren Einwohner einsetzte, an der Pariser Banlieue und im hessischen Kassel. Dabei werden provisorische Architektur, kulturelle Programme, Bücher und Kunstwerke in kulturell strukturschwache oder, wie es heute heißt, bildungsferne Milieus geschafft und geguckt, was dann passiert. Hirschhorn selbst spricht von den Leuten, die er in seine Werke einbezieht, meistens gegen Bezahlung, explizit von »L'autre« – und von der Energie, die dabei entstehe, wenn man mit den Anderen, dem Anderen arbeite. Documenta-Teilnehmer Artur Zmijewski schließlich beobachtet, um nur ein weiteres aktuelles Beispiel zu nennen, wie Leute frustrierende, eintönige Arbeitstage erleben, rund um die Uhr mit einer Kamera, auf der – sei es empathischen, sei es voyeuristischen – Suche nach den pristinen Resten wertvoller Lebendigkeit. Und in den ganz dumpfen Schlagzeilen erwartet uns alle Augenblicke eine Meldung über den angeblichen Künstler Spencer Tunick, der an allen öffentlichen Plätzen, die nicht schnell genug gesperrt werden, riesige Versammlungen von Tausenden von nackten Menschen abhält, die sich zu Ornamenten gruppieren, sodass er sie spektakulär fotografieren kann. Die Meldungen enthalten meist begeisterte Kommentare der Beteiligten, die wieder mal tolle Erfahrungen gemacht haben.

Natürlich geht es bei der Liste von Phänomenen und ihren Parallelerscheinungen in der Massenkultur nicht nur darum, eine neue Kategorie von Performer zu bestimmen oder eine neue Konjunktur der Mischung aus Dokumentarismus und Voyeurismus zu beklagen. Das Thema, über das ich hier von der Seite der Bildenden Kunst spreche, steht für ein neues Austarieren des Verhältnisses von technischen Bildmedien, der Idee von Öffentlichkeit und Partizipation, der Attraktion menschlicher Präsenz und einer Ökonomie und ihrer Ethik, die Kompetenz und Subjektivität anders vermittelt, als das im bürgerlichen Zeitalter der Fall war. Die großen Epochenbeschreibungen Neoliberalismus, Netzwerkgesellschaft, Kontrollgesellschaft und Postfordismus stellen historische Rahmen für dieses Geflecht von Phänomenen zur Verfügung, auf die man bedarfsweise zurückkommen kann. Mehr Aufschluss versprechen die Phänomene selbst, insbesondere ihr latenter Begriff von Attraktion, Medium und Kritik.

Partizipation Wir sollten aber noch einen weiteren Typus von künstlerischen Arbeiten in das Feld hineinholen, der bis jetzt nur am Rande erwähnt wurde, und das wären Arbeiten aus dem Umkreis dessen, was unter Berufung auf den französischen Kunsttheoretiker Nicolas Bourriaud gerne relationale Ästhetik genannt wird. Gemeint sind all die meist partizipatorisch gedachten Arbeiten, die erst im Zusammenspiel mit ihrem Publikum innerhalb und außerhalb der Kunstinstitutionen vollständig werden. Arbeiten, in denen der Künstler mit seinem Publikum eine Party feiert, kocht, es dazu auffordert, bestimmte Instrumente oder andere Tools zu nutzen, Bibliotheken und Lesesäle ausstattet, Forschungsergebnisse präsentiert, die erst im Zusammenhang mit der Nutzung durch ein Publikum einen Sinn erhalten. Mit anderen Worten, Arbeiten, die den oben erwähnten von Thomas Hirschhorn gar nicht so unähnlich sind, nur dass sie in der Regel einen nüchterneren, oft soziologisch entwickelten Begriff von einem oder einem bestimmten Publikum haben: Rikrit Tiravanija, Renée Green, Clegg & Guttmann und viele andere haben seit den frühen 90er Jahren in diesem Sinne gearbeitet. Ende des Jahrzehnts entstand Bourriauds Begriff. Ganz unabhängig davon, wie er ihn entwickelt, kann man sagen, dass die als dazugehörig empfundene und diskutierte Kunst spätestens in diesem Jahrzehnt zum Mainstream der Institutions- und Biennalenkunst (jetzt noch mal als Gegenbegriff zur Kunstmarktskunst gedacht, obwohl die sich in den Biennalen natürlich überschneiden) wurde.

Dabei wurde der ursprünglich kritische Anspruch und das zuweilen didaktische Set Up meist aufgegeben, oft zugunsten einer Fetischisierung der Partizipation an sich. Die lange Reihe solcher Partizipismen, die von Carsten Höllers Rutschen bis zu Tiravanijas Kochstudios reichen, haben gemeinsam, dass jedes Bild, jede Dokumentation, die sie zeigt, immer auch Publikum zeigt. Und das, auf der Ebene der Phänomene, ist die große Gemeinsamkeit der relationalen Biennalenkunst mit den Arbeiten, die ich vorhin zu einem Komplex zusammengefasst habe, indem ich einen neuen Typus Performer benannte. In relationalen und partizipistischen Arbeiten ist sehr oft das Publikum genau diese Sorte Performer. Allerdings muss man weiterhin auf dem wichtigen Unterschied bestehen zwischen Arbeiten, die sich auf Interessen und Kompetenzen, auf Wissen und Ideologie der Partizipierenden beziehen, und denen, die sie in ihrer Lebendigkeit ansprechen, ihnen Möglichkeiten, zu tanzen, zu spielen und sich zu amüsieren, anbieten.

Die Performer oder Edel-Statisten bei Breitz und Beecroft machen mit ihren Karaoke-Performances oder den langsamen physischen Erschöpfungsprozessen während der VB-Performances Erfahrungen, die etwa in der Mitte liegen. Das eine Extrem wäre demgegenüber die Erfahrung, die ein relational-partizipistisches Publikum macht, das andere die, die ein reiner Statist macht und die ja keinen interessiert. Bei Beecroft oder bei Breitz erleben sie auf entweder ermunternde oder erschütternde Weise, wie sie den Boden der Kompetenz und Kontrolle verlieren.

Ich will aber die Erfahrungen, die jemand in sogenannten partizipativen Arbeiten als Publikum oder als Performer neuen Typus macht, und das, was jemand in traditionellen, nur der Kontemplation zur Verfügung stehenden Arbeiten aufnimmt, noch nicht bewerten, nur unterscheiden. Kontemplation setzt in erster Linie eine rezeptive Subjektivität und jene – von Bourdieu ja bildungsklassenmäßig als bürgerlich einsortierte – ästhetische Disposition voraus: Letztere ist verbunden mit bestimmten Wissensformen, die allerdings nicht zwingend nur aus diesem Dispositiv hervorgehen. Sie ist für Bourdieu an die bürgerliche Kultur einer ausreichenden Verfügung über Zeit und Ressourcen gebunden, um sich die Distanz, die reflexive Abgeklärtheit mit dem Objekt zu leisten. Bei dieser Diagnose wird oft verkannt, dass eben das auch eine Utopie der Moderne war, die ungehetzte Verfügung über Perspektiven und ästhetische Distanzierungsmöglichkeiten. Werke, die an dieser Utopie mitarbeiten wollten, stützen genauso den privilegierten Gebrauch, wie sie einen utopisch emanzipierten vorschlagen oder evozieren. Adorno war ja nicht der Einzige, der die Utopie oft sehr nahe an der feudalen Lebensweise (für alle) ansiedelte.

Partizipation hingegen soll zu Erfahrungen führen, die man voraussetzungslos macht. Sie beziehen sich nicht auf Skills und Vorwissen, und sie verlangen – ihrer Ideologie zufolge –

nur Eigenschaften des Menschen an sich, einer natürlich immer hochgradig ideologisch definierten Menschennatur: Spieltrieb, Neugier, Sinnlichkeit, Körperlichkeit. Diese sind in der repressiven Disziplinarkultur in die Freizeit verbannt worden, und jede kulturelle Beschäftigung oder Thematisierung dieser Eigenschaften und Fähigkeiten riskierte die Verwechslung mit dieser Freizeitwelt. Doch heute sind gerade diese Eigenschaften vor allem ökonomische Ressourcen, sowohl bei der Produktion von Atmosphäre, Sexyness etc., die das Dienstleistungsgewerbe braucht, wie auch natürlich bei den viel bemühten Creative Industries. Diese Eigenschaften werden bei ihrer Verwertung von den Subjekten und ihren Geschichten abgelöst; die sind nicht mehr die kompetenten Eigentümer dieser Eigenschaften wie noch bei erlernten Kompetenzen, sondern nur deren körperliche Träger. Darüber hinaus tragen so verstandener Charme, Sexyness, körperliche Ausstrahlung zum wirtschaftswichtigen Standortfaktor bei, also der Attraktivität der Städte. Sie sind die Glieder und Muskeln der Konsumkultur. In all diesen Funktionen sind Spieltrieb, Neugier, Sinnlichkeit und Körperlichkeit nicht mehr exterritorial zu Alltag, Arbeit und Ausbeutung, sie sind mit ihnen unentwirrbar verquickt. Zeitgenössische kritische Kunst muss sich mit ihnen in dieser Hinsicht beschäftigen. Die Frage ist nur, ob wir überhaupt unterscheiden können, inwieweit die fraglichen Arbeiten sich an der Produktion und Metaproduktion dieser Ressourcen beteiligen und inwieweit sie etwas anderes damit machen – und inwieweit man das überhaupt auf einer inhaltlich thematischen Ebene beurteilen kann. Womit wir wieder bei der oben beschriebenen diagnostischen Krise wären, die einen verurteilt, kulturelle Komplexe zu registrieren, aber bei dem Griff nach der Intention des Verantwortlichen einem Nackten in die Tasche fasst.

Nun haben diese Arbeiten meist zwei Leben: Eines ist der experimentelle Moment, an dem das voraussetzungslos spielende Publikum in irgendeiner Public Art-Inszenierung seinen Spaß hat. Das andere ist die professionelle Rezeption von dokumentierenden Bildern dieses spielenden Publikums. Oft sind sie die eigentliche Handelsware, die der Künstler herstellt, oder es sind Überbleibsel der öffentlichen Installationen – beides extrem unterdeterminierte Objekte, wenn man sie mit Kunstobjekten vergleicht, die nur Kunstobjekte sind und keine andere Ontologie hinter sich herschleifen. Bilder partizipatorischer Projekte und Bilder von Aktionen und Performances mit dem beschriebenen hohen und neuartigen Statistenaufwand haben eines gemeinsam. Sie zeigen entweder große Mengen Menschen oder besonders herausgestellte – erschöpfte, nackte, aufgeregte, lachende, spielende, posierende –, immer aber sehr lebendige Menschen. Die künstlerische Leistung, die einen großen Teil der allgemeinen Rezeption bestimmt, oft auch dann, wenn man beim ursprünglichen Ereignis dabei war, ist weniger die besondere Versuchsanordnung, eine Installation, eine Narration, ein formales Problem, sondern dass Menschen animiert worden sind. Anders als Claire Bishop in ihrem Aufsatz »The Social Turn« behauptet, sind die Beteiligten an einer Sierra-Arbeit (und in anderen vermeintlichen sozialen Arbeiten) eben keine Co-Produzenten, sie sind das Material. Der Künstler aber hat zu einem fast handwerklichen, klassisch an Kompetenz orientierten Verhältnis zu seinem Material gefunden: Er ist ein Animateur geworden, ein Motivator. Er spricht die Leute nicht als Bürger an, nicht als politische Subjekte – auch wenn das zuweilen in seiner Arbeit ein Thema sein kann –, aber sein wesentlicher Einsatz ist, dass er erstens lebendige Leute einbezieht und zweitens ihre Lebendigkeit irgendwie steigert. Zuweilen klingt eine Kritik an der Verfügbarkeit dieser reinen Lebendigkeit an, meist aber geht es darum, den Verfügungsbemühungen und -techniken der kapitalistischen Wirtschaft vorauszueilen.

Diese von mir jetzt etwas überzogen und unter gezielter Nichtberücksichtigung der Besonderheiten einzelner Arbeiten zusammengefasste biopolitische Bespaßungskunst unterscheidet sich im Grundsatz wenig von entsprechenden Veranstaltungen in Fernsehen und Netzkultur. Das zentrale Kriterium künstlerischer, zusehends aber auch immer häufiger akademischer Veranstaltungen und Symposien ist nicht Kritik, Wahrheit oder Schönheit, sondern nur das Gelingen einer möglichst heiter gemeinschaftlich und konfliktfrei vertriebenen Zeit mit mehr oder minder zufällig Anwesenden, euphemistisch gerne »Community« genannt. Das allgemeine Ziel der Steigerung von voraussetzungsloser Lebendigkeit macht keinen prinzipiellen Unterschied zwischen der hier beschriebenen Kunst und all den partizipatorischen Unterhaltungsprogrammen zwischen Club Mediterrané und Chatrooms. Dieses Kriterium gibt es aber eben doch, und es bezieht sich auf die je spezifische Lebendigkeit, die auf Bildern und anderen Dokumenten erkennbar ist und die in verschiedener Weise in Beziehung steht zu den Bespaßungs-Werken selber. Das ist entweder ein Produktionszusammenhang. Sie entstehen dort und nur dort und sind in einem stärkeren Sinne mit dem Ort verbunden. Oder es gibt einen komplementären Zusammenhang. Der Harmlosigkeit der Bespaßung relationaler Kunstwerke stünde dann die spezifische Lebendigkeit nicht harmloser, drastischer Bilder gegenüber: pornografischer, Gewalt darstellender, Verletzungen darstellender oder auslösender Bilder. Deren Konjunktur ist ja auch zu beobachten.

Fotografie und Lebendes Bild Natürlich ist hier, leicht verstellt, ein aber ansonsten guter alter Bekannter aktiv: das Kunst-Leben-Verhältnis. Hier wird es anhand eines Verhältnisses von Medien und einer bestimmten Attraktionsstruktur unter veränderten politischen Voraussetzungen aufgespannt. Das Leben, das hier eine besondere Attraktivität hat, ist nicht nur nicht mehr die Wirklichkeit, wie im alten politisch gedachten Gegensatz von Leben und Kunst. Die ontologisch unhintergehbare Wirklichkeit oder die politisch unhintergehbare gesellschaftliche Realität werden ersetzt durch das biologisch Unhintergehbare. Man nennt es Natur. In der Kunst ist allerdings die biologische Seite unserer Existenz durch die Fotografie und die Fotografie-Theorie ein Thema. Seit Roland Barthes das Wesen der Fotografie auf den Punkt gebracht hat, es würde etwas Lebendiges zeigen, von dem man weiß, dass es schon tot ist oder tot sein wird. Dies ist nicht das Thema der Fotografie, nicht ein Gegenstand von Reflexion, sondern ihre prinzipielle Attraktion liegt in der Sexyness der Sterblichkeit. Eingehegt ist diese Attraktion normalerweise von den je kontextuellen Rahmen des Fotos, seinen Narrationen und dem Abbildcharakter (der alles andere mit einschließt). Diese Sterblichkeits-Attraktion hat die Fotografie jetzt wieder verlassen. Einerseits haben wir uns an sie gewöhnt, und heutige Fotografen interessieren sich weniger dafür, vielleicht auch weil digital nicht-authentische Bilder mit ihrer endlosen Plastizität und ohne ontologischen Widerstand attraktiver sind. Vielleicht auch, weil die Attraktion des Lebendigen, Sterblichen und dessen Management zu sehr in den ökonomischen Alltag, in die andauernde Verwertung des eigenen Lebens eingedrungen ist. Vielleicht lohnt ja ein Blick in die Vorgeschichte der Fotografie, um zu klären, wo diese Attraktion herkommt und wohin sie sich bewegt hat.

Im Frankreich des späten 18. Jahrhunderts und dann, siehe »Wahlverwandtschaften«, in der Weimarer Goethe-Zeit waren Lebende Bilder, Tableaux vivants, die große Mode: das Nachstellen eines bekannten Gemäldes durch lebende Darsteller. Bekannt hieß in der Regel durch Kupferstiche bekannt. Das war keineswegs der heutige kunstgeschichtliche Kanon, der durch die großen Sammlungen geprägt ist. Während im vorrevolutionären Frankreich das Augenmerk noch vor allem auf Momenten innerhalb von Theater-Inszenierungen lag, die plötzlich zu Szenen aus berühmten Gemälden einfroren, so werden in den »Wahlverwandtschaften« nur Bilder nachgestellt – im Zuge einer Abendveranstaltung drei, vier pro Abend, jeweils mit einem hohen Aufwand. Der Reiz dieser Veranstaltungen bestand nicht darin, dass hier ein schönes Bild in dreidimensionaler Darstellung zu sehen war, sondern dass ein bekanntes Bild, eine Objektivierung der Welt zum Leben erweckt war. Was zählte, war die Spannung. Der spezifische Lebendigkeitsüberschuss trat gerade dann ein, wenn die Darstellung sehr nahe an der Vorlage war. Wenn der einzige Unterschied in der Lebendigkeit bestand.

Diese Definition von Lebendigkeit in der Kunst als Überschuss in einer ansonsten formelhaften und stark vorgegebenen Darstellung trifft zwar nur einen ganz bestimmten Lebendigkeitseffekt. Aber dieser spielt heute eine ganz besondere Rolle. Entsprechend waren auch die meisten frühen Fotografien, vor allem im Bereich des Porträts, Nachstellungen klassischer Gemälde oder Gemäldegenres. Dass inmitten des Settings eines Tintoretto-Porträts plötzlich unser Opa erkennbar ist, war das Ziel solcher Inszenierungen. In der Fotografie – und das wird am prominentesten natürlich in der »Camera Lucida« von Roland Barthes ausgearbeitet – sind die Lebendigkeitseffekte nicht mehr an das Verhältnis zwischen Lebendigkeit und Vorlage geknüpft, sondern an den Unterschied zwischen der sichtbaren Absicht des Fotografen und dem unwillkürlichen Anteil an seinem Ergebnis. Auf jedem Foto, das uns fasziniert, gibt es einen ergreifenden Moment, der nicht vom Fotografen beabsichtigt ist und auch nicht beabsichtigt sein kann. Dieser Moment im Bild erschüttert uns, weil er Spur von kontingenter Lebendigkeit ist. Und genau diese Lebendigkeitsattraktion, so Barthes, steht in unmittelbarem Zusammenhang damit, dass wir wissen, dass jede auf einem Foto abgebildete Person wirklich lebt oder gelebt hat und eines Tages sterben wird. Die Bio-Ästhetik, von der hier die Rede ist, deutet sich da an. Nur dass Barthes dieses Moment einer Fotografie, er nennt sie das Punctum, gerade von einer denkbaren künstlerischen Absicht unterscheidet. Das Punctum zeigt sich in einem kontingenten Aspekt des Bildes. Dieses flüchtige Lebendigkeitsmoment kann der Fotograf niemals herstellen wollen. Und darum kann Fotografie, laut Barthes, auch niemals Kunst sein. Denn das Entscheidende an ihr entzieht sich der Intention.

Nun ist aber genau diese Lebendigkeitsspur zum begehrtesten künstlerischen Material der letzten 50 Jahre geworden, nicht zuletzt gerade weil, wie Barthes erklärt, keine künstlerisch planende, in einem ordentlichen Sinne subjektive Absicht sie herbeiführen kann. Die modernen Massenmedien haben indes mit dem intimen Ausspionieren begehrter Körper und ihrer Lebendigkeit schon in den Anfangstagen des Rock 'n' Roll begonnen. Die Neo-Avantgarden der High-Art versuchten, künstlerische Formen zu entwickeln, die Kontingenz im Allgemeinen und Kontingenz körperlicher Präsenz im Besonderen, also die attraktive Lebendigkeit, zum Bestandteil künstlerischer Inszenierungen und Planungen machen können. Es ist bezeichnend, dass etwa Alan Kaprow über sein Genre, das Happening, bemerkte, man müsse diese Form gar nicht unbedingt als Erweiterung und Verbesserung der bestehenden künstlerischen Genres denken, sondern sich eher etwas vorstellen, das von Kunst so unterschieden ist wie Sport. Medial übertragener Sport, inszenierter Sex und Rock 'n' Roll sind denn ja auch die klassischen Formate von kontingenter und pseudo-kontingenter Lebendigkeitsproduktion.

In der gleichzeitig entstehenden Konsumkultur ist das ständige Animieren, die Förderung des Spielens und der Partizipation damals schon an der Entstehung einer Bio-Ökonomie beteiligt, die nicht mehr den kompetenten und subjektiv planenden, sondern den überwältigten, gereizten, aber auch attraktiven und attrahierten Partizipateur brauchte und förderte. Und doch entstand damals im Zusammenhang mit den immer genauer diese Lebendigkeitsspur aufzeichnenden Apparaten, immer bei der Kontingenz zur Stelle, auch eine Gegenbewegung. Ich rede von den selbst abbildenden Strategien der klassischen Gegenkultur. Weniger ihr konsumkritischer Protest ist interessant, als die Mittel, die eigene Sexyness nicht in die bewusstlose Produktion von Stimulanz einspeisen zu lassen, sondern mit ihr umzugehen wie mit einem autonomen Kunstwerk. Die fotografisch und filmisch erzeugte Lebendigkeitsattraktion gerät in einigen Theaterkollektiven, Filmgruppen und Bands in die Hände der Darsteller. Diese lösen das wegen seines Lebens wichtig gewordene Kunstwerk heraus und drapieren es in einer selbst geschaffenen Distanz. Ich rede von der großen Reihe vorwiegend queerer Posenkultur, die in dieser Reihe schon in einigen anderen Fällen diskutiert worden war, die von den Superstars der Warhol Factory und den Creatures von Jack Smith über Gilbert & George, das Ridiculous Theatre, Kraftwerk, manchen Punks und frühen Wavern bis zu den Vogueing-Houses der 90er reicht.

Um den Mechanismus der Pose als Medium zwischen Aktion und Passion ging es schon im Glamour-Vortrag; die Zwischenhaltung wird hier noch mal wichtig. Zum einen sind ihre Protagonisten so ziemlich die ersten subkulturellen Produzenten, die die Produktion und Verwertung der spezifischen Lebendigkeitsüberschüsse in der Kunst und Massenkultur der fotografischen Medien als entscheidende Attraktion erkannt haben und mit ihr, auch, wenn man so will, in einem subversiven Sinne, gearbeitet haben. Damit haben sie bewusster als andere Abschied genommen von den anderen ästhetischen Kategorien einer bewussten, kontrollierenden Subjektivität, was Vor- und Nachteile mit sich brachte. Der Vorteil bestand darin, sich dann auf die distanzierende Ästhetisierung zu konzentrieren und damit auch ermächtigender Aneignung dieser Attraktion zu bedienen. Der Nachteil aber, dass die Betreffenden über das Repertoire avantgardistischer und zeitgenössischer ästhetischer Errungenschaften nicht mehr richtig verfügen konnten – denn sie lehnten ja die Verfügung ab. Kein planendes Subjekt, kein unterworfenes Objekt, sondern eine offene, posierende Zwischenposition war das Ziel. Die Gefahr konnte so nie ganz umgangen werden, sich in der narzisstischen Schlaufe zu verfangen, die diese Selbststilisierungskunst als Falle auch immer zu bieten hat.

Diese Posing-Tradition hatte zwar eine Sonderstellung neben den anderen Sub- und Fankulturen dank eines entwickelteren Wissens der Bedingung von Sexyness im Zeitalter von alltäglich gewordener Kamera- und Mikrophon-Aufzeichnung. Gerade dank dieser Vorläuferschaft, die schon anhand von Warhols Bolex Selbsttechniken entwickelte, die andere erst vor Multimedia-Handys begriffen, fand sie aber auch Eingang in eine avancierte Verwertung. Die Mode-Kunst-Konvergenz der Gegenwart partizipiert an dieser Theorie der Pose. Eine Vanessa Beecroft surft darauf, und sie wird nicht zufällig von der Drag-Performerin Vaginal Davis gezielt parodiert. Die Frage heute lautet aber: Ist in diesem Kunst-Mode-Dispositiv das Posing als souveräne Aneignung des Lebendigkeitseffekts an ein Ende gekommen? Oder ist möglicherweise gerade in dieser Mode-Kunst-Konstellation zwar die Vermarktung grenzenlos, aber der Lebendigkeitseffekt, im Gegensatz zur Massen- und Celebrity-Kultur und ihrer Ausläufer in der Kunst, noch locker mit einer gewissen souveränen Subjektivität verbunden, die ihm anderswo längst verloren gegangen ist?

Das Wesentliche am Lebendigkeitseffekt ist die Beobachtbarkeit von Nichtkönnen, von einem Selbstsein, das durch Nichtkönnen unwillkürlich evident wird. Das Posing hat dem emotionalen Voyeurismus und Vampirismus auf Seiten der Betrachter im Gegenzug eine Souveränität beim Umgehen mit dem Selbst, dem Ort der Nichtkompetenz, der Intimität, der Nichtöffentlichkeit, der Unwillkürlichkeit zurückgespiegelt. Das Posing hat wieder eine ästhetische Spannung rekonstruiert zwischen künstlerischem Subjekt und dem, worüber dieses Subjekt nicht verfügt oder was es offenlässt. Kann diese Verfügung über die Spannung im Mode-Kunst-Komplex erhalten bleiben, oder ist dieser Komplex ohnehin nichts als die traurige Parodie auf die alte Pose? Und liefert Vanessa Beecroft dazu einen sarkastischen oder einen zynischen Kommentar?

Die Gesellschaft der Partizipation Partizipation, Lebendigkeitsattraktion, Posing sind alles Formen staatlich oder ökonomisch auf die Kunst und die Massenkultur verlagerter Prozesse, die nach dem Selbstverständnis der westlichen Moderne als Teile demokratischer Öffentlichkeitsbildung ablaufen sollten. Das heißt nicht, dass sie in der Kunst, einem solchen Verständnis folgend, nichts mehr zu suchen haben, sondern dass sie mit Rezeptoren im politischen Prozess verbunden sein müssten, stattdessen sind sie aber komplett abgekoppelt. Das Modell der Partizipation (in der Kunst) ist erstens eine Karikatur der gleichnamigen demokratischen Forderung, das zugleich zweitens den begehrten Rohstoff des Lebendigkeitseffekts hervorbringt, ohne genau über diesen Rohstoff seinen Produzenten Verfügung zu garantieren: Die allgegenwärtigen Party- und Partizipations-People kontrollieren in ihren Spielräumen alles, nur nicht das Bild, das schließlich von ihnen kursiert. Models, die im Auftrag arbeiten, verfügen da noch über den Souveränitätsrückzugsraum Rolle und damit über ein Arbeitnehmermodell ohne Mitbestimmungsillusion, Partizipations- und Mitmachstress.

Der gerne für die Gegenwart diagnostizierte Paradigmenwechsel im Verhältnis zwischen Wirtschafts- und Rechtsordnungen westlicher Demokratien besagt, dass Gerechtigkeit und Repräsentation als Ideale durch die des Zugangs und der Partizipation ersetzt worden sind. Damit sind die Subjekte ihrer Rückzugsgebiete in Faulheit, Negation, Kunst etc. beraubt und haben, wenn sie überleben wollen, keine andere Wahl als mitzumachen: Bei der Netzwerkkultur, dem Konnektivitätsimperativ folgend, ständig verbunden sein und zur Verfügung stehen – das allein sichert den Zugang, der im Mittelpunkt des neuen Modells steht. Mit dessen Verlust gehen aber auch die alten demokratischen Güter mit verloren: Gleichheit, Repräsentiertheit und Verteilungs-Gerechtigkeit. Diese Vorzüge bleiben nur denen, die in jedem Sinne des Wortes mitmachen. Sie liefern dafür und dadurch in den unterschiedlichen Wirtschaftszweigen alles Mögliche. Die Besonderheit der Kultur ist, dass sie hier ihre Lebendigkeitspornos beisteuern muss.

Es ist daher klar, dass dieses Verhältnis aus Partizipation und Lebendigkeitsbildern nicht nur eine Bedingung ist, unter der heute Kunst und Massenkultur entsteht, sondern auch ein Thema. Es besteht für die Kunst nach wie vor die Möglichkeit, die Art und Weise, wie Menschen ins Bild kommen und wie sie selbst in die Lage versetzt werden, über ästhetische Erfahrungen zu verfügen, ohne in die Haft ästhetischer Verwertung genommen zu werden, gegenläufig zu erarbeiten und zu formulieren. Vor allem muss sie der ständigen Verwechselbarkeit dessen, was sie thematisiert, und dessen, was sie produziert, entgegenwirken – dafür sind aber nur kulturelle Architekturen geeignet, in denen durch die Differenzierung von Rezeption und Produktion auch die Konsequenz und die Verantwortung, die Anschließbarkeit künstlerischer Verfahren und ästhetischer Erfahrungen weiterhin möglich ist.

Das ist aber wahrscheinlich das größte Problem. Die weitgehende Entmächtigung des Subjekts in einer Kultur des Affekts und der Obsession verdrängt die Frage nach dem individuellen verantwortlichen Bezug, danach, ob ich Ja oder Nein zu einer Beschreibung sage, solange ich interessiert, animiert, angeregt bin. Im kulturellen Diskurs und seinen Konkurrenzen ist es wiederum nur interessant, ob einer ein Thema schon drauf hat oder nicht, nicht welche Position er oder sie dazu einnehmen. So blieb etwa unklar, wie die documenta, jenseits aller berechtigten Bekenntnisse zur Uneindeutigkeit und Unabschließbarkeit ästhetischer Erfahrungen, eigentlich zu ihrem Leitthema »Nacktes Leben« stand – denn ohne Zweifel ist das, was ich hier diskutiere, mit Agambens so erfolgreich lanciertem Begriff einer neuen Rechtlosigkeit und abgesprochenem Personenstatus durchaus verbunden. Artur Zmijewski ließ in seiner Arbeit »Gluchy Bach« (»Tauber Bach«) einen Chor von Taubstummen und ein Barockensemble gemeinsam eine Bachkantate aufführen. Die Kuratorin Ruth Noack hört in den Bemühungen der Taubstummen, so kann man ihren Text jedenfalls verstehen, das »Bloße Leben« und schließt ihren Text im Kurzführer mit den Worten »Das bloße Leben ist nicht nur in Abu Ghraib«.

Wenn die Behinderung der Rechtlosigkeit entspricht, ist auch diese so etwas wie ein unabänderbares Schicksal und nicht mehr ein politischer Skandal. Es spielt dann keine Rolle mehr, ob man, wie bei den meisten heute Abend diskutierten Künstlern, dessen Blöße oder Nacktheit ausstellt oder zelebriert oder den Umstand als politischen Skandal markiert. Natürlich verfügt Kunst nicht, allenfalls ihre Schwundstufen, über Mittel zu eindeutigen Stellungnahmen, und die Formulierung und Artikulierung einer Konstellation in Form einer künstlerischen Arbeit enthält immer auch einen Beigeschmack der Zustimmung, gegen die Distanzierung äußerlich bleiben muss. Kunstwerke ermöglichen Erfahrungen. Wie kann man gerade ihnen aufbürden, das Defizit an Positionen und Urteilen zu kompensieren?

Nun, es gibt, vereinfacht gesagt, zwei Formen künstlerischer Produktion. Zum einen solche, die mit einer Wolke beginnen, einem unklaren Zusammenhang von Dingen, Ideen, Tools und Stimmungen, und die von da aus zu einem Punkt oder

rade in avancierter zeitgenössischer, arbeits-
onskunst häufig die Schwierigkeit, dass ei-
ine oft politisch beatmete Wolke am Anfang
1 keine Arbeit mehr stattfindet, sondern nur
;. Die Bearbeitung besteht in der wohlfinan-
ung, die zwar immer wie Bearbeitung aus-
olke nur ausstattet, auf die Füße einer State-
aktion stellt, aber keine Form findet. Diese
e verhält sich – meistens ungewollt – ausge-
nisch zur Konjunktur der unbeurteilten öf-
lexe und Projektionen, von denen vorhin die
beitet nur an deren Vermehrung. Es macht
aus, dass man sie beurteilen kann. Sie liefert
ibe, an denen sie scheitern kann.

altung, Verstärkung und allenfalls manchmal
er Dekontextualisierung partizipatorischer
st ist eng mit dem kulturellen Paradigma des
lismus verbunden. Einst nannten Kulturkri-
rische und kulturelle Produktion, die rund
ierten Arbeiter und passiven Konsumenten,
pen physisch aktiven Produzenten und passi-
ltigten Freizeittypen entstand, das Spektakel.
d schon in den 60er Jahren lanciert, ist der
takel« für den kulturellen Verblendungszu-
s Konsumkapitalismus gerade in den letzten

20 Jahren erst so richtig gebräuchlich geworden. Für den heutigen, aktiven Konsumenten, den Zwangsvernetzten, der dauernd aktiv präsent ist, beurteilt, einstuft, antwortet und als networkender Soft-Skills-Virtuose in der heutigen Freizeit-, Service- und Kulturarbeitswelt einem Terror der surrogatdemokratischen Partizipation ausgesetzt ist, wäre ein neuer Begriff überfällig. Partizipation ist das neue Spektakel.

Umso mehr möchte dieser Virtuose in den Tiefen seiner Seele, in den Rückzugsgebieten seiner Eigentlichkeit, da, wo die Gesellschaft der Partizipation ihm zugesteht, doch noch Erfahrungen des wirklich Wichtigen, von Narzissmus, Sex und Tod zu machen, keine Urteile fällen. Er will nur affiziert sein von kulturellen Komplexen, die sich nicht vernetzen lassen, tabulos und ambivalent träumen von Taliban, missbrauchten Kindern, Naturkatastrophen, den Nackten und den Toten. Das sind seine Themen, und er hasst es, wenn sie in einen analytischen Kontext gebracht werden. Missbrauch und religiöse Gewalt zwingen noch nicht zu Bewertungen, Anschlüssen, Netzen, sind nur schwarz, tief, schwer und affektiv.

Es ist illusorisch, von Kunst oder anderen kulturellen Praktiken zu verlangen, dies zu durchbrechen, und doch wäre alles andere zu bescheuert. Vielleicht irre ich mich, und es sind gerade einige der vorhin erwähnten dislozierten Partizipationsarbeiten und Voyeurismuswerke, die zu diesem Bruch in der Lage sind. Eher scheint mir allerdings, dass es Arbeiten sind, die am impliziten Grundsätzlichen zeitgenössischer Kunst sich abarbeiten: dem ausbleibenden Urteil, der an die Produktion delegierten Bearbeitung, der Depolitisierung der Form (im Komplement einer Spektakularisierung politischer Inhalte) und schließlich der Übernahme der allgemeinen Attraktionslogik der spektakulären Partizipation – dem Fetischismus der Lebendigkeit.